龙哥查房

吴一龙教授肺癌典型病例分析及循证思维应用

吴一龙◎主编

SPM南方出版传媒
广东科技出版社｜全国优秀出版社
·广州·

图书在版编目（CIP）数据

龙哥查房：吴一龙教授肺癌典型病例分析及循证思维应用 / 吴一龙主编. —广州：广东科技出版社，2022.2
ISBN 978-7-5359-7765-6

Ⅰ.①龙… Ⅱ.①吴… Ⅲ.①肺癌—诊疗 Ⅳ.①R734.2

中国版本图书馆CIP数据核字（2021）第212479号

龙哥查房——吴一龙教授肺癌典型病例分析及循证思维应用
Longge Chafang —— Wu Yilong Jiaoshou Fei'ai Dianxing Bingli Fenxi ji Xunzheng Siwei Yingyong

出 版 人：严奉强
责任编辑：曾永琳　马霄行
装帧设计：友间文化
责任校对：高锡全　李云柯
责任印制：彭海波
出版发行：广东科技出版社
（广州市环市东路水荫路11号　邮政编码：510075）
销售热线：020-37607413
http://www.gdstp.com.cn
E-mail：gdkjbw@nfcb.com.cn
经　　销：广东新华发行集团股份有限公司
印　　刷：广州市彩源印刷有限公司
（广州市黄埔区百合三路8号201栋　邮政编码：510700）
规　　格：787 mm × 1 092 mm　1/16　印张16.5　字数330千
版　　次：2022年2月第1版
2022年2月第1次印刷
定　　价：180.00元

个人简介

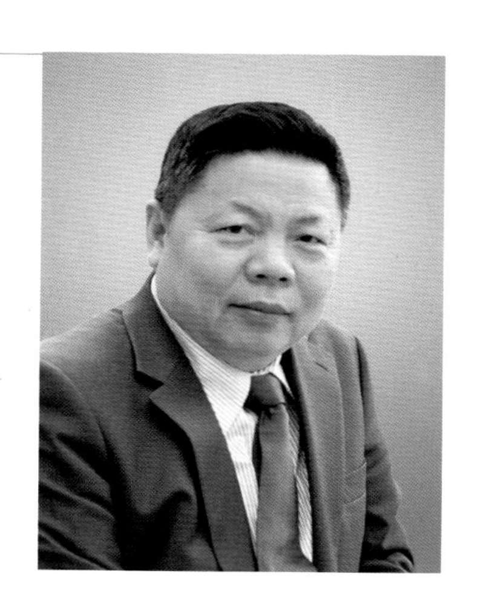

吴一龙　教授

肿瘤学教授，博士生导师，国际肺癌研究协会（IASLC）杰出科学奖获得者

2018—2021年临床医学领域全球高被引科学家

2020年世界肺癌大会（WCLC）主席

广东省人民医院（GDPH）首席专家

广东省肺癌研究所（GLCI）名誉所长

广东省肺癌转化医学重点实验室主任

吴阶平医学基金会肿瘤医学部会长

中国医师协会临床精准医疗专业委员会副主任委员

广东省临床试验协会（GACT）会长

中国胸部肿瘤研究协作组（CTONG）主席

广东省医学会肺部肿瘤学分会主任委员

中国临床肿瘤学会（CSCO）前任理事长，现指导委员会主任委员

编者

周　清　杨衿记　钟文昭　杨学宁　康　劲　李瑞娜　潘　燚
涂海燕　汪斌超　王　震　陈华军　董　嵩　徐崇锐　李安娜
江本元　谭佩欣　陈志勇　孙月丽　林俊涛　郑明英　林嘉欣
柯娥娥　黄　婕　黎扬斯　胥冰菲　张嘉涛　张　潮　李祥梦
王千毓　林　辉　刘思阳　甘　彬　孙　浩

汇报及讨论专家

吴一龙　广东省人民医院首席专家、广东省肺癌研究所名誉所长、主任医师
杨衿记　广东省人民医院肺内科主任医师
周　清　广东省人民医院肺内科主任医师
钟文昭　广东省人民医院肺外科主任医师
杨学宁　广东省人民医院肺外科主任医师
陈晓明　广东省人民医院介入科主任医师
马　冬　广东省人民医院胃肠肿瘤内科主任医师
陈应瑞　广东省人民医院放疗科主任医师
张绪超　广东省人民医院研究员
李伟雄　广东省人民医院放疗科主任医师
潘　燚　广东省人民医院放疗科主任医师
涂海燕　广东省人民医院肺内科副主任医师
汪斌超　广东省人民医院肺内科副主任医师
王　震　广东省人民医院肺内科主任医师
陈华军　广东省人民医院肺内科副主任医师
董　嵩　广东省人民医院肺外科副主任医师
聂　强　广东省人民医院肺外科副主任医师
谢松喜　广东省人民医院放疗科副主任医师
张冬坤　广东省人民医院胸外科副主任医师
贲晓松　广东省人民医院胸外科副主任医师
周海榆　广东省人民医院胸外科副主任医师
陈观娣　广东省人民医院妇产科副主任医师

谢淑飞　广东省人民医院放射科副主任医师

徐崇锐　广东省人民医院肺内科主治医师

廖日强　广东省人民医院肺外科主治医师

李安娜　广东省人民医院肺内科主治医师

江本元　广东省人民医院肺外科主治医师

孙月丽　广东省人民医院肺内科医师

林俊涛　广东省人民医院肺外科医师

刘思旸　广东省人民医院肺外科医师

郑明英　广东省人民医院肺内科医师

康　劲　广东省人民医院肺内科医师

林嘉欣　广东省人民医院肺内科医师

柯娥娥　广东省人民医院肺内科医师

黄　婕　广东省人民医院肺内科医师

黎扬斯　广东省人民医院肺内科医师

胥冰菲　广东省人民医院肺内科医师

张一辰　广东省人民医院肺内科医师

谭佩欣　广东省人民医院放疗科医师

陈志勇　广东省人民医院放疗科医师

林　辉　广东省人民医院放疗科主治医师

张嘉涛　广东省肺癌研究所博士研究生

张　潮　广东省人民医院博士研究生

刘思阳　广东省人民医院博士研究生/暨南大学血液病研究所博士后

李祥梦　广东省人民医院硕士研究生

王千毓　广东省人民医院硕士研究生

陈　英　广东省人民医院硕士研究生

牛飞玉　广州医科大学附属肿瘤医院肿瘤中心主治医师

韩解非　首都医科大学附属北京天坛医院肿瘤中心医师

董忠谊　南方医科大学南方医院放疗科主治医师

颜黎栩　广东省人民医院病理科副主任医师

王思云　广东省人民医院核医学科副主任医师

序

一千个读者就有一千个哈姆雷特。

美学批评大师别林斯基说：哈姆雷特是我们每一个人，而每个人对哈姆雷特的理解都是独特的。

独特的理解，离不开对人物的共鸣：那一个忧郁、真诚、矛盾的丹麦王子啊！

把我们对哈姆雷特的理解演化为对“循证医学”的理解，是否有思维层面的异曲同工？

循证医学之所以成为今天医学的主流范式，在于它的三个支柱：最佳证据、医生经验和患者意愿。

缺一就是残缺的、不完美的，缺一支柱那是大厦将倾，因此也就不是循证医学了。

最佳证据，那是共性，那是指南，那是完整的、立体的、真实的哈姆雷特。

医生经验，那是知道真相之后的哈姆雷特，那是根据病情、患者实时的状态决定采纳哪一类证据的过程。

患者意愿，那是内心的煎熬、性格与疾病的碰撞、家庭和社会的支持的综合反应，那是特定时刻特定面貌的哈姆雷特啊！

三者合一形成的共识，就是针对每一位患者独特的治疗策略。

最难的是如何达成共识。

《龙哥查房》一书，是一个集体思辨的过程，是一个抽丝剥茧，定位此时此刻的病情状态，因时因地应用最佳证据，知情知心对患者意愿尊重，达成共识的综合过程。

每一个病例，可以作为临床类似病例的借鉴、参考，但治疗不能照抄照搬。毕竟，最佳证据在不断更新，社会在不断进步，但学会如何思维却是永恒的。

每一个病例，就是一个哈姆雷特。

吴一龙　写于广东省肺癌研究所

2021年9月8日

前言

肺癌是目前国内乃至世界发病率、死亡率最高的恶性肿瘤之一，大大威胁着人类的健康与寿命。近年来，药物的创新迭代、国家医保的改革、临床试验的推进、分子检测技术水平的发展等有效地延长了肺癌患者的寿命，提高了患者的生活质量，使肺癌有可能逐渐变成“慢性病”。然而，随着诊疗技术的进步、治疗手段的多样化、肺癌患者生存期的显著延长，肺癌患者的病情日趋复杂，在临床诊疗过程中有很多地方值得探讨。

多学科病例讨论，是发挥集体智慧、提高诊疗水平、培养各级医师、惠及患者的重要手段。广东省肺癌研究所，诞生于2003年。自2003年至今，研究所定期于每周三下午举行肺癌病例多学科大讨论，从各专科轮流选送病例参与讨论，按照“科室组内讨论—科室推荐病例—周三多学科讨论—病例执行反馈总结”的“闭环式”流程执行。讨论形式从原始的广东省人民医院多学科专家共聚一堂、定期邀请国内专家参观交流和共同探讨，逐渐发展至目前国内网络直播、线上线下齐参与的“广东大会诊”。这些病例的讨论过程，均是医师们的心血及智慧的结晶。为了促进国内肺癌诊疗规范化、提高我国肺癌诊疗水平、丰富临床医师的经验、造福广大肺癌患者，广东省肺癌研究所从历年的病例中精心挑选了30例，进行深入浅出的分析，图文并茂地还原精彩的讨论过程，给读者们呈现思维的火花。

本书的编写得到了广东省人民医院、中国胸部肿瘤研究协作组、患者及家属们的大力支持，在此表示衷心的感谢！肺癌的相关研究进展迅速，同时由于时间紧迫，本书难免有欠缺、不妥之处，恳请广大读者批评指正。

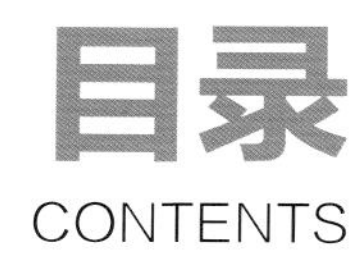

目录

CONTENTS

第一部分

早中期肺癌篇

Part One

CONTENTS

第二部分

晚期肺癌篇

Part Two

第一章 混合病理类型肺癌的治疗选择

第二章 EGFR治疗耐药后的治疗方案选择

第三章 其他

1

第一部分

早中期肺癌篇

Part One

第一章

早期或复发结节鉴别

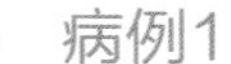

病例1

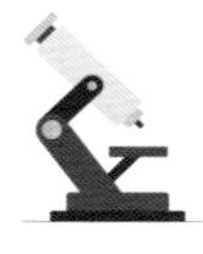

缓慢进展的肺部磨砂玻璃样结节的诊治

导　读：高龄患者的肺部磨砂玻璃样结节缓慢进展应该如何治疗呢？该不该进行手术？如何判断手术的最佳时机？

关键词：高龄；肺部磨砂玻璃样结节；缓慢进展

病例讨论时间：2014年8月　　汇报医生：韩解非医生

1. 病历摘要

患者，男性，83岁，因“体检发现右下肺磨砂玻璃样结节（ground-glass opacity，GGO）3年余”入院。患者于2011年2月16日体检行胸部CT示：右下肺磨砂玻璃样阴影，大小为25 mm × 28 mm，考虑恶性病变可能性大。2011年2月17日行PET/CT检查示：右下肺空洞型病灶，SUVmax 1.2，双肺纹理增多；双上肺及下叶背段见散在的斑片状、小结节状及条索状高密度影，病灶以双肺上叶尖后段为主，部分边缘不清，密度不均匀，内见散在小结节状、斑点状钙化影，部分病灶内见充气、轻度扩张的支气管，考虑良性可能性大。因患者高龄且病灶可能为良性，后定期规律CT随访，结节无明显增大。2014年7月30日复查PET示：右下肺空洞结节，SUVmax 2.2，大小约为24 mm × 30 mm，仍考虑良性病变，不排除低度恶性。

辅助检查：

胸部CT（2011年2月16日）示：磨砂玻璃样结节，大小为28 mm×25 mm，见分叶和充气支气管征。

肺功能检查（2014年7月30日）示：第1秒用力呼气量1.37 L，第1秒用力呼气量预测值57.8%。

2. 讨论要点

（1）本病例的诊断。

（2）下一步的治疗策略。

3. 科室意见

（1）考虑恶性可能性大。

（2）建议手术治疗。

4. 多学科诊疗模式（multi-disciplinary team，MDT）讨论

问题一：影像学囊性肺癌的特征是什么？

·影像科医生：病史回顾得知患者为83岁老年男性，2011年体检右肺GGO病灶，无症状，既往有陈旧性肺结核病史，2014年7月14日胸部CT示右肺基底段有囊实性病灶，囊壁不规则增厚，上壁与下部可见结节。囊的血管有纠结表现。病灶前下方可发现磨砂玻璃样病变，周围毛刺征，邻近胸膜出现牵拉。从灌注的重建图像中可以看到扩张的支气管以及下肺病灶的囊壁和结节。强化后，病灶有明显强化。基线与最近的CT图像进行对比发现，左右径变化不大，前后径从22 mm增大至25 mm。病灶下方结节明显增大。患者2014 年1月胸部CT示病灶上部的结节小于4 mm（图1–1 左），而在2014年7月结节增大至10 mm（图1–1 右），可推测倍增时间约为3个月。

综上所述，双肺上叶的病灶，边界较清，内有多发的大小不等的钙化，同时存在支气管扩张，考虑为结核灶。而右肺下叶基底段的囊性病灶缓慢增大，囊壁增厚，壁

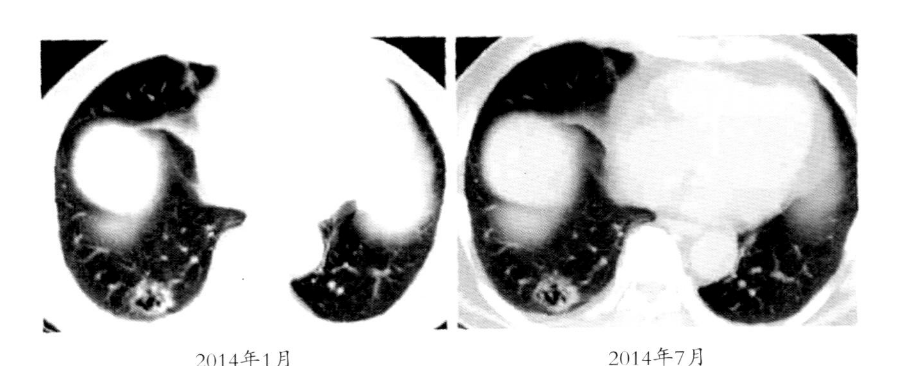

图1-1　患者的CT图像

结节增大，增强后有强化，考虑到患者为老年吸烟男性，此病灶为肺癌可能性大。倍增时间约为 3个月，与恶性肿瘤相符。此类恶性肿瘤被称为囊性肺癌，也称薄壁空洞型肺癌，文献报道的发病率比较低，为0.5%～2%，以腺癌为主。病理学将囊壁厚度为4 mm以下的肺癌定义为囊性肺癌。囊壁可不规则，可存在壁结节。当影像学提示薄壁空洞结节的囊壁存在壁结节时，高度怀疑肺恶性肿瘤。文献报道此类肺癌生长缓慢，预后较好，从囊壁增厚到形成结节的平均时间为35个月，最长约118个月。整个病变起始为均匀薄壁的囊肿，囊壁逐渐增厚，最后出现壁结节，当壁结节出现时，影像学可认为是囊性肺癌。许多文献解释了囊壁的成因，其中公认的一种看法是支气管的狭窄活瓣形成，导致远端支气管或者肺泡的扩大，形成囊。实性病灶中存在坏死、分解，随支气管排出后形成一个囊壁结节。举一个囊性肺癌的例子：71岁女性患者，体检初次发现左上肺有一囊性病变，囊壁均匀（图1–2左），56个月之后可见囊性不规则增厚，并有结节形成，后病理证实为腺癌（图1–2右）。

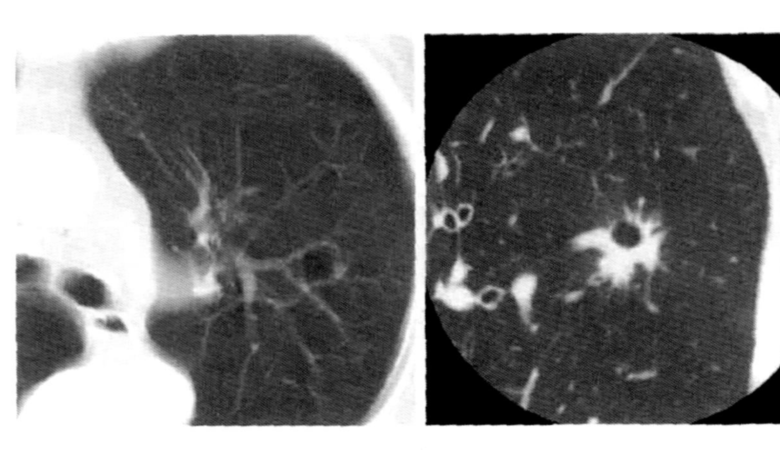

图1-2　囊性肺癌CT图像

· **周清医生：** 起始为薄壁空洞，而后期发展为肺癌。提两个问题：①如何早期明确诊断？②是否每个患者都需要进行定期随访？

· **影像科医生：** 肺大疱或者支气管囊肿很常见，并非所有人都需要定期复查。囊性肺癌发病率较低，在早期无法鉴别。

· **杨衿记医生：** 此患者从80岁到83岁行两次PET检查。从全身影像看，提示恶性肿瘤征象；病灶形态、大小无变化，糖代谢活性略增高（SUVmax由1.2增至2.2）。比较两次PET，我们倾向于良性病变，但是不排除低度恶性或者结核病灶。因为临床经常可见磨砂玻璃样病变经过长时间随访仍无变化的情况。这样的病变在排除结核的可能性后，有必要进行病理学检查。83岁高龄不一定适宜手术，因为3年未见明显变化，可见发展很慢，预后相对比较好。

· **杨学宁医生：** 根据现有的影像学资料提3个问题：①此病例如何诊断？②是否足以做出下一步治疗决策？③如果不足以，下一步需要做什么检查？

· **贲晓松医生：** 需病理诊断，首先考虑经皮肺穿刺活检。此患者实性病灶较少，穿刺可能会出现假阴性结果。如为结核或真菌，可排除肺癌；如为炎症，则不能排除肺癌，下一步可行胸腔镜下的切除术。因为病灶相对靠近边缘，可行肺楔形切除术。

· **周清医生：** 患者影像学的动态变化倾向于考虑恶性肿瘤。但是由于患者高龄，且肿瘤生长缓慢，部分高龄患者可能会选择保守治疗，所以需要跟患者及家属充分沟通病情。如果患者愿意积极治疗则直接手术，无须进行活检。

问题二：GGO干预的时机？

· **吴一龙医生：** 2011年时胸部CT示磨砂玻璃样结节，考虑恶性的可能性大，但为何选择让患者定期规律随访？PET结果SUVmax为1.2，考虑良性结节，当时为何选择等待治疗（据目前经验总结，分析结节的形态和性质时，PET结果较CT结果的可信度高）？

· **李伟雄医生：** 3年前不需要治疗，动态观察病灶变化，尽管胸部CT考虑恶性肿瘤可能性大，PET 检查示代谢不高，结合患者既往肺结核病史，患者胸部CT示双上肺结核改变，无空洞，无实性改变，考虑良性的可能性大。

· **周清医生：** 初诊时选择随访的原因在于患者高龄，小病灶且性质未明。通常选择先观察2～3个月，了解病灶的生长速度，这有时也可以作为良恶性病变判断的依据。

· 牛飞玉医生：简要介绍GGO相关特点。

（1）GGO可分为两大类：①一过性GGO为良性改变；②持续存在的GGO可分为4种情况——灶性纤维化、不典型腺瘤样增生、细支气管肺泡癌和腺癌，其中前两种为良性病变，后两种属于腺癌范畴，细支气管肺泡癌是预后很好的腺癌亚型。

（2）GGO的性质及病理类型。GGO的性质是指GGO为磨砂玻璃样改变还是磨砂玻璃样改变伴实性成分。引用6篇文献简要介绍GGO的病理类型（详见表1-1）。文献中比例的计算方法：分母为所有观察随访的GGO的总个数，分子为病理证实为恶性的GGO的总个数。6篇文章说明：纯GGO恶性比例为18%～84.1%，但纯GGO中腺癌比例较低，为0～15%，表明即使纯GGO是恶性的，预后仍良好；细支气管肺泡癌中，恶性腺癌的比例较低；混合GGO恶性比例是63%～100%，且其恶性腺癌的比例较纯GGO比例明显高，比例为57.1%～72.2%。

表1-1 纯/混合GGO中恶性及腺癌的比例

指标	Henschke CI	Ohtsuka T	Lee HJ	Chang MP	Nakata M	Ohta Y
纯GGO恶性比例/%	18	38	40.9	54.1	71.4	84.1
纯GGO腺癌比例/%	—	0	9.1	—	15.0	4.5
混合GGO恶性比例/%	63	—	88.9	86.4	93.3	100
混合GGO腺癌比例/%	—	—	72.2	—	57.1	60.5
淋巴结累及比例/%	—	0	—	0	0	—
复发人数/总人数	—	0/26	—	—	0/34	1/87
中位随访时间/月	—	44	—	—	34	18
文献来源	Am J Roentgenol. 2002	Eur J Cardiothorac Surg.2006	Korean J Radiol. 2007	Chest. 2008	Chest. 2002	Ann Thorac Surg.2006

（3）GGO的性质与生长速度。Sawada等报道，经过9个月的中位随访，纯GGO大部分处于稳定状态，而混合GGO有很大比例较前增长[1]。Kim等报道，经过44.4个月的中位随访，混合GGO中三分之一较前有所增长，而纯GGO绝大多数维持稳定[2]。

（4）GGO的大小与其病理特征。文献报道表明，GGO直径8 mm为最佳界值，直径8 mm为区分GGO的良恶性、敏感性和特异性最好的界值[3]。从另一篇文献报道的GGO最大直径与病理类型的关系（详见表1-2）可以看出：以1 cm为GGO最大直径的界值时，最大直径大于1 cm时，100%为恶性。最大直径小于1 cm时，其中大约50%为预后良好的细支气管肺泡癌的成分以及部分良性病变[4]。

（5）GGO直径与生长速度。文献报道以1 cm为界，将GGO分为两类，即使基线标准不同，经过5年的随访发现，基线直径大于1 cm的GGO体积较前明显增大的比例为66%，而基线直径小于1 cm的GGO体积较前明显增大的比例为14%[5]。

表 1-2 GGO 的最大直径与病理类型的关系

病理类型	最大直径		
	< 1.0 cm	1.0 ~ 1.5 cm	> 1.5 cm
腺癌	4%	5%	2%
细支气管肺泡癌	13%	7%	3%
非典型腺癌样增生	9%	0	0

（6）GGO的预后。文献报道，GGO术后复发率与实性成分的比例呈正相关而预后与实性成份的比例则呈负相关[6-7]。

总之，GGO中实性成分大于0.8 cm时，考虑为恶性结节，恶性程度较高，需及时干预。纯GGO时可定期随访观察，如果出现体积变大及实性成分增多，需及时干预才能明显改善预后并提高生存率。

· 吴一龙医生：这个病例不是典型的GGO，从动态变化中观察肿瘤恶性程度的变化，这是不合理中的合理之处，定期规律复查了解病灶变化，可以降低漏诊及误诊的可能性。根据这个动态变化，大家会如何决策？

· 钟文昭医生：这个病例主要有两个特征：高龄和倍增时间长。大家主要有手术、穿刺和观察随访3种治疗方式。这3种治疗方式从积极到保守，各有优劣。第一种处理方式手术切除，把明确诊断和治愈两者相结合。但此方法可能伴有肺功能损伤并加重患者的气喘症状；而且如果术后病理证实为良性病变，会令患者难以接受。第二种处理方式穿刺取病理，是一种折中的选择，可以避免良性病例误行手术，但穿刺结果也存在假阴性的可能。第三种最保守的选择是观察随访，在短时间内不会影响患者的生活质量，但可能会错失手术良机。2011年肺腺癌新分类提出：影像、病理、分子和预后具有很强的相关性，即根据影像学就能基本判断病理类型以及预后，因而采取不同的手术治疗方式，此患者已经达到浸润性腺癌的诊断标准。结合目前证据，我个人还是建议手术治疗。

· 杨学宁医生：第一，影像科医生提醒我们右下肺结节倍增时间约为3个月。第二，这个病灶贴近胸膜，且胸膜表面已经有皱缩的表现。第三，此患者上肺病灶诊断为结核，胸腔粘连可能比较严重，会增加手术的难度。

· 吴一龙医生：这个病例给临床决策带来了很多启发。患者在4年前第一次就诊时，PET和CT两种诊断报告结果不一致。当出现肺部阴影，但影像学有不同的结论时，我们如何处理？一方面，由于患者有结核病史，影像学结果显示囊性薄壁病灶且实性成分较少，PET 显示代谢值不高，更倾向于良性疾病的诊断；另一方面，按照我们的经验，高龄患者肺癌的生长速度往往比年轻人缓慢。后续几次检查均未见肿瘤明显增大，临床观察为无进展到缓慢进展的过程，于是制订了暂不处理、定期随访的计划。今天再次讨论这个病例的原因是患者病情发生了变化，而且变化呈加速状态，近半年更为明显。我不主张穿刺诊断，因为病灶大部分是囊性，穿刺假阴性可能性大，即使确诊为肺癌，空洞型病变放化疗效果也欠佳。外科方面，病灶大于3 cm，楔形切除较困难，建议直接行肺叶切除，患者高龄，注意术前心肺功能评估。

5. MDT小结

本例为高龄患者，体检发现右下肺磨砂玻璃样结节，动态观察结节3年余，近半年结节变化呈加速状态，病灶以囊性薄壁为主，穿刺假阴性可能性大，建议直接行肺叶切除术。

6. 后记

患者于2014年8月14日行右下肺叶切除术，术后病理示腺癌，腺泡样（约90%）及贴壁生长方式（约10%），术后分期为pT2aN0M0 ⅠB期，*EGFR* 19外显子缺失突变，*ALK*未见融合，*ROS1*未见融合，MET高表达。总的治疗过程如图1-3所示。

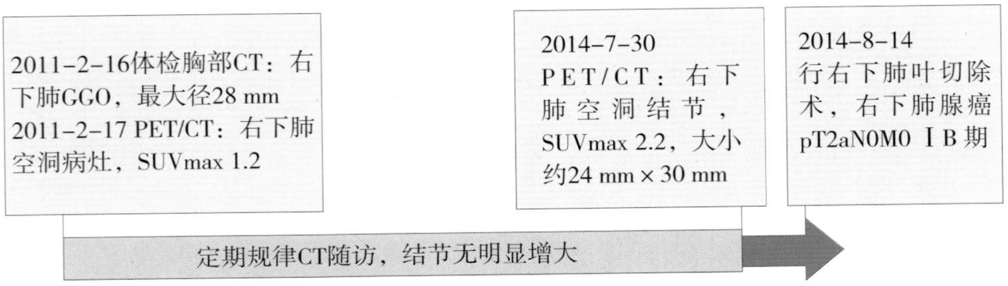

2011-2-16体检胸部CT：右下肺GGO，最大径28 mm
2011-2-17 PET/CT：右下肺空洞病灶，SUVmax 1.2

2014-7-30
PET/CT：右下肺空洞结节，SUVmax 2.2，大小约24 mm × 30 mm

2014-8-14
行右下肺叶切除术，右下肺腺癌pT2aN0M0 ⅠB期

定期规律CT随访，结节无明显增大

图1-3　患者治疗过程

7. 吴一龙评论

对于缓慢进展的肺部GGO的诊治有几点值得注意：

（1）GGO的成分鉴别、成分的动态变化对于判断结节的良恶性是非常有帮助的。有时候，观察随访也是一种策略，因此，根据倍增时间选择合适的手术干预时间是非常重要的。

（2）高龄不是手术的禁忌证。周全的术前检查、充分的医患沟通必不可少。

（3）当不同的影像手段结果不一致的时候，多学科讨论的价值尤其显著。

参考文献

［1］SAWADA S，KOMORI E，NOGAMI N，et al. Evaluation of lesions corresponding to ground-glass opacities that were resected after computed tomography follow-up examination［J］. Lung Cancer，2009，65（2）：176-179.

［2］KIM H S，LEE H J，JEON J H，et al. Natural history of ground-glass nodules detected on the chest computed tomography scan after major lung resection［J］. Annals of Thoracic Surgery，2013，96（6）：1952-1957.

［3］KIM H K，CHOI Y S，KIM K，et al. Management of ground-glass opacity lesions detected in patients with otherwise operable non-small cell lung cancer［J］. Journal of Thoracic Oncology：Official Publication of the International Association for the Study of Lung Cancer，2009，4（10）：1242-1246.

［4］NAKATA M，SAEKI H，TAKATA I，et al. Focal ground-glass opacity detected by low-dose helical CT［J］. Chest，2002，121（5）：1464-1467.

［5］HIRAMATSU M，INAGAKI T，INAGAKI T，et al. Pulmonary ground-glass opacity (GGO) lesions-large size and a history of lung cancer are risk factors for growth［J］. Journal of Thoracic Oncology：Official Publication of the International Association for the Study of Lung Cancer，2008，3（11）：1245-1250.

［6］MATSUGUMA H，YOKOI K，ANRAKU M，et al. Proportion of ground-glass opacity on high-resolution computed tomography in clinical T1 N0 M0 adenocarcinoma of the lung：a predictor of lymph node metastasis［J］. The Journal of Thoracic and Cardiovascular Surgery，2002，124（2）：278-284.

[7] AOKI T，TOMODA Y，WATANABE H，et al. Peripheral lung adenocarcinoma：correlation of thin-section CT findings with histologic prognostic factors and survival [J]. Radiology，2001，220（3）：803-809.

（康劲整理，吴一龙审校）

病例2

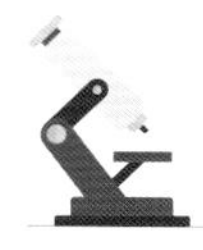

右上肺厚壁空洞并肺动脉栓塞后续治疗策略

导　读：肺动脉栓塞是临床中较为凶险的一类综合征，对于肺癌合并肺栓塞的患者，明确栓子来源于癌栓抑或是肿瘤引起的出凝血功能障碍所致血栓至关重要。如果考虑癌栓，后续又该如何治疗？

关键词：肺癌；肺栓塞；癌栓

病例讨论时间：2017年11月8日　　汇报医生：张潮医生

1. 病历摘要

患者，男性，64岁，吸烟20包/年，已戒烟9年。无肿瘤家族史，体能状态评分（performance status，PS）=1分。患者于2017年10月2日因“气促半月余伴咯血1天”到当地医院就诊，2017年10月23日行PET/CT检查，提示：右肺上叶尖段不规则厚壁空洞，大小约3.7 cm × 4.0 cm，SUVmax 13.3，病灶边缘有明显分叶及短毛刺，部分紧邻右侧脏层胸膜；右肺动脉干及中叶动脉腔有附壁条片状低密度影，考虑肺动脉栓塞，病变代谢增高，提示癌栓形成可能；纵隔（6组）一枚淋巴结伴淡薄放射性摄取，短径约0.5 cm，SUVmax 2.3，其余部分未见明显恶性肿瘤代谢征象。患者既往有雷尼替丁过敏史，个人史无特殊。治疗情况见图2-1。入院后行影像学及实验室相关指标检查，血象未见明显异常，肿瘤指标CYFRA 21-1 10.2 ng/mL，NSE 19.9 ng/mL，影像学资料见图2-2至图2-4。

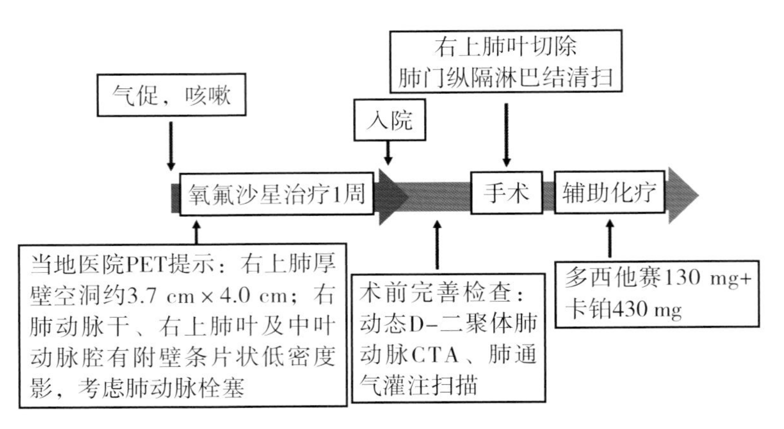

图2-1　患者病情及诊疗经过

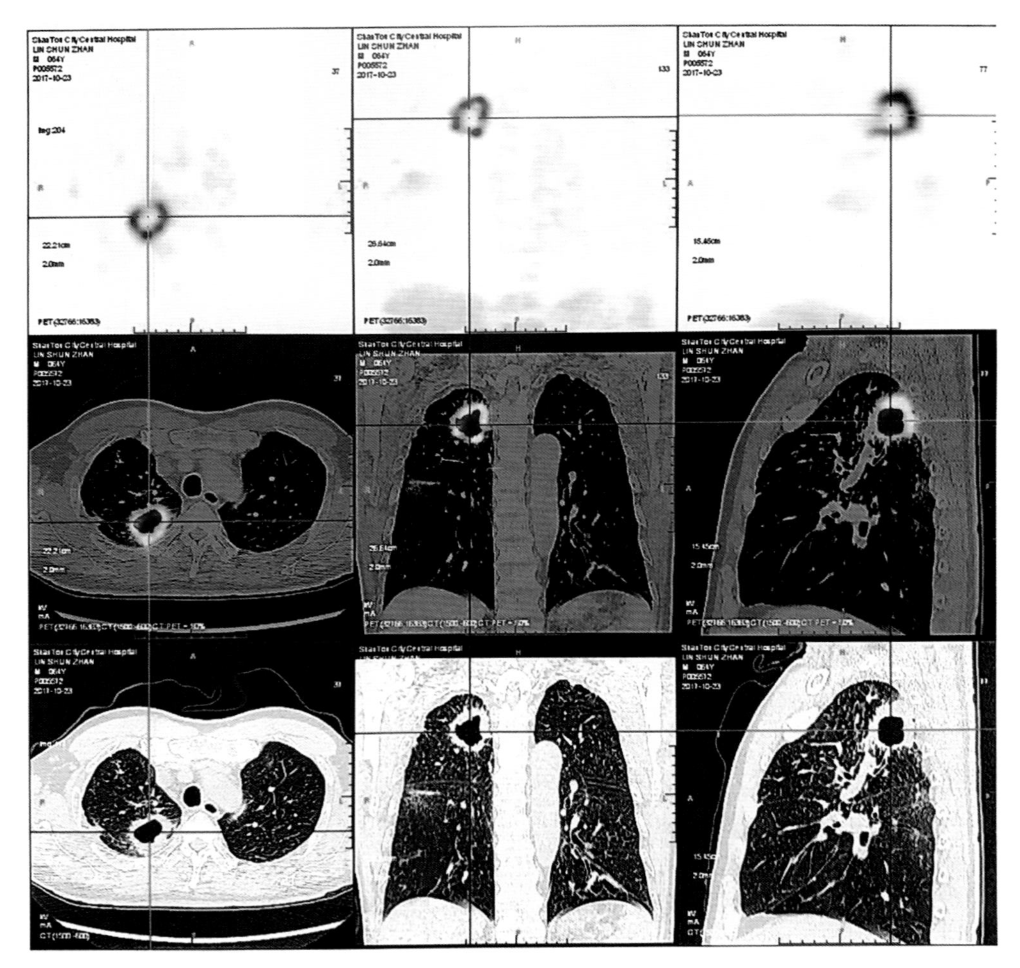

图2-2　右肺上叶尖段不规则厚壁空洞伴环壁放射性浓聚，大小约3.7 cm×4.0 cm，SUVmax 13.3，病灶边缘分叶、毛糙，部分紧贴相邻右侧胸膜，病灶近端右肺上叶尖段亚段支气管狭窄

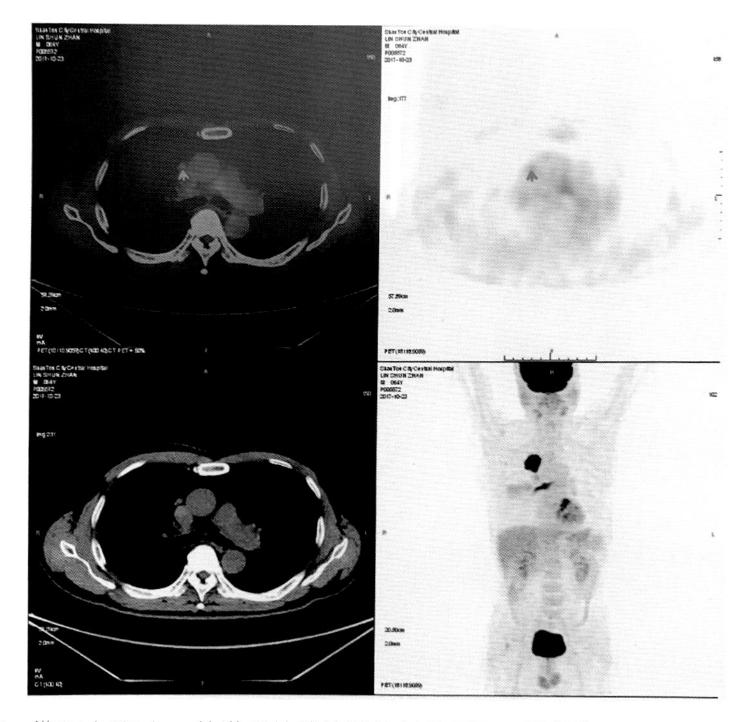

图2-3 纵隔（6组）一枚淋巴结伴淡薄放射性摄取，短径约0.5 cm，SUVmax 2.3

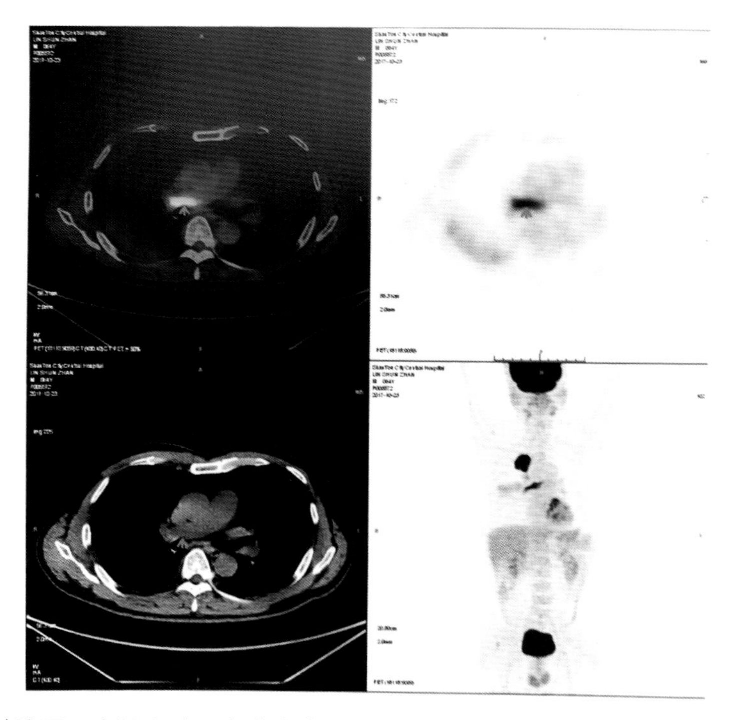

图2-4 右肺动脉干、右肺上叶及中叶肺动脉内条片状低密度影伴放射性摄取增高，SUVmax 7.0

2. 讨论要点

（1）右肺动脉干高代谢病灶：癌栓？血栓？感染？
（2）下一步的诊疗方案。

3. 科室意见

结合PET结果初步考虑右上肺肺癌合并肺动脉栓塞，栓子性质未定。可行胸腔镜下右上肺肺叶切除术+肺门纵隔淋巴结清扫术。术中评估是否需要进行右全肺切除，同时请心外科医生配合手术以防术中出现栓子脱落。

4. MDT讨论

问题：右肺动脉干栓子的性质是什么？血栓？癌栓？

· 张潮医生：目前只有患者外院PET/CT以及穿刺结果。可以看到右上肺尖段不规则后壁空洞，外院支气管镜及超声支气管镜（EBUS）活检，隆突下淋巴结没有发现癌转移。现在最主要的问题是右肺动脉干病灶PET摄取增高，SUVmax 7.0，从既往的相关病例报道来看，如果是肺栓塞（IPE）相关的病灶，PET的SUV值一般在3.0左右，且该患者D-二聚体水平正常。对于右肺动脉干的这个高代谢病灶，究竟是癌栓、血栓，还是感染？

· 钟文昭医生：这个病例最特殊的地方就是在右肺动脉主干里面有一个高代谢影，因为这个病灶的性质决定了患者的分期和下一步治疗。目前我们为患者进行了肺动脉造影，核素肺通气灌注扫描检查，结果还未回报。还有什么技术手段可以协助判别？另外，在手术过程中，这种病灶容易被挤压，有可能会发生播散。如果考虑手术，需做好充分的术前、术中计划。

· 涂海燕医生：行肺动脉造影检查，若有很明显的充盈缺损就可以诊断肺动脉血栓栓塞。可以考虑给患者进行低分子肝素治疗，患者也有气促的症状，可能1周左右就可以溶栓，并且一般不会导致肿瘤播散，同时也起到了诊断的作用。

· 陈晓明医生：PET/CT代谢没有特异性，血栓也可以高代谢。增强CT可以重建肺动脉，了解充盈缺损有没有增强。如果有强化的话，可能还是癌栓。急性肺栓塞缺氧的症状很明显，但该患者缺氧的症状不明显，所以考虑为陈旧性栓塞。这是慢性形成的过程。在这种情况下，可能继发血栓后进一步形成癌栓。

· 杨衿记医生：患者的D-二聚体不高，目前不能通过这个指标的高低进行诊断，但是对于判断血栓的形成，以及抗凝治疗过程中的动态观察是有价值的。建议复查D-二聚体。另外，心脏彩超和肺动脉灌注成像的检查报告也可协助诊断。患者原发灶的SUVmax为13.3，该病灶的SUVmax为7.0，还是要警惕可能存在癌栓。一旦确定是癌栓，分期及手术都会有一定的挑战。患者有重度吸烟史，驱动基因阳性的可能性相对较低。如果患者有基因突变，接受靶向治疗可能可以同时控制原发病灶和栓塞的病灶，手术的机会也更大。另外还建议给予抗凝治疗，动态观察栓塞病灶能否缩小来协助诊断。

证据：目前对于肺癌合并肺栓塞也有一些回顾性研究报道。大部分研究观点认为肺癌合并肺栓塞存在一些共性高危因素，如肺腺癌、既往化疗病史、白细胞增高以及D-二聚体增高等。但无具体鉴别血栓和癌栓的相关报道。此外，有症状肺栓塞患者相较无症状栓塞患者预后更差[1]。

· 潘燚医生：患者发生大血管栓塞，如果是急性起病，当时症状肯定会很严重，建议追溯患者既往的发病过程，如果是一个慢性的过程，考虑癌栓的可能性更大。

· 杨学宁医生：我们既往看到很多肿瘤导致的癌栓往往与肿瘤距离很近。但本病例中，栓塞的病灶与尖段原发灶还有一定的距离，它不是直接侵犯过去的。如果说是癌栓，这个病例就很特别。肿瘤只可能是转移过去的，它是如何转移的？

· 李伟雄医生：PET/CT报告提示：右肺上叶及中叶的肺动脉腔腹壁条片状低密度影，考虑肺动脉栓塞。该患者不仅仅是动脉干栓塞，右肺上叶及中叶的一些肺动脉也有栓塞，我们要了解这些栓塞病灶与原发灶的距离。

· 陈晓明医生：这些也可以是继发产生的血栓。建议可以先明确空洞病灶的性质，如果原发灶不是肿瘤，考虑就完全不一样了。

· 王震医生：如果是肺栓塞的话，第一，要了解患者有没有血栓的高危因素，比如血常规中白细胞是多少，血小板是多少。第二，要了解患者是否有下肢水肿的病史，一旦有，可能会发生反复的栓塞。第三，如果患者既往有肺栓塞，这个血栓可以慢慢机化，PET/CT的代谢值也会是高的。但目前支持急性栓塞的证据相对少一些，考虑可能是局部血栓形成机化，另外就是有可能是癌栓。

· 杨学宁医生：一般我们看到的肿瘤无论是累及大血管或是累及心房之后形成了血栓，或者癌栓堵住血液的流出或流入，往往肿瘤就在附近。局部的血栓形成之后逐渐延长，主要是一些纵隔肿瘤，如生长缓慢的胸腺瘤浸润血管形成的血栓，不断引起更远处的器官栓塞，但没有很明显的症状。对于该患者，首先要确诊栓子的性质，但是取栓难度可能很大，尤其是慢性形成的栓子，可能是附壁生长成质硬钙化的成分。

· 杨学宁医生：第一，该患者的病情比较复杂，且有很多检查结果还未回报，建议等检查结果回来后再次进行MDT讨论。考虑请心血管科和呼吸内科相关专家一起参加讨论。第二，明确原发灶的性质和基因类型，对我们下一步的决策会很有帮助。

5. MDT小结

本例为早期右上肺肺癌合并右肺动脉干栓塞患者，PET/CT提示右肺动脉干高代谢影，不排除癌栓可能。目前需要完善肺通气灌注显像、动态复查D–二聚体等指标，明确癌栓性质以制订最佳治疗方案。

6. 后记

患者完善相关术前检查，心肺功能无异常，肺通气显像提示：双肺通气功能正常，右肺通气–灌注不匹配，考虑右肺慢性梗死可能性大，未见肺动脉高压影像改变，其间动态复查D–二聚体并无明显变化。遂于2017年11月20日行胸腔镜下右上肺叶切除术+肺门纵隔淋巴结清扫术，解剖右上肺叶标本可见亚段支气管内癌累及，尖前段动脉内可见癌栓累及，考虑是右肺动脉干的癌栓蔓延至尖前段动脉，主刀医生决定不再扩大行右全肺切除术。术后诊断：右上肺鳞癌，pT4N1M0 ⅢA期，不完全性切除（R2切除），基因检测*EGFR*、*ALK*均为阴性，术后行4周期辅助化疗［方案：多西他赛+卡铂（DC）］，复查CT可见右肺动脉栓塞较前缩小，2018年2月24日PET/CT提示右肺动脉干远端可见软组织影，糖代谢未见增高，考虑治疗后改变。因术后病理提示残端可见癌栓，且辅助化疗后动脉干内仍存在软组织影，单纯糖代谢未见增高，无法确定肿瘤细胞是否彻底清除，遂于完成辅助化疗后进行残端局部放疗治疗。患者随访至2020年10月未出现疾病复发。

7. 吴一龙评论

这是一例临床相对少见的合并肺栓塞可切除肺癌。从这个病案中，有几点可以作为临床相关病例的治疗参考。

（1）对于临床遇到的这类患者，需要首先明确肺栓塞的性质。可以通过肺动脉造影、肺通气灌注扫描、动态D-二聚体检查等协助诊断。确定是否为癌栓有助于进一步明确分期及后续治疗。

（2）对于肺癌伴随肺栓塞，判断是急性还是慢性非常重要。前者需要强化溶栓治疗。后者在综合评价的基础上，尤其是在没有心肺功能受损的情况下，可以考虑肺癌手术。

（3）对于肺内大血管癌栓的病例，胸外科医生需和心脏外科医生、放疗科医生一起评估制订最佳治疗方案。并且，需要心脏外科医生一起参与手术。

参考文献

［1］LI G S，LI Y C，MA S P. Lung cancer complicated with asymptomatic pulmonary embolism：clinical analysis of 84 patients［J］. Technol Cancer Res Treat，2017，16（6）：1130–1135.

（张潮整理，吴一龙、董嵩审校）

病例3

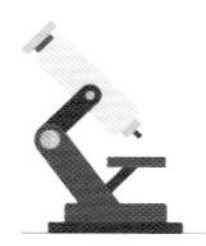

系统性红斑狼疮合并肺结节的诊疗

导　读：对于体检CT发现肺结节的患者，临床有一套规范化诊疗流程。对于系统性红斑狼疮患者合并肺结节，又该如何诊断和治疗呢？

关键词：肺腺癌；系统性红斑狼疮

病例讨论时间：2019年1月23日　　汇报医生：王千毓医生

1. 病历摘要

患者，女性，37岁，无吸烟史，无肿瘤家族史，既往多发关节疼痛史，PS=1分。2019年1月10日因“体检发现肺占位6个月”入院。患者2018年7月11日的体检胸片示：右肺门处斑片影。2018年7月24日进一步行胸部CT检查示：右肺中叶结节，考虑中央型肺癌可能，双侧腋窝多发淋巴结轻度肿大。2018年8月1日胸部CT示：右肺门占位性病变，考虑中央型肺癌，累及下叶背段，伴右肺中叶阻塞性肺炎，右肺上叶尖段、前段小结节，两侧腋窝淋巴结肿大，考虑转移。当地医院行纤维支气管镜检查未见异常。予抗感染治疗，治疗效果一般。2019年1月7日行PET/CT（图3-1）示：①右肺中叶结节，大小约2.30 cm×2.39 cm，SUVmax 11.38，考虑肺癌，并累及胸膜，不排除右侧叶间隙胸膜转移。②左肺上叶尖后段磨砂玻璃样小结节，糖代谢未见增高，建议随访。③右肺上叶尖段小结节，糖代谢未见增高，考虑炎性肉芽肿，右肺中叶肺大疱。④双肺门及纵隔小淋巴结，糖代谢轻度增高，考虑炎性增生。⑤双侧颈部、双侧腋窝、双侧盆腔及腹股沟区多个大小不等淋巴结，糖代谢增高，考虑反应性增生；脾脏糖代谢轻度增高，请结合临床排除血液系统及风湿类疾病。⑥双肾小囊肿。⑦子宫后壁肌瘤，宫腔生理性浓聚，左侧附件囊性结节，糖代谢未见增高，考虑左侧卵巢囊肿与优势卵泡鉴别。⑧全身其余部位未见异常糖代谢增高灶。入院后于2019年1月11日行免疫相关指标检测示：抗SSA/Ro52抗体强阳性（+++），抗核糖体P蛋白抗体弱阳性（+），抗SSA/Ro60抗体强阳性（+++），抗U1-nRNP抗体强阳性（+++），抗SM抗体阳性（++），抗ds-DNA定量21.3 U/mL（↑），抗核抗体定性阳性（+）。肿瘤相关指标示：非小细胞肺癌相关抗原1.79 ng/mL，NSE 10.78 ng/mL。2019年1月16日行左侧锁骨上淋巴结活检，病理示未见转移癌。2019年1月17日风湿科会诊意见：患者既往有反复口腔溃疡、关节肿痛、脱发、雷诺现象等病史，体检见双手指端发紫、小梗死灶，结合血清自身抗体检测结果，考虑系统性红斑狼疮（systemic lupus erythematosus，SLE）诊断成立。待肺部病变定性后，可考虑转风湿科治疗。

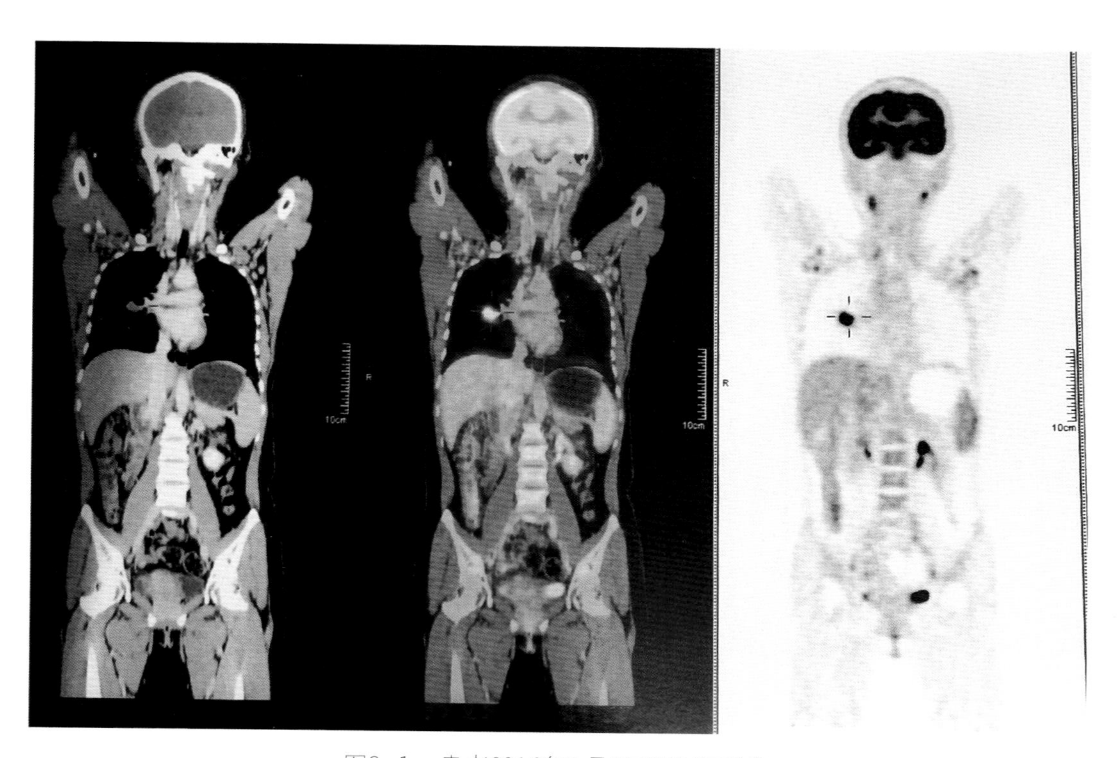

图3-1 患者2019年1月7日PET/CT影像

2. 讨论要点

诊断措施和治疗策略。

3. 科室意见

（1）再次行纤维支气管镜检查，明确肺部病灶性质。

（2）若纤维支气管镜检查无异常发现，可先按系统性红斑狼疮治疗，密切观察肺部病灶变化。

4. MDT讨论

问题：自身免疫性疾病合并肺肿物该如何确诊？

· 汪斌超医生：该患者目前SLE诊断明确，但右肺门肿物性质尚不明确，可能为SLE引起的肺门淋巴结反应性肿大，但也存在SLE合并原发肺癌的可能。患者外院纤维支气管镜检查病理为阴性。该肿物位于肺门周围，肺穿刺风险较大，建议再次行纤维支气管镜检查，明确其性质。若活检病理仍为阴性，科内意见是按SLE治疗1个月后观察肺部病灶变化，若病灶缩小则继续观察，若病灶增大则行有创诊疗手段干预。

· 陈华军医生：PET/CT提示腋窝淋巴结较锁骨上淋巴结代谢更高，为何没有优先活检腋窝淋巴结，反而行锁骨上淋巴结活检？

· 汪斌超医生：查体发现锁骨上淋巴结双侧均可触及，质地似橡皮样，与肿瘤转移性淋巴结触感相似，同时未能满意触及腋窝淋巴结。

· 聂强医生：廖医生，电磁导航支气管镜（electromagnetic navigation bronchoscope，ENB）技术是否有助于该患者的定位活检？

· 廖日强医生：ENB技术主要是用于气道腔内病变的定位活检。该患者肿物位于气道管腔外，可以先尝试气道内超声内镜检查并针吸活检（endobronchial ultrasound-guided transbronchial needle aspiration，EBUS-TBNA）。不过病灶位于支气管开口，超声探头未必能够到达此位置。

· 吴一龙医生：自身免疫性疾病和肺癌可以同时存在[1]。该患者是这类疾病的典型病例。肺癌患者会出现副肿瘤综合征的症状。一大类副肿瘤综合征的表现和自身免疫性疾病的临床表现相似。若用SLE来解释全部症状，贸然按照自身免疫性疾病治疗，使用1个月激素治疗后，可能会加重患者肺癌病情。目前活检手段多样，必须明确诊断后再进行治疗，必要时可考虑手术干预。

证据：副肿瘤综合征，是指由于肿瘤的产物（包括异位激素的产生）异常的免疫反应（包括交叉免疫、自身免疫和免疫复合物沉着等）或其他不明原因，可引起内分泌系统、神经系统、消化系统、造血系统、骨关节、肾脏及皮肤等发生病变，出现相应的临床表现。这些表现不是由原发肿瘤或转移灶所在部位直接引起的，而是通过上述途径间接引起，故称为副肿瘤综合征[2]。

5. MDT小结

本例患者为未经治疗的系统性红斑狼疮合并肺部肿物年轻女性患者。外院纤维支气管镜检查及本院淋巴结活检均未见肿瘤细胞，建议再次行活检，明确其肺部肿物性质后再开始治疗。

6. 后记

患者于2019年1月30日在我院再次行纤维支气管镜检查，镜下未见明显肿物，灌洗液病理提示未见肿瘤细胞。同时EBUS检查也未能发现腔外肿物。患者自行就诊于我院风湿免疫科，复查胸部CT仍提示右中肺肺癌，因患者多次活检均未发现恶性证据，结合病史、临床表现及实验室指标，考虑系统性红斑狼疮。2019年3月7日开始应用甲强龙40 mg联合环磷酰胺1 000 mg 静脉治疗，每月1次，3个月后改为口服甲泼尼龙12 mg qd联合羟氯喹300 mg qd，同时动态监测右肺门占位及全身多发淋巴结和肿瘤指标变化。2019年6月19日复查胸部CT：右中肺肿物大小与前相仿，双侧腋窝淋巴结明显缩小，右肺上叶尖段及中叶外侧段炎症性改变。2019年10月16日复查胸部CT：右中肺原发病灶较前稍增大，CEA升高。考虑肺癌可能性大，于2019年10月24日停甲泼尼龙、羟氯喹。2019年11月2日行右中肺切除术并淋巴结清扫，病理确诊为浸润性腺癌，肺门淋巴结（2/3）、叶间淋巴结（4/4）、隆突下淋巴结（1/2）可见转移。原发灶标本送检二代测序（next-generation sequencing，NGS），提示*EGFR* 19del。明确诊断为右中肺腺癌pT2aN2M0，ⅢA期。2019年12月11日开始服用吉非替尼辅助靶向治疗。2020年3月5日ECT：多根肋骨局部骨代谢增高灶，肋骨骨折与骨转移瘤相鉴别，建议定期复查。2020年8月27日ECT：多根肋骨局部骨代谢增高灶，与2020年3月5日本院影像比较，代谢较前减低，CT未见明确骨质破坏。

7. 吴一龙评论

这个病例是肺癌合并系统性红斑狼疮的患者。确诊的过程比较坎坷，多次的纤维支气管镜检查均未确诊，最终经过手术切除肺部原发病灶才得以确诊为肺腺癌。有几点值得我们思考。

（1）对于肺部肿物合并自身免疫性疾病的患者，若肺部肿物考虑肺癌可能，应尽早借助各种诊断手段来明确肺肿物的病理性质。该患者在激素治疗9个月后肺肿物较前增大，手术切除后确诊肺腺癌并隆突下淋巴结转移（N2）。在MTD讨论中已明确提出激素治疗需慎重，必要时手术干预的情况下，仍接受长达9个月的激素治疗确实是一个教训。如果该患者更早接受手术治疗，显然预后会更好。因此，如何落实执行MTD决策需加强。

（2）对于肺部肿物合并自身免疫性疾病的患者，即使借助PET/CT的结果，我们对临床淋巴结转移分期的判定也要倍加小心。该例患者的腋窝淋巴结和锁骨上淋巴结增大，它们在接受抗免疫治疗后均明显缩小，考虑是SLE引起的淋巴结反应性增生而不是肺腺癌的转移。

（3）对于确诊肺癌合并系统性红斑狼疮的患者，如何平衡系统性红斑狼疮的激素治疗和肺癌的综合治疗也是临床上需要进一步研究的问题。

参考文献

［1］SONG L B，WANG Y，ZHANG J Y ，et al. The risks of cancer development in systemic lupus erythematosus (SLE) patients：a systematic review and meta-analysis［J］. Arthritis Res Ther，2018，20（1）：270.

［2］葛均波，徐永健，王辰. 内科学［M］. 9版. 北京：人民卫生出版社，2018.

（王千毓整理，吴一龙、汪斌超审校）

病例4

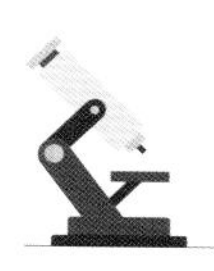

高龄早期肺癌患者术后随访中肺部多发病灶的治疗

导　读：对于早期肺癌术后出现可疑孤立复发患者，应针对患者肿瘤情况进行个性化治疗，局部治疗可能为有效的处理方式。而对于部分孤立转移的Ⅳ期患者，在无法获得病理诊断的情况下，该如何决策？另对于高龄肺癌患者，如何保障患者生活质量及把握肿瘤的全程治疗？

关键词：肺癌孤立复发；高龄；多发磨砂玻璃样结节

病例讨论时间：2019年2月27日　　汇报医生：林俊涛医生

1. 病历摘要

患者，女性，79岁，无吸烟史，PS=1分。因“右上肺腺癌术后3年余，发现右下肺结节并逐渐增大11个月”来我院就诊。患者于2015年5月22日因右上肺肿物在我科行VATS（3D，纯单孔，不撑开肋间）右上肺叶切除术+肺门纵隔淋巴结清扫术。术后病理诊断及分期：右上肺腺癌，pT2aN0M0，ⅠB期，*EGFR* 21 L858R（+）。术后计划：定期复查。

术后病理结果：

（1）（右上肺）肺浸润性腺癌，Ⅱ级，腺泡生长方式。

（2）肿瘤最大径因组织缺损无法准确评估。

（3）肿瘤侵犯脏层胸膜。

（4）冰冻送检“支气管切缘”未见癌。

（5）淋巴结未见癌转移（亚段淋巴结0/2，段淋巴结0/6，叶淋巴结0/4，叶间淋巴结0/5，肺门淋巴结0/3，右上气管旁淋巴结0/5，右下气管旁淋巴结0/5，隆突下淋巴结0/4，共0/34）。

（6）（前段结节）局灶不典型腺瘤样增生（AAH）。

（7）*EGFR*基因：21号外显子L858R点突变（+）。

（8）*ALK*基因无断裂（6%，参考阈值>15%）。肿瘤细胞*ALK*（D5F3）（阴性）。

2018年3月1日CT提示：右下肺结节，大小约4 mm × 3 mm。

2019年2月26日CT：右下肺结节较前增大，为9 mm × 8 mm，考虑转移，双肺多发GGO。

目前考虑复发，诊断：①右上肺腺癌，rT4N0M0 ⅢA期；②双肺多发GGO。无病生存期（disease-free survival，DFS）=34个月。肺部各结节大小及变化趋势见表4-1，各结节图片见图4-1至图4-6。

表 4-1 肺部各病灶大小变化趋势

结节位置	病灶大小/mm					倍增时间/天
	2015-9-22	2016-2-23	2016-8-21	2018-3-1	2019-2-26	
右下肺外基底段	—	—	—	4 × 3	9 × 8	89
右下肺背段	4 × 3	6 × 5	7 × 6	9 × 8	11 × 10	250
左下肺外基底段	16 × 8	16 × 8	14 × 10	12 × 9	12 × 10	—
左上肺尖后段	10 × 6	10 × 6	10 × 9	12 × 9	12 × 10	710

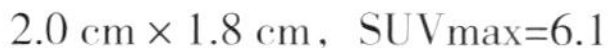

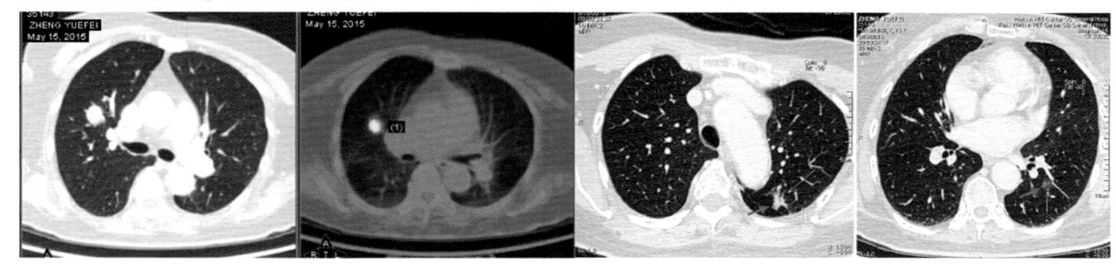

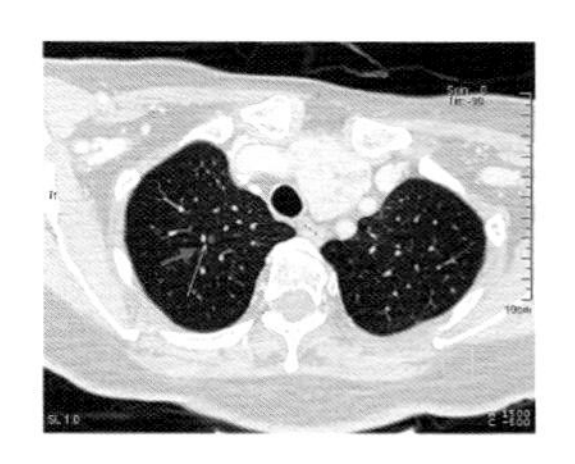

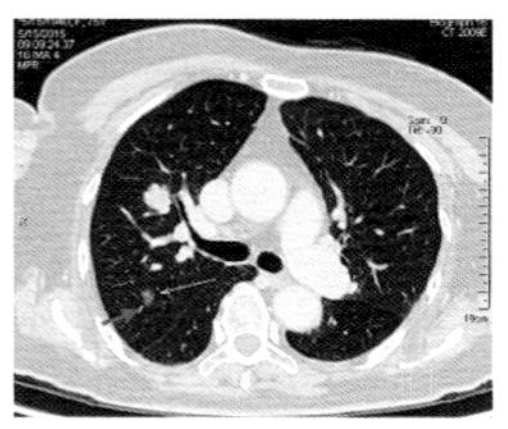

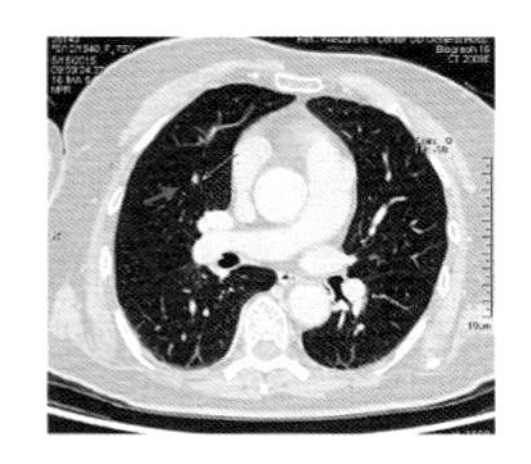

图4-1 患者术前PET/CT肺部病灶（2015年5月15日）

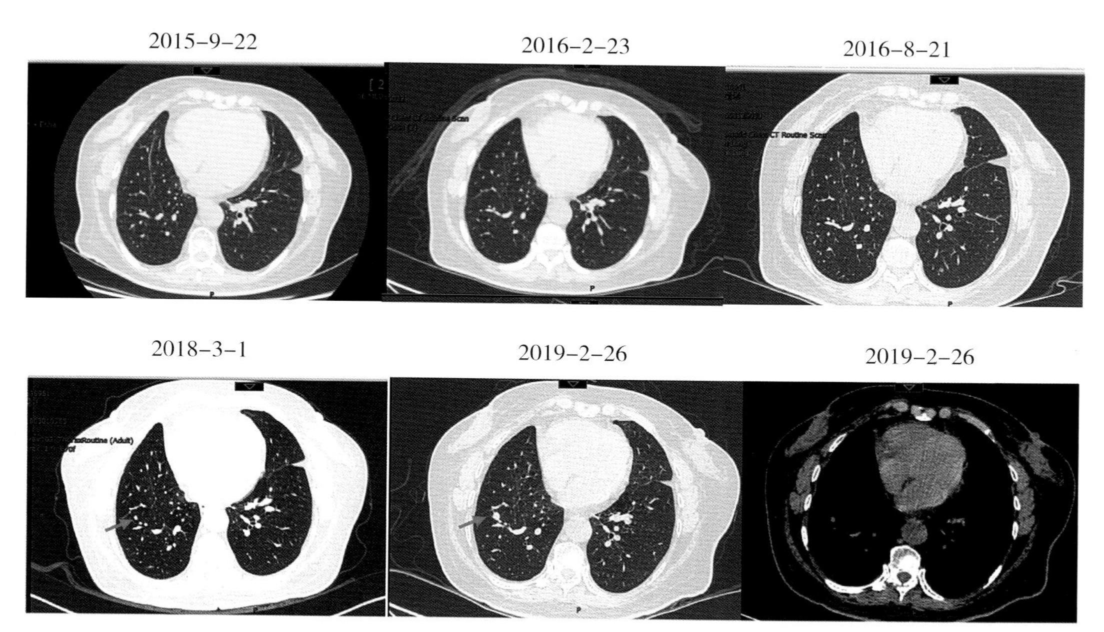

图4-2　右下肺外基底段结节随访过程变化（2015年9月22日至2016年8月21日CT未见该结节，2018年3月1日CT见新发结节）

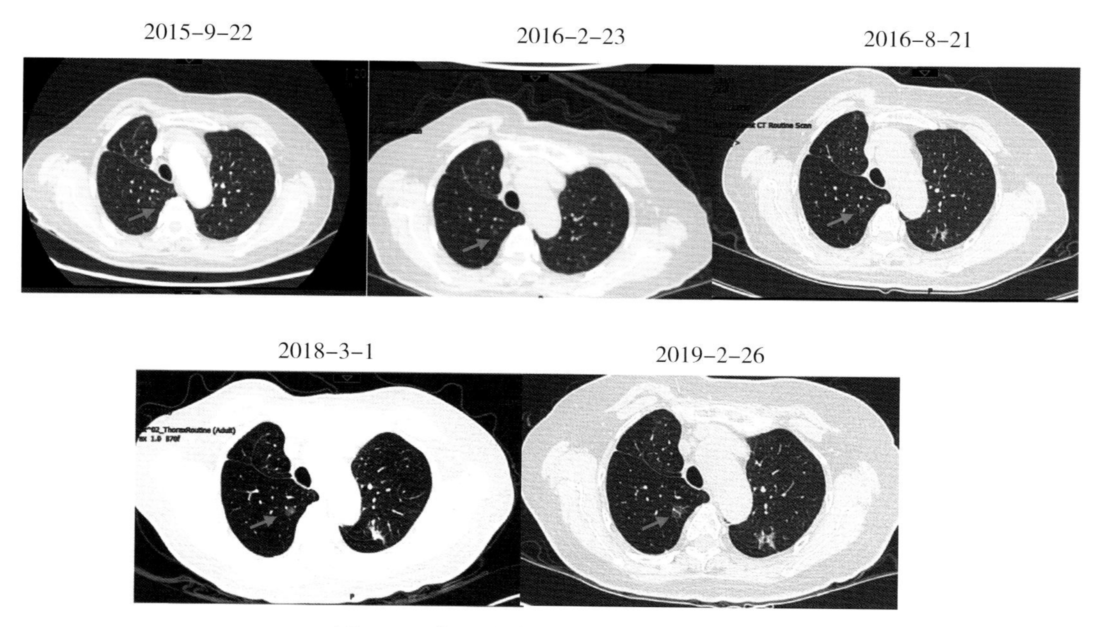

图4-3　右下肺背段结节随访过程变化

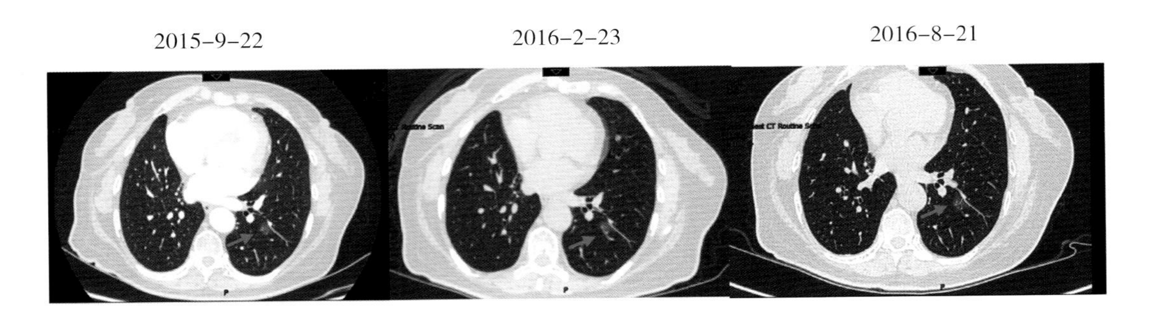

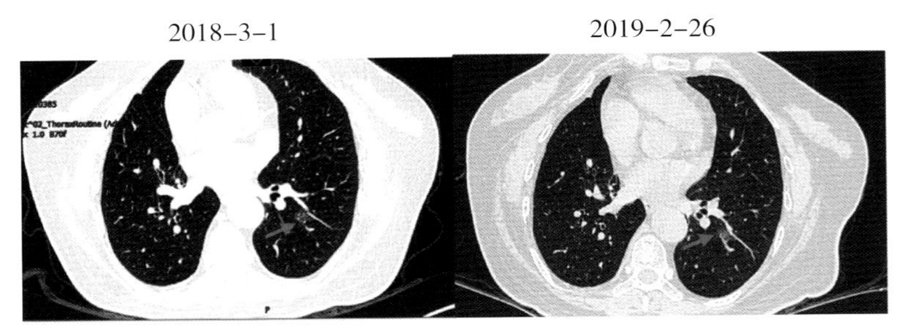

图4-4　左下肺外基底段结节随访过程变化

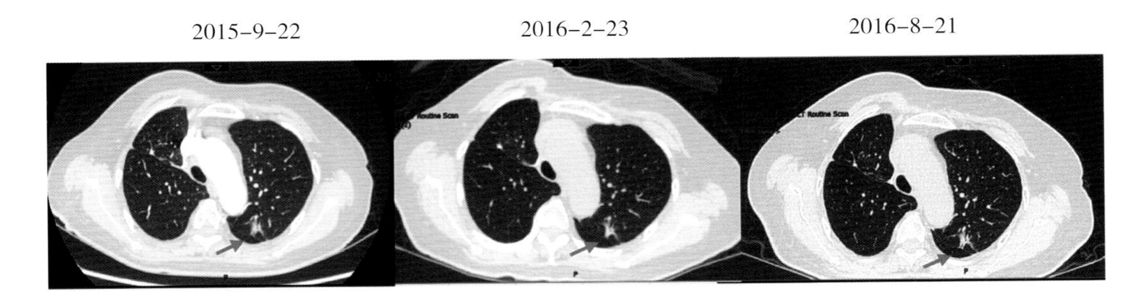

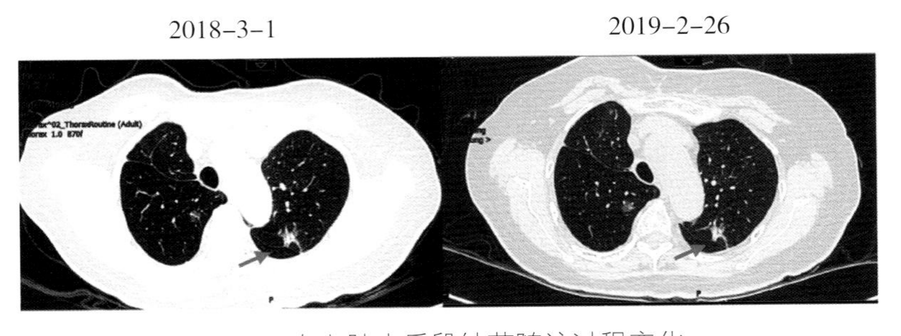

图4-5　左上肺尖后段结节随访过程变化

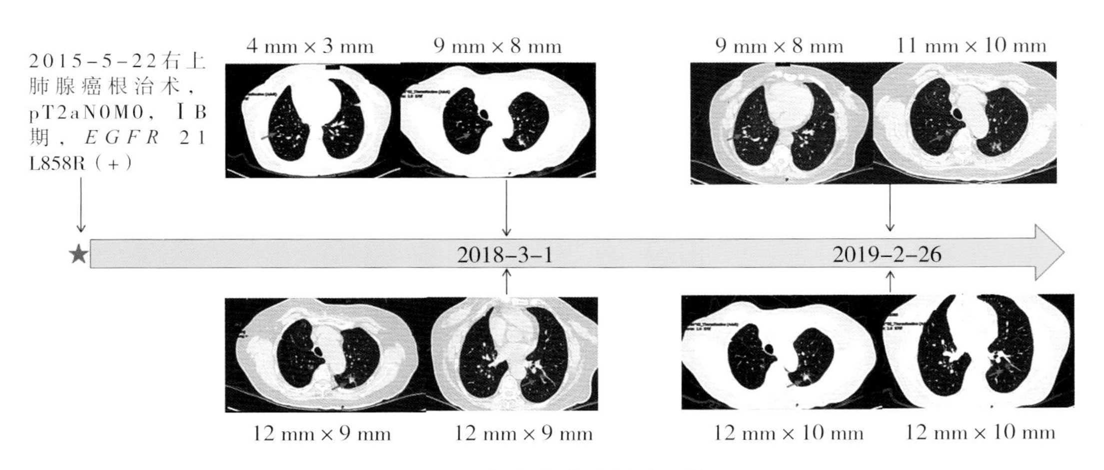

图4-6 患者诊治过程时间轴

2. 讨论要点

下一步诊治：先完善PET/CT检查，排除其他部位转移。

（1）如其他部位无转移，则行右下肺穿刺+放疗或切除右下肺外基底段结节及背段结节。

（2）如其他部位存在转移，行一线治疗。

3. 科室意见

患者为老年女性，一般情况好，右下肺外基底段结节考虑复发可能，病灶小，可考虑手术切除，另右下肺背段结节逐渐增大，可同时切除右下肺背段GGO。

4. MDT讨论

问题一：右下肺实性结节病理活检的必要性及可行性。

· 廖日强医生：患者为老年女性，目前一般情况良好。既往行右上肺切除术并诊断为右上肺腺癌，随访过程中出现右下肺外基底段实性结节并逐渐增大，其余双肺结节为GGO，随访过程中部分较前增大，其中右下肺病灶倍增时间短。右下肺结节诊断考虑肿瘤复发，其余GGO考虑多原发。患者虽高龄，但一般状况好，右下肺结节位置偏外周，如PET/CT排除其余部位转移，可考虑先手术切除右下肺病灶。目前主要问题为：患者高龄，是否需活检明确病理后再处理？穿刺成功率及风险如何？

· 陈华军医生：目前右下肺病灶呈实性结节，随访过程中逐渐增大，性质未明。右下肺病灶邻近血管，病灶不足1 cm，穿刺难度大且出血风险大，暂不考虑行肺穿刺。

· 潘燚医生：患者右下肺外基底段结节在近1年内出现，并有增大，但目前未见典型恶性肿瘤征象，同时穿刺明确病理难度大，因此可考虑缩短复查间期，建议3个月后复查CT。

证据：2015年发表的关于Ⅰ期非小细胞肺癌（non-small cell lung carcinoma，NSCLC）行立体定向消融放疗（SABR）vs 手术的临床研究[1]，SABR组及手术组分别为31例及27例，其中ROSEL研究随机前不要求病理，因此SABR组中有8例（25.8%）患者无病理结果，而手术组1例患者最终病理证实为良性。另外，2019年欧洲肺癌大会（European Lung Cancer Congress，ELCC）报道了2015—2016年英国、挪威、荷兰三个国家关于Ⅰ期NSCLC的治疗方式[2]，三个国家分别有12%、29%、41%的患者使用体部立体定向放射治疗（SBRT），而使用SBRT治疗前行病理确诊的比例分别仅有44%～51%、70%～73%、47%～50%。从中可以看出在早期患者中进行活检的现状及难度。

· 聂强医生：根据患者双肺结节倍增时间及形态学特征，右下肺结节为实性，倍增时间短，其余结节为部分实性GGO。因此患者目前主要需处理右下肺结节，治疗方式主要考虑局部治疗。第一，手术主要考虑既往曾行右上肺切除术，目前可能存在大量粘连，增加手术难度、时间、出血量及麻醉风险。第二，是否可考虑消融治疗？该方法可在局麻下进行，同时获得病理及组织。第三，患者右下肺病灶＜3 cm，放疗也是可选择方案。

证据：针对寡转移（转移病灶≤5）的晚期肺癌患者，如存在*EGFR*，在一线EGFR-TKI治疗的基础上对转移的病灶均使用局部治疗，相比仅部分病灶行局部治疗和不使用局部治疗的患者，可显著延长患者的无进展生存期（progression-free survival，PFS）（20.6个月 vs 15.6 个月 vs 13.9个月）跟生存率（overall survival，OS）（40.9个月 vs 34.1 个月 vs 30.8个月）[3]。

· 李伟雄医生：目前该患者存在的主要问题：①多发结节；②目前无病理确诊。尽管SBRT相较外科手术无须考虑粘连、全麻风险等问题，而该患者右下肺结节考虑为复发，需明确病理，再考虑行SBRT。该患者存在双肺多发结节，其中右肺结节偏外周。外科治疗可同时切除右下肺实性结节及GGO，同时明确病理，建议外科评估是否可手术治疗。如外科评估手术难以达到目的，则可考虑行SBRT，但需首先明确病理。

问题二：局部治疗方式应该如何选择?

· 聂强医生：外科手术主要针对右下肺实性结节，如同时切除右下肺背段GGO，则需术前定位，且切除范围较大。暂时考虑仅切除右下肺实性结节。

· 潘燚医生：按照近1年复查，诊断恶性把握不大。如再过3个月，仍然增大，结合既往肺恶性肿瘤病史，可临床诊断恶性肿瘤，直接行SBRT。

· 陈华军医生：左上肺另存在两个病灶，可行肺穿刺。如为恶性，则考虑双肺多发病灶均为恶性，可按照Ⅳ期肺癌行一线治疗。考虑患者于2015年5月22日手术切除右下肺病灶可见*EGFR*突变，因此该患者接受EGFR–TKI可能性大。

· 钟文昭医生：目前肺部多发病灶，其中一结节考虑为转移，其余病灶为原发肺恶性肿瘤可能性大。即使为多原发肺癌，仍不一定考虑手术治疗，可有其他治疗方式。理由包括：①该患者存在多原发肺癌，倍增时间不快；②同侧已行一次手术，再次手术可能降低患者的生活质量；③观察该患者胸廓形状，考虑该患者存在桶状胸，肺功能一般。既往张玉蛟教授关于SBRT vs 手术的研究，就是在高龄及肺功能差的患者中进行。

· 杨学宁医生：患者为高龄女性，既往行右上肺切除术，但患者目前一般情况良好。本次发现右下肺外基底段病灶并增大，倍增时间短，肿瘤生长快，考虑复发可能性大。其余磨砂玻璃样结节，增大较慢。右下肺实性结节为决定下一步治疗的关键病灶。待总体考虑评估全身及肺功能后行手术治疗。另外，右下肺背段GGO逐渐增大，其倍增时间为250天，增长速度也较快，可能在短时间内增长到难以局部手段处理，因此可同时切除。放疗也为可选择方案。但需注意，该结节目前考虑为转移瘤可能性大，既往研究中SBRT处理的肺部结节多为筛查发现的原发肺恶性肿瘤，两者存在本质区别。

· 吴一龙医生：患者为老年女性，既往行肺部手术，目前右下肺结节增大，考虑复发可能性大。患者另存在双肺多发GGO，随访过程中持续存在，部分结节增大。既往研究[4–5]已明确局部治疗在寡转移NSCLC中的作用。第一，年轻患者可考虑直接手术，但该患者高龄，既往已行肺部手术，本次如手术，可能明显影响患者的生活质量及生存[6]。根据该患者目前情况及特点，预计该患者预期寿命超过85岁的可能性大。

第二，该患者右下肺外基底段病灶位置稍深，难以楔形切除。第三，该患者存在多发结节。第四，患者高龄。第五，存在*EGFR*突变，如进展仍有药物可用。因此，本病例可观察，也可干预，此时需先告知患者目前情况及治疗选择。如患者选择观察，可于3个月后复查CT及血*EGFR*。*EGFR*阳性可积极治疗，治疗方式应该以局部治疗为主。目前的研究发现此类患者局部治疗均可以获得很好的效果[7-8]。治疗应考虑创伤最小的方式：①手术同时切除右下肺两个病灶，可能明显影响患者生活质量及治疗死亡风险，暂不考虑；②放疗，后续患者可能使用TKI，放疗增加ILD风险，需谨慎；③局部射频消融为优选方式。

证据：肺部寡转移（转移病灶≤5）的NSCLC患者，其使用手术治疗及SABR的5年局部控制率分别为81%及83%，5年生存率分别为41%及45%。仅使用局部治疗手段的患者，40%后续不出现局部复发，而20%在5年内没有复发[7]。而对于射频消融，目前多为其他部位肿瘤转移至肺部的数据。既往基于前瞻性数据库的一项针对肺部转移瘤的研究[8]显示，556例肺部转移瘤患者，经射频消融治疗后的中位总生存为62个月，5年生存率为51.5%，4年肺部控制率为44.1%，提示射频消融为治疗肺部转移瘤的可选方法。

对于早期NSCLC，既往研究[6]对比手术及SBRT在这部分患者中的死亡率，研究纳入了美国国家癌症数据库中的76 623例接受手术治疗（包括亚肺叶、肺叶、全肺）的患者及8 216例接受SBRT的患者。对比其术后/放疗后30天死亡率及90天死亡率，结果显示手术在此类患者中增加了30天死亡率（2.07% vs 0.73%）及90天死亡率（3.59% vs 2.93%），且该风险随年龄增加而增大。其中，76～80岁人群接受亚肺叶切除的30天死亡率为3.02% vs 0.76%，90天死亡率为5.10% vs 3.26%。

5. MDT小结

本例为早期肺癌患者在随访过程中出现可疑复发，当前难以取得病理确诊，且患者高龄，积极手术干预可能影响患者的生活质量，而患者存在*EGFR*突变，后续仍有有效的治疗方式，因此可告知患者目前诊断及下一步处理方式（可观察，也可局部治疗），与患者一起讨论下一步处理方式。

6. 后记

告知患者MDT讨论意见，患者考虑后决定随访。

2019年5月14日返院复查CT：右下肺外基底段结节9 mm，大致同前。双下肺GGO，大致同前。左上肺尖后段斑片影，考虑慢性炎症。

2020年10月12日CT提示：①右下肺结节较前增大，1.8 cm × 1.5 cm；②右下肺背段GGO，较前增大。

2020年10月26日至29日于外院行右下肺外基底段结节及背段结节立体定向放疗，DT：50 Gy/4 F。

2021年1月4日CT提示：①右下肺结节及周围斑片影，考虑放疗后改变；②左上肺尖后段斜裂旁结节，较前增大，考虑恶性；③右下肺背段结节，密度增高，考虑恶性；④左上肺前段及左下肺背段GGO，大致同前。

2021年3月29日随访，患者一般情况良好，PS=0 ~ 1分。

7. 吴一龙评论

该病例为老年女性，首诊为早期并行手术治疗，术后定期随访过程中出现右下肺单发转移，DFS=34个月。该患者下一步处理需考虑患者一般情况及生活质量。

（1）老年患者单病灶复发的治疗，经随访发现右下肺结节逐渐增大，但病灶目前仍较小，具有局部治疗指征。但其余病灶也有增大，需考虑其余肺部结节是否需要积极处理。需明确并非所有患者的局部治疗均需要外科干预。

（2）治疗方式的选择需结合患者的生物学行为决定。首先是病灶的分子学特征，其次是肿瘤的增殖生长。在有*EGFR*突变的情况下，采用密切观察是一个不错的选择。

（3）该患者MDT讨论后，随访8个月，其间未行治疗，未出现新增转移。事实上，假如该患者使用一线TKI，按照既往研究的结果，晚期肺癌使用一代TKI的PFS也仅10个月左右，因此验证了MDT决策的效果，为患者赢得无用药时间。目前该患者放疗后，生活质量无明显下降，实际也为获益之一。

参考文献

［1］CHANG J Y，SENAN S，PAUL M A，et al. Stereotactic ablative radiotherapy versus lobectomy for operable stage Ⅰ non-small-cell lung cancer：a pooled analysis of two randomised trials［J］. Lancet Oncology，2015，16（6）：630-637.

［2］DAMHUIS R，SENAN S，KHAKWANI A，et al. Utilization rates of stereotactic body radiation therapy for the treatment of stage Ⅰ NSCLC in three European countries

[J]. Annals of Oncology, 2019, 30(S1): ii27-ii28.

[3] XU Q H, ZHOU F, LIU H, et al. Consolidative local ablative therapy improves the survival of patients with synchronous oligometastatic NSCLC harboring EGFR activating mutation treated with first-line EGFR-TKIs [J]. Journal of Thoracic Oncology: Official Publication of the International Association for the Study of Lung Cancer, 2018, 13(9): 1383-1392.

[4] IYENGAR P, WARDAK Z, GERBER D E, et al. Consolidative radiotherapy for limited metastatic non-small-cell lung cancer: a phase 2 randomized clinical trial [J]. JAMA Oncology, 2018, 4(1): e173501.

[5] GOMEZ D R, BLUMENSCHEIN G R, Jr, LEE J J, et al. Local consolidative therapy versus maintenance therapy or observation for patients with oligometastatic non-small-cell lung cancer without progression after first-line systemic therapy: a multicentre, randomised, controlled, phase 2 study [J]. Lancet Oncology, 2016, 17(12): 1672-1682.

[6] STOKES W A, BRONSERT M R, MEGUID R A, et al. Post-treatment mortality after surgery and stereotactic body radiotherapy for early-stage non-small-cell lung cancer [J]. Journal of Clinical Oncology: Official Journal of the American Society of Clinical Oncology, 2018, 36(7): 642-651.

[7] LODEWEGES J E, KLINKENBERG T J, UBBELS J F, et al. Long-term outcome of surgery or stereotactic radiotherapy for lung oligometastases [J]. Journal of Thoracic Oncology: Official Publication of the International Association for the Study of Lung Cancer, 2017, 12(9): 1442-1445.

[8] DE BAÈRE T, AUPÉRIN A, DESCHAMPS F, et al. Radiofrequency ablation is a valid treatment option for lung metastases: experience in 566 patients with 1 037 metastases [J]. Annals of Oncology: Official Journal of the European Society for Medical Oncology, 2015, 26(5): 987-991.

（林俊涛整理，吴一龙审校）

第二章

局部晚期肺癌多原发及寡转移的治疗策略

病例5

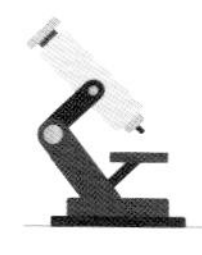

中央型鳞癌：新辅助化疗？辅助化疗？

导　读：诊断明确的左肺中央型鳞癌，目前的标准治疗是以手术切除为主的综合性治疗。但是，单纯手术切除远远不够，必须加用化疗稳定疗效。那么，不同的手术切除范围是否会影响辅助化疗与新辅助化疗的选择呢？

关键词：中央型鳞癌；全肺切除；新辅助化疗；辅助化疗

病例讨论时间：2017年10月11日　　汇报医生：柯娥娥医生

1. 病历摘要

患者，男性，56岁，吸烟20包/年，PS=1分。2017年9月15日因“咳血丝痰1个月”入院。2017年9月20日行PET/CT示：左肺下叶背段支气管肿物，大小约4.1 cm × 4.1 cm × 3.0 cm，糖代谢增高，考虑中央型肺癌；相邻左侧叶间肿大淋巴结，糖代谢增高，考虑转移性淋巴结；左肺下叶背段模糊片影糖代谢稍增高，考虑阻塞性肺炎。肺功能检查：通气功能中度减退，属阻塞性，FEV_1 2.15 L。病理：肺鳞癌。病理科检测：*ALK*（Ventana IHC）阳性，*ALK*（FISH）无断裂（10%）。广东省肺癌研究所实验室检测：*ALK*（Ventana IHC）阳性，PD-L1（22C3）90%（+）。肺组织NGS：未检出*ALK*

融合/突变/扩增。详细检查见图5-1、图5-2。

当前诊断：左肺中央型鳞癌cT2aN1M0，ⅡB期，无驱动基因突变，PD-L1（22C3）90%（+）。

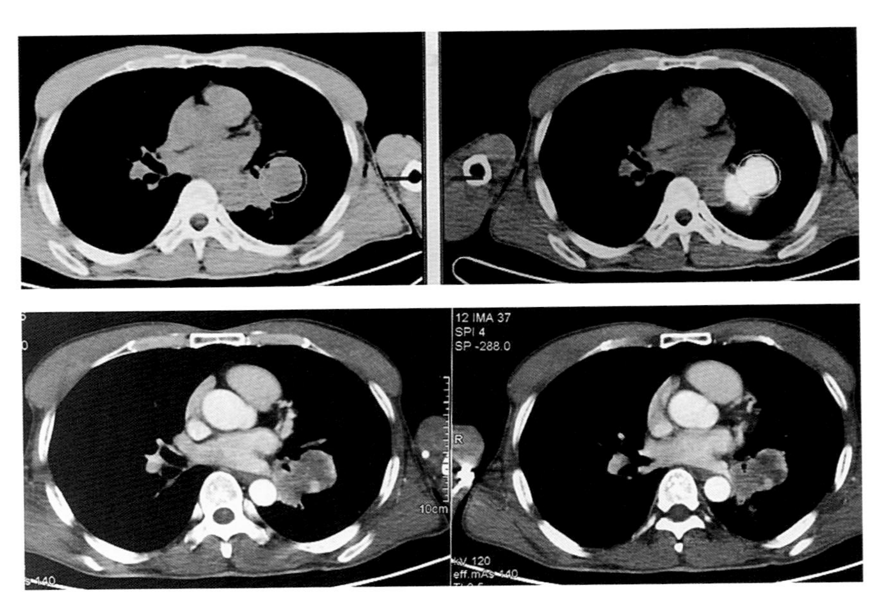

图5-1　PET/CT示：左肺下叶背段支气管肿物，大小约4.1 cm×4.1 cm×3.0 cm，糖代谢增高

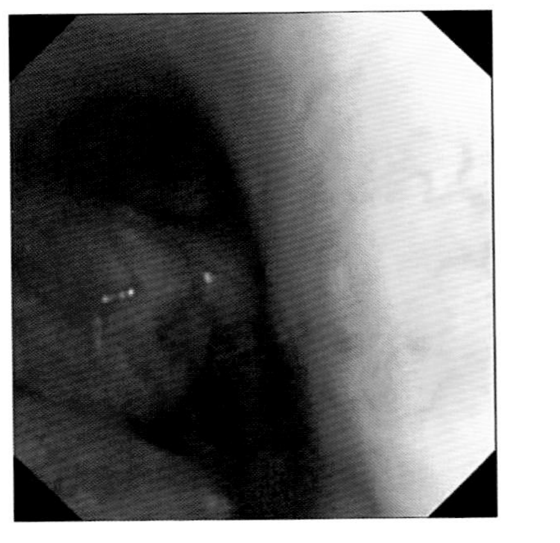

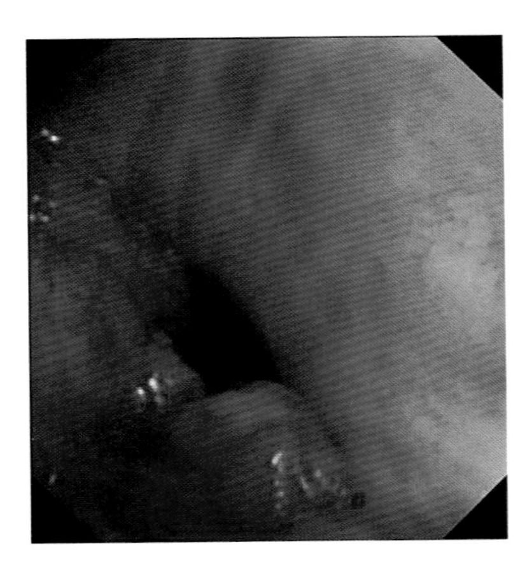

图5-2　支气管镜检查示：左主支气管下段黏膜粗糙隆起，左下叶背段开口消失，左下叶基底段开口重度狭窄

2. 讨论要点

下一步诊疗计划：左全肺切除术+辅助化疗？新辅助化疗+手术？

3. 科室意见

考虑病变范围较大，建议行新辅助化疗后手术。

4. MDT讨论

问题：对于中央型ⅡB期肺癌，应该首选手术之后做辅助化疗，还是新辅助化疗之后再手术？

· 李伟雄医生：肿瘤病灶的长径、体积均较大，4.1 cm×4.1 cm，且病灶累及左主支气管，暂时没有机会做根治性放疗，也无法做SBRT，剂量有限。所以如果能做手术，还是以手术为主。

· 涂海燕医生：手术切除需要做到左全肺切除。病变较大，我们当时考虑化疗，再行手术。

· 张冬坤医生：我建议直接手术。肿瘤病灶较大，结束放化疗以后，不确定是否还能有手术机会。就目前而言，手术根治性切除的技术难度不大；左全肺切除以后可以加强肺功能的全面康复。

· 杨学宁医生：我不同意直接手术。我们建议新辅助化疗后再做手术的考虑不在于手术技术的难度，而是因为左全肺切除术后再行辅助化疗，其并发症的风险较高。从影像结果来看，这个患者是N1淋巴结阳性，所以先行新辅助化疗的效果更佳。但是如果先做左全肺切除术，其术后恢复期往往较长，很多患者无法完全耐受全部疗程和剂量的化疗。此时，先行新辅助化疗，再做左全肺切除；术后不需要加用辅助化疗。

· 吴一龙医生：这个患者的肺癌分期是ⅡB期，肺鳞癌。目前最佳的治疗方式是以手术为主的综合治疗，可以选择加用新辅助化疗或者辅助化疗。针对N1淋巴结阳性的患者，手术是不可或缺的；但如果减少化疗，患者的生存机会将会减少10%左右。所以手术+化疗是必需的。

那么，我们争论的焦点在于，化疗究竟应该放在手术前还是手术后。如果单纯做肺叶切除，根据目前已有的临床试验数据来看，化疗放在手术之后更佳。但是如果做全肺切除，则是完全不同的情况。INT 0139临床研究[1]已经告诉我们，全肺切除之后加用化疗的患者，其生存获益较差。所以，我较为支持先行新辅助化疗，再行左全肺切除术。其中，新辅助化疗周期不需太多，两三个周期即可评估疗效、准备手术。

另外一个问题是基因状态。如果*ALK*确实是阳性，我们是否可以考虑*ALK*抑制剂的新辅助化疗？术前先行*ALK*抑制剂治疗肯定有效，待肿瘤缩小后再行手术，手术难度会大大降低。但是现在多次重复监测证实*ALK*阴性，那么就无须讨论这一点，直接按照新辅助标准治疗即可。

5. MDT小结

如果单纯做肺叶切除，化疗放在手术之后更佳。但是该患者肿瘤为中央型，手术需要做全肺切除，考虑到全肺切除之后加用化疗的患者生存获益较差，对于该患者选择新辅助化疗后再手术的方式更为有利。如果这个患者是*ALK*阳性，还可以考虑术前行新辅助靶向治疗后再手术。

6. 后记

患者于2017年10月15日、2017年11月9日行两周期多西他赛+卡铂化疗后复查，疗效评估为SD（−20%）。2017年12月9日于我院行左全肺切除术，术后病理分期：左下肺鳞癌pT2aN1M0 ⅡB期。随访至2019年1月25日无明确复发。详细过程示意图见图5-3。

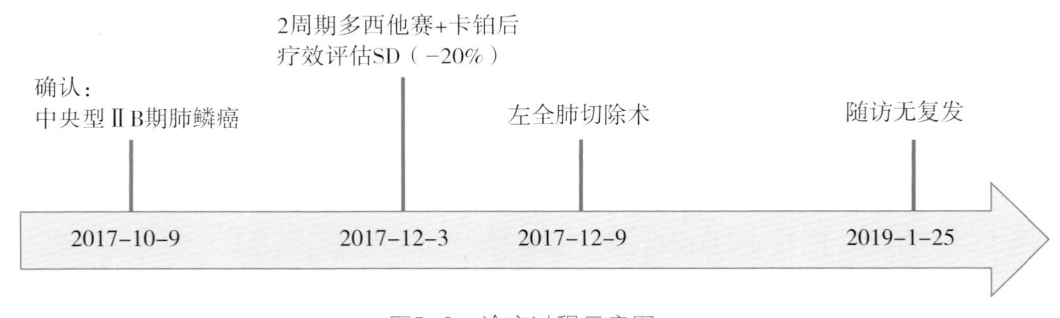

图5-3 诊疗过程示意图

7. 吴一龙评论

（1）本例患者初诊时*ALK* IHC阳性，因为是鳞状细胞癌，多次不同方法的验证最后确定为阴性。对于鳞状细胞癌驱动基因阳性的患者，需要确定其是否假阳性。

（2）外科评估需要全肺尤其是左全肺切除的患者，辅助化疗最好是采用新辅助化疗的方法。

参考文献

[1] ALBAIN K S，SWANN R S，RUSCH V W，et al. Radiotherapy plus chemotherapy with or without surgical resection for stage Ⅲ non-small-cell lung cancer：a phase Ⅲ randomised controlled trial [J]. Lancet，2009，374 (9687)：379-386.

（柯娥娥整理，吴一龙、涂海燕审校）

病例6

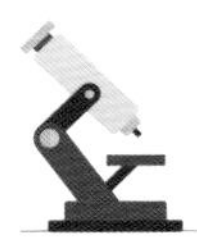

肺癌合并前列腺癌，如何兼顾治疗？

导 读：双原发癌（局部晚期肺鳞癌、局部晚期前列腺癌）的治疗方案总是需要综合考虑多方面的复杂因素，包括兼顾双原发癌、不同药物的相互作用、放疗剂量和时机、患者耐受性、控制肿瘤相关症状和药物毒副反应之间的矛盾等。当诸多混杂因素一齐袭来时，临床医生需要如何把控治疗原则、选择疗效最优的方案呢？

关键词：双原发癌；肺癌；前列腺癌

病例讨论时间：2017年10月11日、2017年10月25日　　汇报医生：谭佩欣医生

第一次讨论

双原发癌（肺鳞癌、前列腺癌）的治疗该如何取舍和兼顾？

1. 病历摘要

患者，男性，65岁，重度吸烟，已戒烟2年。因“肺癌术后20个月，咳嗽、肉眼血尿2个月”入院。

现病史：

（1）患者于2016年1月5日因“右上肺肿物”于我院肺二科行右上肺叶切除术+纵隔淋巴结清扫术。术后诊断：右上肺中央型鳞癌，pT2aN2M0，ⅢA期（第8版TNM分期）。术后行3周期多西他赛+卡铂化疗。2016年3月24日结束化疗。术后规律复查。

（2）2017年8月22日胸部CT示：右侧肺门新发结节，考虑肿瘤复发（图6–1）。DFS=20个月。

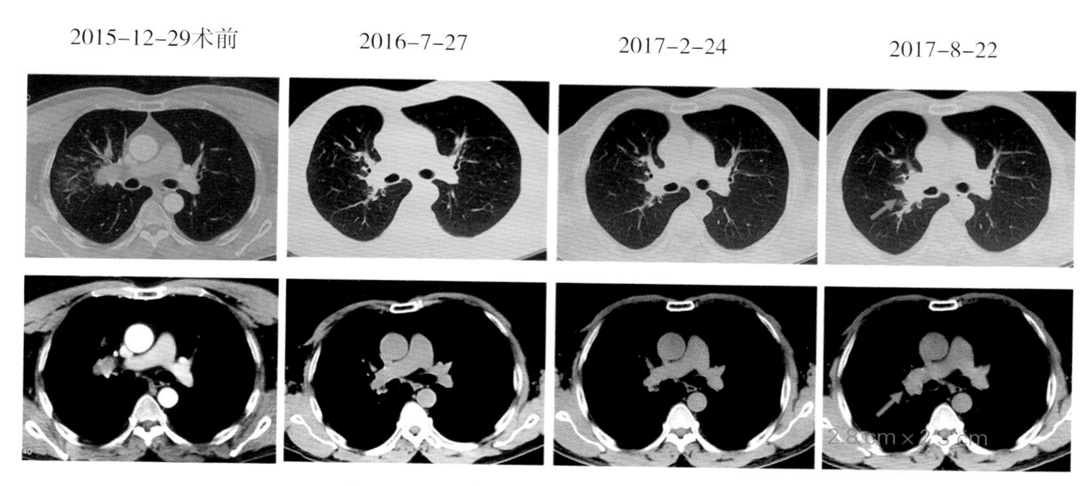

图6-1 患者术前及术后随访CT图像

（3）2017年9月1日全身PET/CT示：①右肺门肿块，区域多发肿大淋巴结，糖代谢不同程度增高，考虑肿瘤复发并区域淋巴结转移；右侧叶间裂胸膜结节较前增大，考虑转移（表6-1）。②前列腺肿块糖代谢增高，考虑为前列腺癌（侵犯直肠），右侧髂血管旁稍大淋巴结糖代谢增高，考虑转移淋巴结（图6-2）。

回顾2015年12月29日全身PET/CT，亦可见前列腺强化不均匀，SUV值升高，不排除肿瘤可能（图6-2）。当时未予特殊处理。

表6-1 术前及复发后PET/CT胸部病灶概要

项目	2015-12-29		2017-9-1	
	大小/cm	代谢水平/SUVmax	大小/cm	代谢水平/SUVmax
原发灶部位				
右肺上叶	3.3×2.8	18.8	—	—
纵隔淋巴结分组				
4（气管旁下）	R：1.0×1.0	1.8	—	—
5（主动脉下）	—	—	0.9×0.8	2.5
7（嵴下）	—	—	1.5×1.3	6.9
9（肺韧带）	—	—	1.4×1.3	2.2
10（肺门）	—	—	边界欠清	12.9

（续表）

项目	2015-12-29		2017-9-1	
	大小/cm	代谢水平/SUVmax	大小/cm	代谢水平/SUVmax
11—14（叶间及周围区）	—	—	边界欠清	12.9
其他部位				
右侧叶间胸膜结节灶	0.3	—	0.7	4.0
新发病灶				
右肺门	—	—	3.5×3.6	14.1

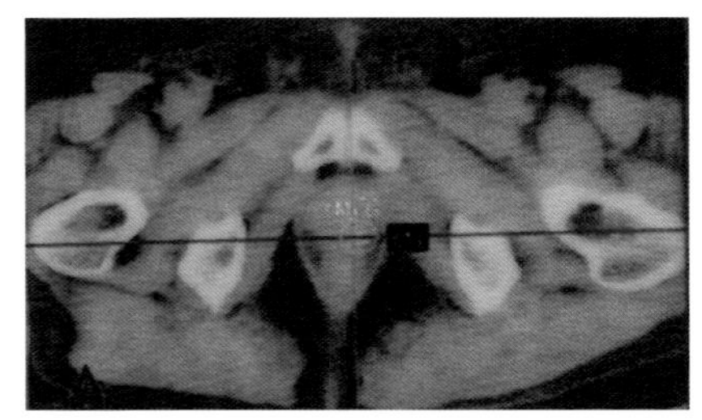

前列腺4点处强化欠均匀
（2015-12-29）SUVmax：4.3

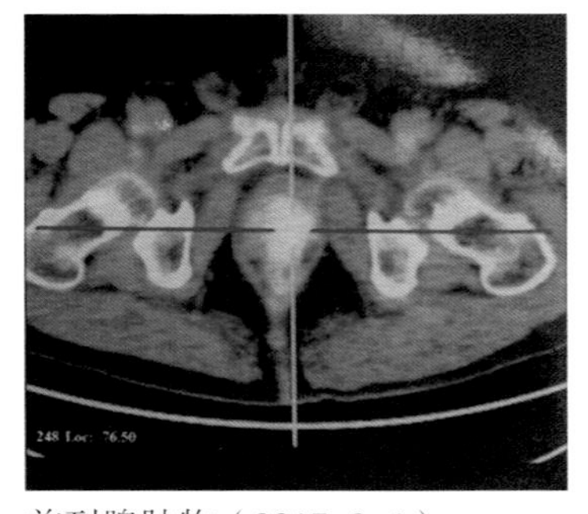

前列腺肿物（2017-9-1）
大小：4 cm×4 cm，侵犯直肠；SUVmax：10.8

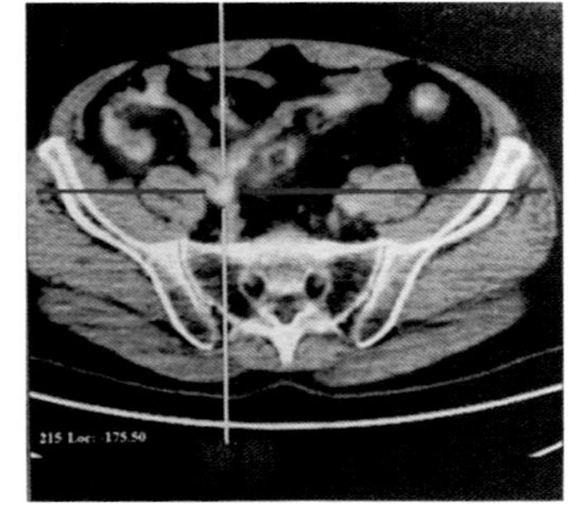

淋巴结（2017-9-1）
大小：1.5 cm×1.3 cm；SUVmax：5.4

图6-2　2015年及2017年PET/CT

（4）仔细阅片后发现右侧叶间裂结节与本次右肺门复发淋巴结相连，大小及SUV值受肺门淋巴结影响，且叶间裂结节2年前已存在，既往术后复查CT未见结节增大趋势（图6-3）。因此临床不考虑右侧叶间裂胸膜结节为转移性结节。

2015-12-29

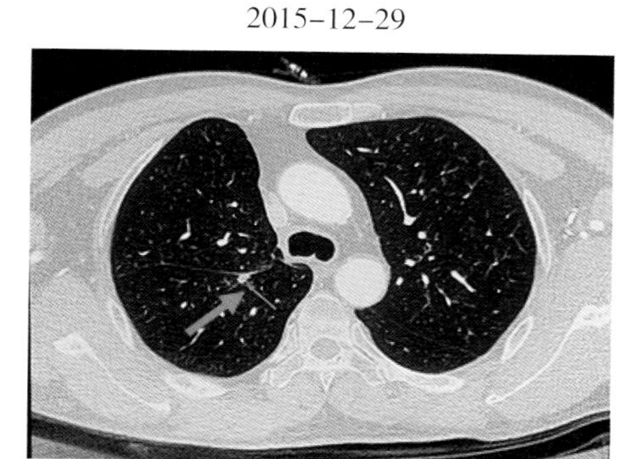

大小：0.3 cm
SUVmax：—

2017-9-1

大小：0.7 cm
SUVmax：4.0

图6-3　叶间裂结节动态变化情况

（5）为明确前列腺肿物性质，2017年9月27日于泌尿外科行前列腺针刺活检。病理示：（前列腺右1，2，3，5，6）前列腺腺泡癌，Gleason评分5+4=9（分）；（前列腺左1，2，3）前列腺腺泡癌，Gleason评分4+4=8（分）。

（6）随访期间肿瘤标志物的变化情况见表6-2。

表6-2　患者肿瘤标志物（CEA、CYFRA21-1、PSA）动态变化情况

标志物	正常范围	2015-12-30	2016-2-3	2016-7-27	2017-9-14	2017-9-26
CEA/（ng/mL）	0 ~ 5	4.04	2.53	3.45	3.29	2.82
CYFRA21-1/（ng/mL）	0 ~ 3.3	4.88			5.93	
PSA/（ng/mL）	0 ~ 4				90.79	64.25

（7）患者的术后肺功能较好（表6-3），可耐受手术或放疗。

表6-3　患者目前肺功能检查报告

项目	Pred	A1	%A1
FVC/L	3.87	3.22	83.1
FEV_1/L	3.04	2.21	72.9
FEV_1/FVC/%	83.52	68.76	82.3

病史小结：

患者为重度吸烟的老年男性，2015年12月29日发现右肺肿物及前列腺可疑肿物，2016年1月5日行肺癌根治术，前列腺肿物未处理。2017年8月22日发现肺癌复发，DFS=20个月。PET/CT同时显示前列腺癌并淋巴结转移可能。2017年9月27日行前列腺活检确诊前列腺腺泡癌（图6-4）。

目前诊断：右上肺鳞癌，rT0N3M0，ⅢB期（第8版TNM分期）；前列腺腺泡癌，cT4N1M0，Ⅳ期（侵犯直肠），极高危组。患者目前状态：偶有咳嗽，肉眼血尿，PS=1分。

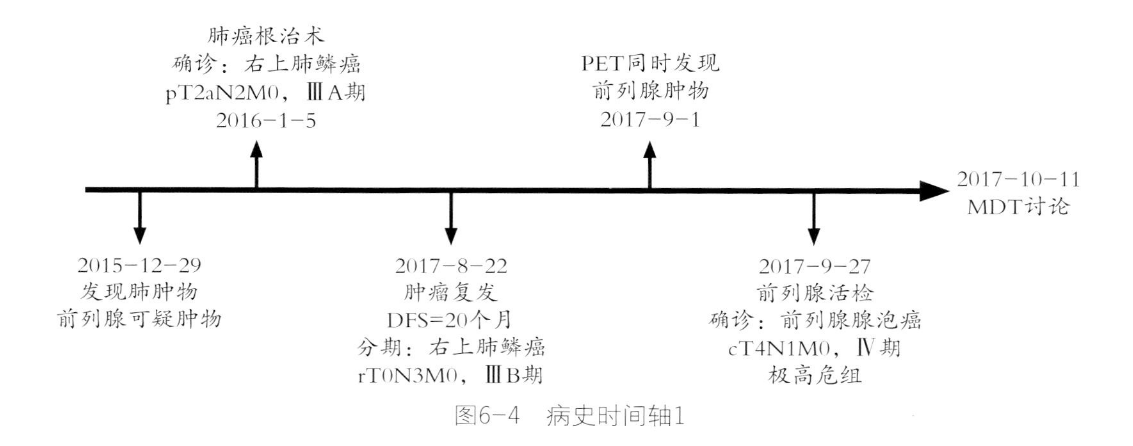

图6-4　病史时间轴1

2. 讨论要点

治疗顺序及方案：优先治疗肺癌？优先治疗前列腺癌？治疗方案如何兼顾二者？

3. 科室意见

口服内分泌去势药物控制前列腺癌，同时对肺门、纵隔复发淋巴结行单纯根治性放疗控制肺癌。胸部放疗结束后，评估疗效后再决定是否行前列腺癌根治性放疗。

4. MDT讨论

问题：对于合并第二肿瘤的肺癌采用根治性放化疗还是单纯放疗？

· 潘燚医生：双原发癌治疗原则是分别分期，先处理预后差的肿瘤。总体而言，第一，前列腺癌的发展比较缓慢，肺癌预后差，目前治疗优先处理肺癌局部病灶。第二，如果没有合并肺癌，局部晚期前列腺癌（极高危）的治疗策略是半年以上雄激素去势治疗联合局部放疗，可以达10年OS获益[1]。该患者前列腺癌侵犯直肠，泌尿外科的会诊意见是无手术指征，建议去势治疗联合放疗。第三，对这位患者而言，影响其总生存期的是肺癌。手术后局部区域复发的肺癌的标准治疗是同期放化疗[2-3]。不良反应中Ⅲ度放射性肺炎、放射性食管炎的发生率为10%～15%，但是，当去势治疗、放疗及化疗三种治疗手段联合时，不良反应的发生或许会增多，患者难以耐受。因此，我们综合考虑肺癌使用局部根治性放疗，同时使用半年内分泌去势药物治疗前列腺癌，缓解血尿症状。如果肺部肿瘤控制良好，前列腺局部可以加放疗。

证据：对于局部晚期及术后局部复发或残留的NSCLC，标准的根治性治疗为同步放化疗。早在20世纪90年代，临床研究已证实，序贯放化疗较单纯放疗中位生存时间从9.7个月提高至13.8个月。而后续6项临床研究的meta分析进一步证实，同步放化疗较序贯放化疗进一步提高患者生存时间，3年的生存率从18.1%提高至23.8%。因此，至目前为止，同步放化疗是NSCLC的根治性标准治疗。

· 周清医生：目前威胁患者生命的主要是肺癌。前列腺癌的预后比较好，而且该患者前列腺癌的病史较长，可以确定其生长很缓慢。那么，就没有必要为了照顾前列腺癌的治疗而去掉肺癌化疗的手段，肺癌治疗还需结合同步放化疗。肺癌的放化疗是阶段性的，可以在放化疗结束之后再考虑前列腺癌的去势治疗或放疗。

· 李伟雄医生：现在肺癌是治疗重点。术后复发肺癌的放疗疗效比肺癌首程治疗的疗效差。如果不做同步放化疗，肺癌治疗的疗效可能不理想。因此，建议对肺癌进行同步放化疗。而肺癌放化疗同时使用雄激素去势治疗是否会出现其他不良反应或未知的风险，因无相关临床经验或循证医学证据，安全起见，建议将内分泌治疗延迟至肺癌放化疗后再开始。对于肉眼血尿症状，建议请泌尿外科会诊是否有其他治疗方案。

· 吴一龙医生：首先，在患者首次就诊时PET/CT发现前列腺可疑病灶时，应完善检查，请泌尿外科会诊，早期诊断、综合评估及治疗。其次，这个病例是有两个原发恶性肿瘤。处理双原发癌的原则一般是优先处理最可能威胁生命的疾病；但要同时兼顾另一个肿瘤的治疗，尤其当另一个肿瘤出现临床症状的时候，不能置之不理，必须处理。

那么，在治疗方面，首先，前列腺癌的治疗不需大动干戈，以去势治疗为先，控制症状。去势治疗后是否需要加用根治放疗？我认为暂时没有必要。前列腺癌进展缓慢，预后良好，单纯内分泌治疗10年OS高达49%[1]。相对而言，真正威胁生命的是肺癌。因此，此时过早加入前列腺的放疗，不仅降低了患者后续对放疗的耐受性，还有出现尿道狭窄等不良反应的风险。所以，前列腺癌以去势治疗为先，尽早控制症状，暂时不考虑结合根治性放疗。

其次，肺癌的治疗应采用同步放化疗。同步放化疗是标准方案，疗效确切。但是，在双原发癌的情况下，同步放化疗是否必须做到足量？是否可以考虑放疗联合化疗增敏的方案？这是值得讨论的。另外一个问题，如果我们使用化疗，那么，是否有化疗方案能够同时兼顾前列腺癌的治疗？

证据：一项临床研究对比了单独雄激素去势治疗或联合放疗对局部晚期前列腺癌治疗的疗效。结果发现，单独去势治疗10年OS高达49%，而联合放疗后OS更高达55%[1]。由此可见，前列腺癌对去势治疗敏感，而放疗更是有锦上添花的效果。

· 潘燚医生：根据美国国立综合癌症网络（NCCN）的指南，对于合并有症状的极高危组前列腺癌，一线治疗建议在放疗联合去势治疗的基础上加上多西他赛（1类证据）。

· 吴一龙医生：如果担心治疗两种原发肿瘤的药物同时使用会产生干扰或相互作用，那么可以考虑有联合控制作用的方案。对本病例，紫杉类的化疗药物对肺癌和前列腺癌都有一定疗效。使用紫杉类化疗药物既能作为肺癌同期放化疗的化疗方案，也可能有效控制前列腺癌相关的血尿症状。若血尿症状控制良好，可推迟抗雄激素内分泌治疗，避免联合用药可能产生的不良反应。

所以，根据这样的思路，肺癌考虑同步放化疗。同期化疗采用紫杉醇+卡铂（TC）方案，行1周期TC化疗期间观察患者的耐受性及其对前列腺癌血尿的控制情况。如果血尿症状控制良好，可以在完成胸部放化疗后再加用内分泌去势治疗；如果血尿症状控制不佳，应及时加上去势治疗，那时则需要考虑行单药增敏化疗联合放疗。

5. MDT小结

患者于1年多前行肺癌根治术，术后20个月肿瘤复发，同时发现前列腺癌。目前诊断：右上肺鳞癌，rT0N3M0，ⅢB期（第8版TNM分期）；前列腺腺泡癌，cT4N1M0，Ⅳ期（侵犯直肠），极高危组。目前该如何选择治疗策略？MDT讨论意见是优先处理预后较差的肿瘤——肺癌，兼顾前列腺癌的治疗——控制血尿症状。先行1周期TC化疗，同时行CT定位制订放疗计划，化疗期间观察患者的耐受性及其对前列腺癌血尿的控制情况，如果血尿症状控制良好，继续TC方案化疗联合胸部同期放疗。化疗结束后再加用内分泌去势治疗；如果血尿症状控制不佳，应尽快开始去势治疗，肺癌考虑行单药增敏化疗联合放疗。

第二次讨论

肺癌进展迅速，如何及时调整策略？

1. 病历摘要

2017年10月11日MDT讨论后执行反馈如下。

（1）经患者及家属考虑后，于2017年10月16日返院同意治疗方案。但患者已于泌尿外科门诊就诊，并开始口服比卡鲁胺内分泌治疗。

（2）2017年10月18日患者行放疗前CT定位。

（3）2017年10月19日勾画放疗靶区时发现定位CT上新增2R及1R的肿大淋巴结（图6-5）。

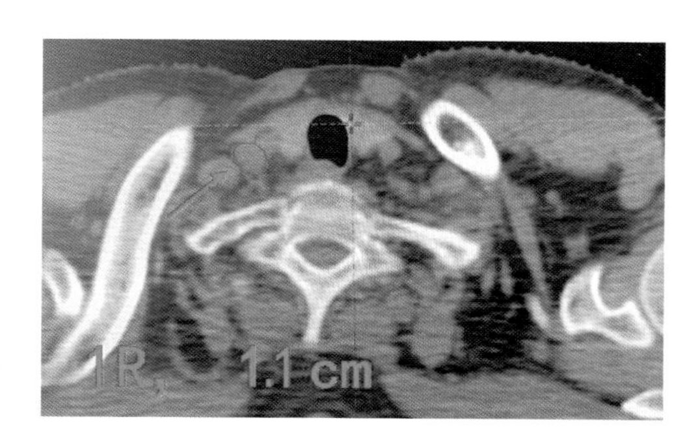

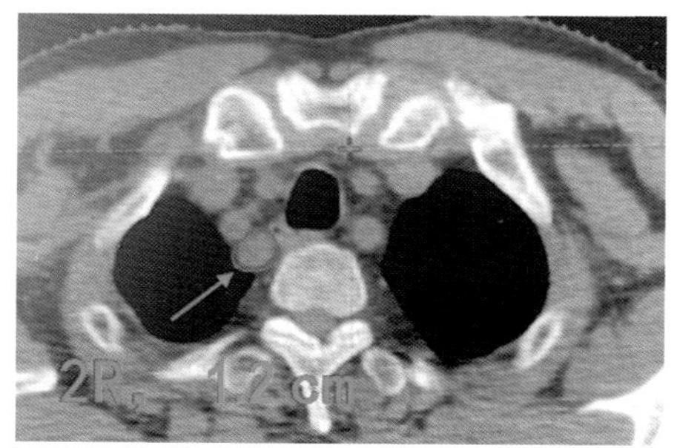

图6-5 放疗前定位CT图像

目前情况：

（1）患者情况：疾病进展较快，2017年10月23日出现咯血加重（每天5～10 mL鲜红色或暗红色血痰）。PS=1分。

（2）治疗情况：正在调整放疗计划，最快2天内开始治疗（图6-6）。

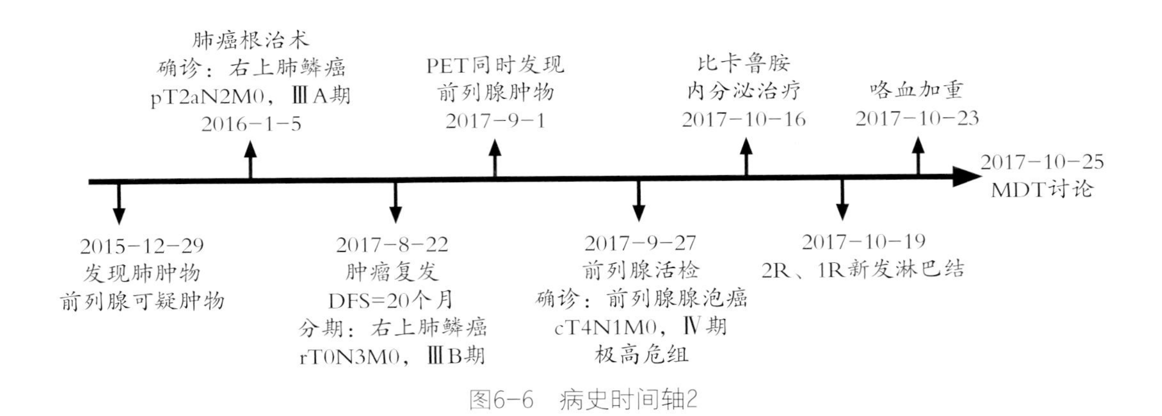

图6-6　病史时间轴2

2. 讨论要点

（1）先诱导化疗还是直接同期放化疗？

（2）化疗时是否需要停用内分泌药物？

3. 科室意见

（1）尽早开始放疗，同时予以TC同步化疗。

（2）暂停口服内分泌药物，等放化疗结束后再继续服用。

4. MDT讨论

· 吴一龙医生：血尿症状控制如何？

· 谭佩欣医生：口服内分泌药物治疗2周后，血尿已经控制。

· 潘燚医生：这位患者从定位CT发现肺部病灶进展很快。肺部主病灶侵犯支气管，目前患者的咯血症状较前明显加重，肺部病灶是影响预后的主要因素，所以组内讨论的意见是：首先，尽快开始肺部病灶的局部治疗；其次，患者在口服去势药物1个月内肺癌迅速进展，不能排除为去势治疗对肺部病灶进展的影响，而经过2周内分泌治疗后与前列腺癌相关的血尿症状控制良好。故而，目前可暂缓治疗前列腺癌而应马上开始治疗肺癌。放疗计划尚在调整中，可考虑先行TC化疗，1～2天后可开始胸部放疗，以控制肺癌进展。

· 江本元医生：现在的放疗计划是否包括了原发灶和新增淋巴结转移灶？

· 潘燚医生：照射野包括目前可见的复发病灶和新发2R、锁骨上区转移病灶。同步化疗使用足量的TC每周方案。

· 杨衿记医生：肺部进展太快，同意尽快开始同步放化疗，减少等待时间，以尽快控制局部症状。

· 吴一龙医生：同意各位的观点，尽早开始肺癌同步放化疗，暂停口服内分泌治疗药物，追踪病情变化。

5. MDT小结

该患者为局部晚期肺癌合并局部晚期前列腺癌合并血尿症状的病例。自上次MDT讨论后，患者开始口服抗雄激素药物，血尿得到有效控制，但肺部病灶迅速增大合并咯血症状。本次讨论下一步治疗策略。MDT讨论意见：尽快行胸部同步放化疗，暂停内分泌药物。

6. 后记

该患者在讨论后第2天停用抗雄激素药物，并开始行同步放化疗，胸部放疗：IMRT PTV 60 Gy/30 F，同步化疗：紫杉醇45 mg/m^2 d1+卡铂 AUC2 d1 QW。过程顺利。患者同步放化疗结束后继续口服抗雄激素药物治疗。未规律随访，末次随访时间为2019年3月8日，胸部CT提示肺内多发转移灶，考虑疾病进展。后未进一步治疗。2019年4月死亡，肺癌OS 2年4个月。

7. 吴一龙评论

本次讨论了一例术后复发肺鳞癌合并前列腺癌的双原发癌病例。通过两次的讨论及治疗反馈，有以下几点值得注意及反思。

（1）该患者在肺癌术前检查已发现可疑前列腺癌，但未予重视及治疗，导致前列腺癌进展并影响了后续肺癌的治疗。因此，治疗患者时，不能只关注自身的领域，而要全面了解患者的身体状况。

（2）肺癌在短时间内出现进展，与雄激素去势治疗是否有关系，目前尚未有定论，临床上应多关注类似的患者，积累经验。

（3）本病例肺癌为术后复发治疗，生存为2年4个月，仍属于目前治疗水平的合理范围。致死原因仍为肺癌转移，再一次证实双原发癌的治疗应优先处理严重的癌瘤为好。

参考文献

[1] MASON M D，PARULEKAR W R，SYDES M R，et al. Final report of the intergroup randomized study of combined androgen-deprivation therapy plus radiotherapy versus androgen-deprivation therapy alone in locally advanced prostate cancer [J]. Journal of Clinical Oncology，2015，33（19）：2143-2150.

[2] DILLMAN R O，SEAGREN S L，PROPERT K J，et al. A randomized trial of induction chemotherapy plus high-dose radiation versus radiation alone in stage Ⅲ non-small-cell lung cancer [J]. N Engl J Med，1990，323（14）：940-945.

[3] AUPÉRIN A，LE PÉCHOUX C，ROLLAND E，et al. Meta-analysis of concomitant versus sequential radiochemotherapy in locally advanced non-small-cell lung cancer [J]. Journal of Clinical Oncology：Official Journal of the American Society of Clinical Oncology，2010，28（13）：2181-2190.

（谭佩欣整理，吴一龙、潘燚审校）

病例7

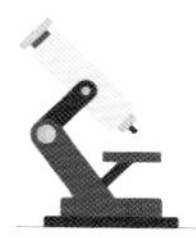

肺癌合并鼻咽癌，如何兼顾治疗？

导 读：局部晚期小细胞肺癌治疗手段有限，病情发展迅速，预后较差。早期鼻咽癌通过放疗结合化疗，5年总生存率可达90%。当二者同时被确诊时，该如何选择治疗方案？二者的治疗地位孰轻孰重？治疗药物是否可兼顾二者？

关键词：双原发癌；肺癌；鼻咽癌

病例讨论时间：2017年11月8日　　汇报医生：谭佩欣医生

1. 病历摘要

患者，男性，55岁，重度吸烟，PS=1分。因“反复咳嗽1年，确诊肺癌及鼻咽癌1个月”入院。患者于1年前开始出现反复咳嗽，2017年9月13日体检发现左下肺占位至外医院行CT检查示：左肺下叶占位（3.6 cm × 2 cm），考虑恶性可能。行经皮肺穿刺活检，病理示：病变符合恶性肿瘤，免疫组化结果未回报。后转入我院进一步治疗。

2017年9月25日行PET/CT检查示：①左肺下叶软组织肿块，区域7、11L淋巴结增大，考虑左肺下叶肺癌并区域淋巴结转移（图7-1、表7-1）。②鼻咽左侧壁增厚，代谢增高，考虑鼻咽癌可能性大。2017年10月30日行鼻咽MR见鼻咽肿物（图7-2）。

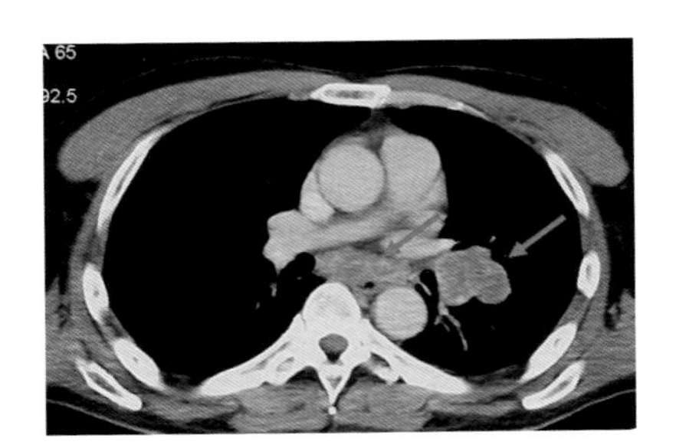
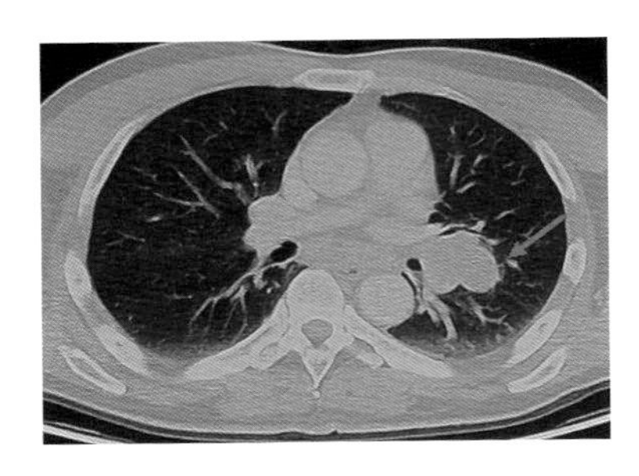

图7-1　2017年9月25日PET/CT

表 7-1　PET/CT 肺部及纵隔淋巴结状态

PET/CT	大小/cm	SUVmax	转移
左肺下叶	2.3 × 3.2 × 2.2	7.1	
2R	0.8 × 0.8		疑
7	2.6 × 4.0	9.7	是
10L	0.3 × 0.3	3.6	疑
11R	1.2 × 1.2	3.6	疑
11L	3.5 × 4.3	8.2	是

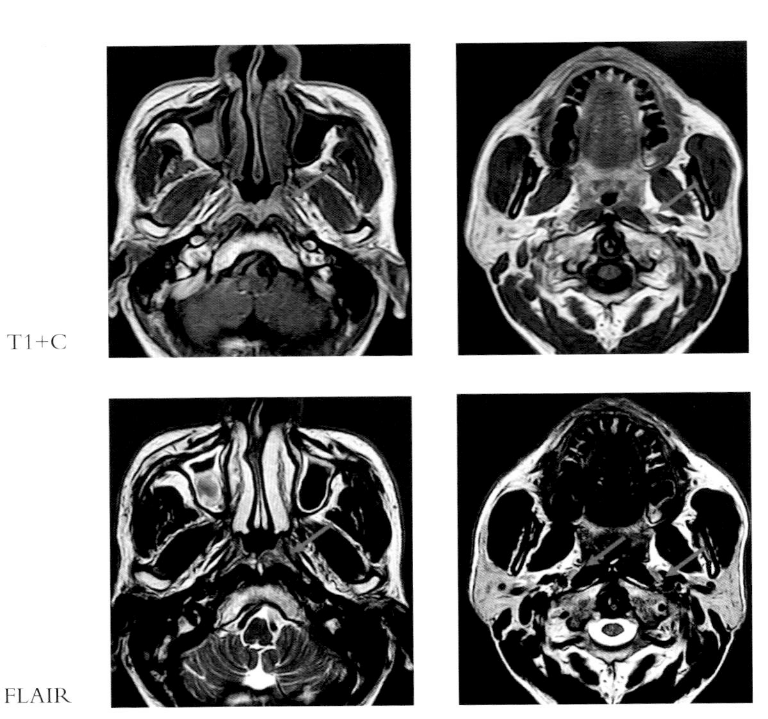

图7-2　2017年10月30日鼻咽MR

病理科会诊外院肺肿物切片诊断：分化差的癌，免疫组化提示小细胞癌（图7-3左）。2017年9月27日行鼻咽镜检查：鼻咽左侧见充血及新生物，予活检。病理示：（鼻咽）非角化性未分化型癌（图7-3右）。

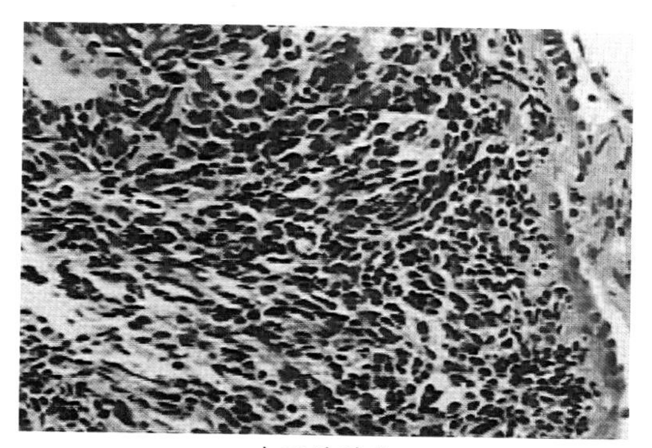

左下肺肿物
CD56（+++），CK（+），CgA（+），Syn（+），TTF1（++）
（肺）分化差的癌，提示小细胞癌

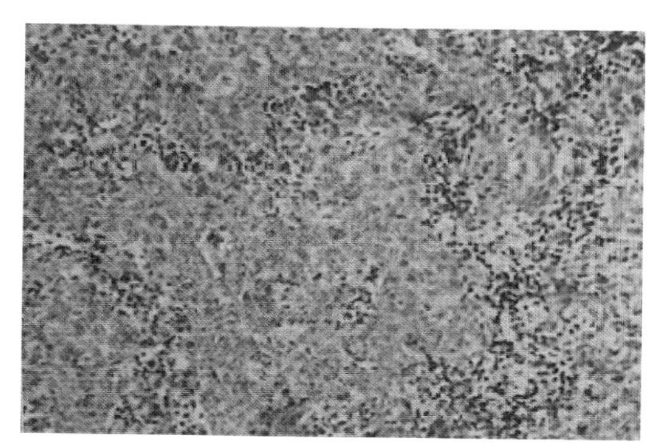

鼻咽肿物
CK（+++），P63（+++），EBERs（+）
（鼻咽）非角化性未分化型癌

图7-3　肺部肿物及鼻咽肿物活检病理结果

诊断：①左下肺小细胞肺癌cT2aN2M0，ⅢA期；②鼻咽非角化性未分化型癌cT2N1M0，Ⅱ期。

病史时间轴见图7-4。

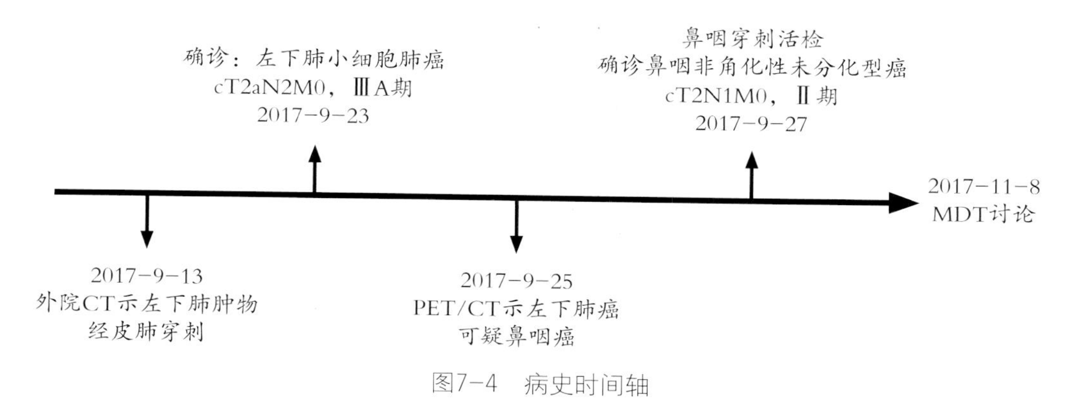

图7-4　病史时间轴

病例小结：中年男性，重度吸烟者。目前诊断为双原发癌：①左下肺小细胞肺癌cT2aN2M0，ⅢA期；②鼻咽非角化性未分化型癌cT2N1M0，Ⅱ期。患者目前偶有咳嗽，PS=1分。

2. 讨论要点

下一步的治疗方案：先治疗肺癌还是先治疗鼻咽癌？是否有兼顾二者的治疗方案？

3. 科室意见

对比鼻咽癌，肺癌预后更差，应优先治疗小细胞肺癌（small cell lung carcinoma，SCLC），建议行胸部同步放化疗。化疗方案建议选择伊立替康联合顺铂（IP），可达到同时控制鼻咽癌的作用。肺癌治疗结束后再行鼻咽部的单纯放疗。

4. MDT讨论

问题一：双原发癌的诊断是否明确？

· 杨衿记医生：我们应该在诊断上进行更加深入的探讨和思考。第一，一定是双原发癌吗？鼻咽癌淋巴结的转移，不仅仅局限在颈部或锁骨上，还有可能转移到纵隔和肺门。如果用一元论解释，是否这个患者肺部的病灶为鼻咽癌的转移？第二，两个病灶分别用了不同的免疫组化标志物检测，难以进行直接的比较，无法完全排除患者是同一个肿瘤。第三，是否可以进行基因层面的检测？若找到两个肿瘤潜在的共同驱动基因，便可间接说明二者为同一肿瘤而并非双原发癌。

· 李伟雄医生：第一，鼻咽癌可以淋巴引流转移到纵隔及肺门淋巴结，但是鼻咽癌的淋巴结转移很少出现跳跃转移。这个患者目前鼻咽癌的淋巴结分期为N1，属于咽后淋巴结。而患者并没有出现下颈部或锁骨上淋巴结的转移，因此，鼻咽癌转移到纵隔淋巴结的可能性较小。第二，在鼻咽癌的病灶中，我们采用原位杂交的方法检测了EB病毒DNA是阳性的，说明这个患者的鼻咽癌和EB病毒感染有关。再结合细胞形态学及免疫组化分析基本能确定鼻咽癌诊断。

· 潘燚医生：一般而言，疾病的诊断应尽量用一元论解释。但是这个患者有几个特殊之处。第一，颈部淋巴结没有转移，目前划分为N1，是因为咽后淋巴结转移，咽后淋巴结和颈部的Ⅱ区淋巴结同为鼻咽癌转移的第一站。鼻咽癌颈部淋巴结转移的特点一般是先从颈深上转移到颈深中然后再到颈深下，之后是锁骨上再到纵隔，很少有淋巴结跳跃转移[1]。对于鼻咽癌患者出现锁骨上淋巴结的转移，即N3时，我们会常规进行胸部的CT检测，以排除纵隔淋巴结转移的可能。而该患者并未出现颈深下或锁骨上淋巴结转移，直接发生纵隔及肺门淋巴结转移的可能性极小。第二，患者的鼻咽肿物活检后，病理报告为鼻咽癌。我们已经要求病理科重新复核两个部位的病理切片，复核之后仍坚持鼻咽癌及小细胞肺癌的诊断。

· 杨衿记医生：虽然鼻咽癌一般没有淋巴结跳跃性转移这个概念，但也不排除会有特例的情况。因此，如果这个患者的标本足够，建议对两个部位的肿瘤标本进行更详细的蛋白质或基因水平的检测。

证据：孙颖教授等归纳总结了512例鼻咽癌患者颈部淋巴结转移规律[1]。其研究发现，淋巴结阳性的病例中Ⅰ、Ⅱ、Ⅲ、Ⅳ、Ⅴ、Ⅵ和咽后区的转移率分别为3.0%、97.9%、46.0%、9.5%、13.7%和74.4%。跳跃性转移率仅为4.6%～6.5%。说明鼻咽癌的颈部淋巴结转移规律是由上而下循序性的，跳跃性转移发生率低，咽后淋巴结为鼻咽癌转移的首站淋巴结，咽后、Ⅱ区和Ⅲ区最容易受累及。另一项纳入了779例鼻咽癌患者的研究也得到了一致的结论[2]。

问题二：小细胞肺癌同期化疗IP方案可行吗？

· 潘燚医生：根据目前的检查结果，考虑该患者为双原发癌。根据双原发癌的治疗原则，优先处理预后较差的肿瘤。该患者目前鼻咽癌属于Ⅱ期，按照同期放化疗的标准治疗，其5年生存率（OS）可达90%，而局限期小细胞肺癌的5年OS仅有26%，因此应该优先治疗小细胞肺癌。目前，患者小细胞肺癌分期为ⅢA期，标准的治疗方案为同期放化疗。在化疗方案的选择上，依托泊苷联合顺铂（EP）方案是局限期SCLC的一线化疗方案。IP是广泛期SCLC指南推荐的一线方案，IP的毒副作用更小，且一项Ⅱ期临床研究表明伊立替康可作为晚期鼻咽癌的挽救性化疗方案[3]，而EP在鼻咽癌的治疗中无证据，考虑到兼顾治疗的原则，SCLC的同步化疗方案是否可以考虑选用IP方案？待肺部治疗完成后，如果疗效评价达到部分缓解（partial response，PR）或以上，再进行鼻咽癌的单纯放疗。

· 涂海燕医生：在广泛期或晚期SCLC的研究中，来自日本的研究数据显示，IP方案对比EP方案，IP有利于延长患者的总生存时间[4]。但是北美的研究却不能重复这一结果，其研究结果提示IP方案的疗效未优于EP[5]。结合我们研究所的回顾性数据及临床试验结果，IP方案是值得推荐的一线方案。目前，对于局限期SCLC，我们没有EP对比IP的研究参考，但根据在晚期SCLC的疗效，可以考虑先采用IP进行诱导化疗，之后再行同步放化疗。

证据：对于SCLC化疗方案的选择，一项来自日本的Ⅲ期临床研究对比了IP与EP方案在广泛期SCLC中的疗效，结果发现IP组与EP组的中位生存时间分别为12.8个月和9.4个月（P=0.002），2年的生存率分别为19.5%和5.2%。可见IP的疗效显著好于EP。同时，IP组发生威胁生命的骨髓抑制的概率更低。这提示在广泛期的SCLC的治疗中，IP较EP更有效安全[4]。而在另一项Ⅲ期临床研究中，并未能重复相似的结论。但值得注意的是，该临床研究使用的IP方案并非标准方案，而是改良方案［cisplatin 30 mg/m^2 intravenously（Ⅳ）+irinotecan 65 mg/m^2 Ⅳ on days 1 and 8 every 21 days］，不排除方案变化对疗效的影响[5]。

对于鼻咽癌化疗的选择，NCCN指南推荐，同步化疗为顺铂单药。若接受辅助化疗，推荐使用顺铂联合5-氟尿嘧啶；若接受诱导化疗，推荐使用吉西他滨联合顺铂或多西他赛联合顺铂及5-氟尿嘧啶。EP或IP方案在鼻咽癌治疗指南中均未推荐。一项Ⅱ期的临床试验分析了伊立替康对多线治疗后进展的晚期鼻咽癌的疗效及毒副反应，结果发现，14%患者最佳疗效达到PR，4%患者达到SD。这说明伊立替康作为晚期鼻咽癌的挽救性化疗是安全有效的。

问题三：放疗与化疗的顺序及放疗照射野的范围？

· 徐崇锐医生：能否先行2周期诱导化疗控制小细胞肺癌病情发展，然后小细胞肺癌和鼻咽癌一起放疗？

· 潘燚医生：两个肿瘤同时放疗的照射野太大。鼻咽癌根治性放疗需要包括鼻咽+颈部，照射野20多厘米，再加上肺部原发灶+纵隔淋巴结放疗，患者难以耐受。两个部位的放疗不能同时进行。

· 王震医生：该患者有一个特点，不管是小细胞肺癌还是鼻咽癌，对放化疗都比较敏感。是否可以把该患者的小细胞肺癌同步放化疗改成序贯化放疗。在行诱导化疗的过程中，进行鼻咽癌的放疗，等到诱导化疗结束以后再做胸部序贯放疗？这样就可以兼顾鼻咽癌和小细胞肺癌，不用担心鼻咽癌在小细胞肺癌治疗期间有进展的风险。

· 李伟雄医生：患者可能难以耐受双药化疗期间同时行鼻咽癌的放疗。在常规治疗中，鼻咽癌的同期化疗方案是顺铂单药。

· 杨衿记医生：目前患者属于局部晚期的小细胞肺癌，为达到更好的疗效，建议同步放化疗。考虑到放疗定位及设计计划时间，建议先进行诱导化疗，紧接同步放疗。总的化疗周期数不超过4个周期，以控制化疗的毒副反应，放疗给予根治剂量。对于化疗方案的选择，对于局部晚期的SCLC，没有太多大规模或Ⅲ期的临床试验，可以借鉴晚期患者的治疗经验，采用IP方案，这样可以同时兼顾鼻咽癌的治疗。SCLC放化疗结束后再考虑行鼻咽癌放疗。

5. MDT小结

患者诊断为双原发癌：左下肺小细胞肺癌cT2aN2M0，ⅢA期；鼻咽非角化性未分化型癌cT2N1M0，Ⅱ期。讨论要点：下一步治疗方案是什么？MDT讨论意见：首先使用IP方案化疗，同步行胸部根治性放疗，胸部放化疗结束后行鼻咽部放疗。

6. 后记

因组织标本不足，未能对鼻咽部及肺部病灶进行基因NGS检测。患者于2017年11月10日、2017年12月15日行2周期IP方案诱导化疗，于2017年12月25日开始同期放疗，IMRT PTV 60 Gy/30 F，同时予以第3周期IP方案化疗。2018年2月8日结束同期放化疗，复查胸部+上腹部CT评价PR（−50%），鼻咽MR示鼻咽部病灶较前缩小。2018年3月28日开始鼻咽癌根治性放疗，IMRT：PGTVnx 68 Gy/31 F，PCTV1 60 Gy/31 F，PCTV2 53 Gy/31 F。2018年9月20日复查发现脑转移、肺内转移、骨转移。考虑为肺癌进展，疗效评价为疾病进展（progression disease，PD），肺癌PFS 12.4个月。随后未在本院进一步治疗。患者失访。

7. 吴一龙评论

本次讨论的是一例小细胞肺癌合并鼻咽癌的治疗。经过MDT讨论及后续治疗随访，可归纳出以下几点经验教训：①SCLC的预后远远差于鼻咽癌的预后，后续随访证实，SCLC的疗效直接关系患者的总生存。因此，SCLC的标准治疗应放于第一位。②IP化疗对鼻咽癌有效，可兼顾SCLC和鼻咽癌的治疗。

参考文献

[1] 孙颖，马骏，卢泰祥，等. 512例鼻咽癌颈淋巴结转移规律的研究［J］. 癌症

（英文版），2004，23（z1）：1523-1527.

[2] 陈奇松，林少俊，潘建基，等. 779例鼻咽癌颈部淋巴结转移规律分析[J]. 中国癌症杂志，2010，20（1）：50-54.

[3] POON D，CHOWBAY B，CHEUNG Y B，et al. Phase Ⅱ study of irinotecan（CPT-11）as salvage therapy for advanced nasopharyngeal carcinoma[J]. Cancer，2005，103（3）：576-581.

[4] NODA K，NISHIWAKI Y，KAWAHARA M，et al. Irinotecan plus cisplatin compared with etoposide plus cisplatin for extensive small-cell lung cancer[J]. N Engl J Med，2002，346（2）：85-91.

[5] HANNA N H，EINHORN L，SANDLER A，et al. Randomized phase Ⅲ trial comparing irinotecan/cisplatin with etoposide/cisplatin in patients with previously untreated extensive-stage disease small-cell lung cancer[J]. J Clin Oncol，2006，24（13）：2038-2043.

（谭佩欣整理，吴一龙、潘燚审校）

病例8

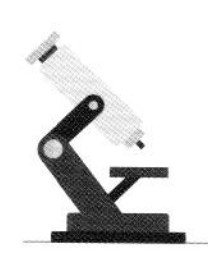

双原发肺癌还是肺癌寡转移？辅助化疗还是辅助靶向治疗？

导 读：肺癌原发灶及转移灶的影像学特征存在差异。原发灶多表现为分叶或不规则形，周围多有毛刺征、棘突征、血管集束征、胸膜凹陷征。而转移灶多表现为圆形结节。影像学提示对侧肺转移，而生物学行为考虑为双原发时，或者无法辨别时，进一步的治疗方案该如何制订呢？

关键词：辅助化疗；双原发肺癌；靶向治疗；*EGFR*

病例讨论时间：2019年4月10日　　汇报医生：孙月丽医生

1. 病历摘要

患者，男性，47岁，不吸烟，PS=1分。既往史：2018年3月行声带息肉切除术。个人史：否认吸烟、饮酒嗜好。婚育史：配偶及子女体健。家族史：无肿瘤家族史。

患者于2018年10月体检胸片示双肺阴影，2018年11月19日行PET/CT示：左上肺尖后段肿物，约2.4 cm×1.3 cm，SUVmax 16.9；右下肺背段肿物，约1.2 cm×0.9 cm。考虑恶性肿瘤，多原发性周围性肺癌可能性大，双侧肺门见多发代谢增高淋巴结，长径较大，约1.5 cm，SUVmax 3.6，考虑淋巴结反应性增生；其余部位未见明确恶性征象（图8–1）。

2018年12月20日全麻下行左上肺叶切除术+肺门纵隔淋巴结清扫术。术后诊断：左上肺腺癌pT1cN0M0，ⅠA3期，*EGFR* 21 L858R（+）；右下肺占位性病变，cT1bN0M0，ⅠA2期（表8–1）。

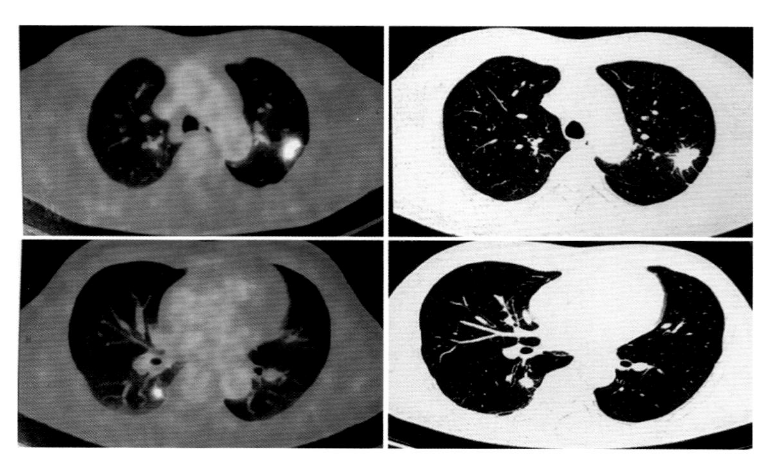

图8-1 术前左上肺及右下肺病灶情况

表 8-1 左上肺术后病理报告及基因检测结果

项目	左上肺肿物
病理结果（肿物）	肺浸润性腺癌，腺泡（约80%）及贴壁样（约20%）生长方式。肿瘤最大径约3.0 cm，肿瘤未侵犯肺膜，未见明确脉管癌栓及神经束膜侵犯，支气管切缘未见癌
病理结果（淋巴结）	未见转移癌，共0/10，其中“亚段淋巴结”0/1，“升主动脉旁淋巴结”脂肪组织未见淋巴结，“舌段淋巴结”0/3，“固有段淋巴结”0/3，“叶间淋巴结”0/1，“主肺动脉窗淋巴结”0/1，“隆突下淋巴结”0/1
免疫组化	c-Met（80%+），VEGF（+），PD-1（MRQ-22）（-），PD-L1（22C3）（-）；特殊染色：弹力纤维（示肿瘤未侵犯脏层胸膜）
基因结果	NGS（2019-1-7）：*ERBB2*（p.S310F）（5.4%），*EGFR* Exon 21 p.L858R（3.8%）

2019年1月22日胸部CT示：左肺术后改变，左侧胸腔少量积液并包裹积气；右肺下叶背段肺癌可能性大，大小约1.2 cm（见图8-2）。

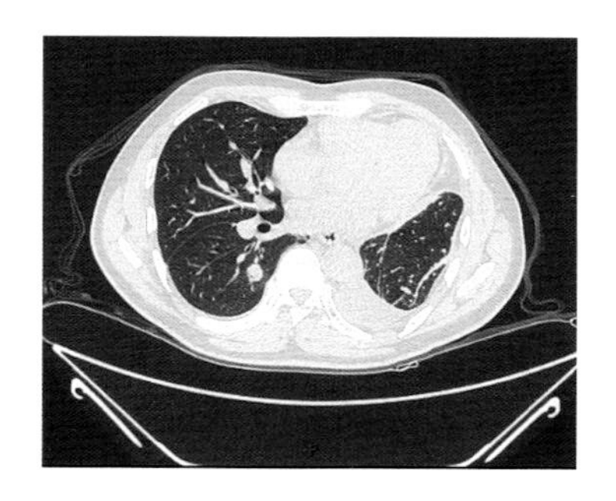
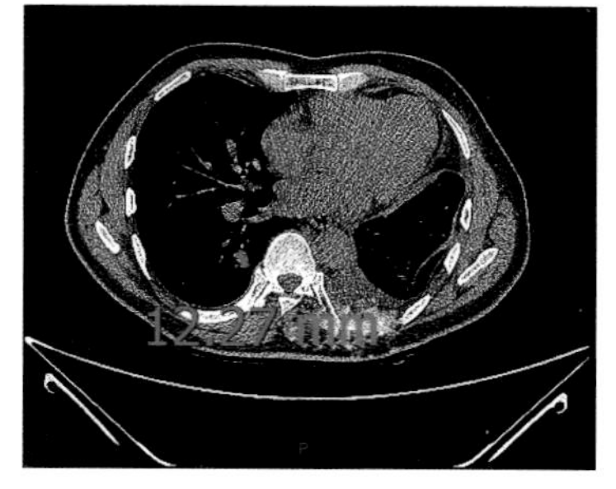

图8-2 左上肺病灶术后1个月右下肺病灶情况

2019年2月21日行右肺肺段切除术，经胸腔镜（完全VATS，单操作孔）右下肺背段切除术+纵隔淋巴结清扫术。术后诊断：右下肺腺癌pT1bN2M0 ⅢA期，*EGFR* 21 L858R（+）；左上肺腺癌pT1cN0M0 ⅠA3期，*EGFR* 21 L858R（+）（表8-2）。

表 8-2　右下肺术后病理报告及基因检测结果

项目	右下肺肿物
病理结果（肿物）	（右下肺背段肿物）浸润性腺癌，腺泡状生长方式约占60%，实性生长方式约占35%，微乳头生长方式约占5%。肿瘤缺损，剩余最大径约1.8 cm，未见明确脉管癌栓及神经束膜侵犯，未见脏层胸膜侵犯，可见腔隙播散（STAS），肿瘤周围可见癌结节形成
病理结果（淋巴结）	可见癌转移，共2/4，其中“隆突下淋巴结”1/1，“背段淋巴结”1/1，“叶间淋巴结”0/1，“后肺门淋巴结”0/1
免疫组化	c-Met（3+，80%+），VEGF（+），PD-1（MRQ-22）（-），PD-L1（22C3）（2%+），CK5/6（-），P63（-），CK7（+++），TTF1（+++），Syn（-），CgA（-）；特殊染色：弹力纤维染色显示间隔破坏
基因结果	NGS（2019-3-3）：*EGFR* Exon 21 p.L858R（34.1%），*ERBB2* Exon 8（p.S310F）（21.5%），*ERBB4* Exon 20（p.798R）（1.1%），*MCL-1*基因扩增，*PTEN* Exon 5（p.R130X），*TP53* Exon 5（p.C135Y），*ZNF217*基因扩增

患者诊治经过如图8-3所示。

2018-11-19PET/CT示：左上肺尖后段肿物，约2.4 cm × 1.3 cm，SUVmax 16.9；右下肺背段肿物，约1.2 cm × 0.9 cm。考虑多原发性肺癌可能性大，双侧肺门见多发淋巴结，考虑反应性增生

2019-1-22胸部CT示：左肺术后改变，左侧胸腔少量积液并包裹积气；右肺下叶背段肺癌可能性大，大小约1.2 cm

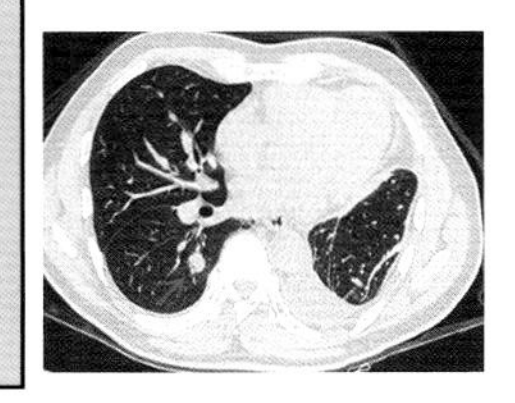

2018-12-20全麻下行左上肺叶切除术+肺门纵隔淋巴结清扫术。术后诊断：
1. 左上肺腺癌pT1cN0M0，ⅠA3期，*EGFR* 21 L858R（+）；
2. 右下肺占位性病变，cT1bN0M0，ⅠA2期

2019-2-21行右下肺背段切除术+纵隔淋巴结清扫术。术后诊断：
1. 右下肺腺癌pT1bN2M0 ⅢA期，*EGFR* 21 L858R（+）；
2. 左上肺腺癌pT1cN0M0 ⅠA3期，*EGFR* 21 L858R（+）

图8-3　患者诊治经过时间轴

2. 讨论要点

（1）疾病诊断：肺癌为双原发还是Ⅳ期？

（2）下一步治疗：术后辅助化疗还是靶向治疗？

3. 科室意见

（1）疾病诊断：左上肺腺癌，cT1cN2M1a（右肺），ⅣA期。

（2）下一步治疗：阿法替尼靶向治疗。

4. MDT讨论

· 杨衿记医生：这位患者到底是双原发肺癌还是孤立转移肺癌，手术是我们肺外科医生做的，先请外科的聂强医生分析一下怎样处理会好一些。

· 聂强医生：从影像学表现、几乎一致的术后病理及基因检测结果来看，我同意科室意见。从影像学表现来看，主要病灶位于左侧，不规则、毛刺状，符合原发灶表现。右肺病灶周边光滑、比较圆，考虑转移灶明确。最后诊断应该是Ⅳ期，所以同意内科的后续处理意见。

· 廖日强医生：有一点疑问：左上肺淋巴结没有转移，但右下肺淋巴结有转移，只有N2没有N1？是从左边转移到右边，还是从右边转移到左边？

· 杨衿记医生：左上肺手术淋巴结清扫时，N2淋巴结都是阴性的，隆突下淋巴结阴性，右下肺淋巴结清扫时，段淋巴结有一个阳性，隆突下淋巴结有一个阳性，怎么解释这个问题？我们请肺二科的杨学宁医生看一下怎么解释这个问题。

· 杨学宁医生：我们再看一下病理报告，左肺淋巴结清扫为阴性，右肺淋巴结清扫隆突下有一个阳性，段淋巴结有一个阳性。所以怎么看右肺病灶都像原发灶表现，所以我认为诊断有一点不太合理。

· 杨衿记医生：如果不看病理，不看基因检测结果，就靠临床、影像学和手术所见，你们觉得是双原发，是吗？

· 杨学宁医生：我肯定会考虑是双原发，因为比较好解释一点，考虑淋巴结是跟右侧病灶有关，还是双原发比较合理。

· 杨衿记医生：隆突不分左右侧。

· 杨学宁医生：我考虑左侧淋巴结清扫的时候并没有做到右侧范围，这在临床上也是比较常见的。

· 杨衿记医生：淋巴结号码标错了？送检的时候会不会标错？假如这个患者右肺没有病灶，隆突靠右边还有淋巴结，是否左侧所谓的清扫实际上没有清扫干净？

· 杨学宁医生：可能是偏右侧取出来的，这个没有问题，临床上我认为是可以的。再看看右边的病灶，虽然是圆形的，有可能是转移灶，希望用一个病理类型来解释，但是像腺癌出现多原发的概率并不低，虽然显示两个病灶分子分型上很相似，但是仍然没有很大证据说明它是转移。

· 聂强医生：从淋巴结转移的情况及影像学图像来看，转移的可能性更多一点，杨学宁主任提及的淋巴结问题会不会是跳跃式转移呢？

· 杨衿记医生：隆突没有跳跃的说法。

· 聂强医生：转移灶也可以出现淋巴结转移，即使右下肺病灶真的是转移灶，也可以出现淋巴结转移。

· 杨衿记医生：今天更多意见是外科医生经验，我们也有一批省外专家教授团队过来了，也请他们谈谈自己的看法，首先请辽宁省的李医生发表一下意见，有请。

·（辽宁）李医生：这个病例太复杂了，详细病理报告看得不清楚。杨学宁主任讲了右肺小病灶出现腔内扩散的迹象，用转移很难解释，但是本身又有一个自相矛盾的地方。所有分子学改变，两者如出一辙，在临床上也很少发现双原发病灶出现这种分子生物学这么一致的表现，很难解释。能不能从外科角度判断肺门淋巴结和纵隔淋巴结与左右肺之间的关系，帮助我们理解到底是原发还是转移？外科医生在这个病例手术过程中比我们有更多的发言权，因为在分子学上一模一样，所以考虑转移灶可能性大，但是气道扩散和分子学、生物学改变确实也很难解释，还有淋巴结的问题，所以我也很糊涂。

· 杨衿记医生：从影像学和临床来看是双原发？

· 李医生：分子生物学如出一辙，完全一致，像转移。但是淋巴的情况又不像转移，还有气道扩散的问题，所以能不能再做更多分子生物学的检测，看两者之间是否有更多的区别。

·（西安交通大学第一附属医院）姚医生：这个病例特别好，随着PET/CT影像学的更多应用，这种病例越来越多，从我的角度，我更相信是转移，我更相信分子生物学的结果。今天的影像学资料提供的数据并不多，所以应该由影像学医生解读一下CT片。结合分子检测，从我的角度来说，隆突下的淋巴结很难说左边还是右边。右肺原发、左肺转移或者左肺原发、右肺转移都是可以的。我觉得还是转移灶，分子生物学更支持我们现在的观点。

· 杨衿记医生：目前讨论有两种意见：一种是以外科医生为主的意见，从手术所见和淋巴结范围转移来看，左上肺是Ⅰ期的，右下肺是ⅢA期的，因为有段淋巴结阳性，有隆突下淋巴结阳性，左上肺病灶清扫的淋巴结都是阴性的，根据这一特点来说考虑是双原发癌。左上肺癌属于早期，暂不用处理，右下肺癌是ⅢA期，存在*EGFR*突变，按照CTONG1104，还有EVAN研究，可以行TKI辅助治疗。另一种是以内科医生为代表的意见，根据影像学表现特点、病理细胞特征以及两侧病灶基因组学特征基本上类似，判断是转移。尽管没有靶病灶，还是以内科治疗为主，这时候用TKI治疗也是对的。

所以从两个角度来看，到底是两个原发癌还是转移，治疗方案是不是类似，优先考虑哪个治疗方案，我们请吴一龙教授做点评。

证据：ADJUVANT研究（CTONG1104研究）[1]是吴一龙教授等在全国27家中心开展的一项随机、开放标签的Ⅲ期试验，纳入接受R0切除的*EGFR*突变阳性的Ⅱ—ⅢA期非小细胞肺癌（NSCLC）患者，随机分为吉非替尼组或指南推荐标准方案长春瑞滨+顺铂4周期组。共222例患者入组，两组中位无病生存期（DFS）分别为28.7个月和18.0个月（HR=0.60，P=0.005），3年DFS率吉非替尼组有显著优势（34.0% vs 27.0%，P=0.013），亚组分析显示，吉非替尼组DFS与淋巴结状态有显著相关性。吉非替尼组≥3级不良反应发生率显著低于化疗组（12.3% vs 48.3%，P＜0.001），生活质量显著优于化疗组，吉非替尼治疗依从性较好，约70%的患者接受吉非替尼治疗超过1.5年。ADJUVANT研究达到主要研究终点，吉非替尼辅助治疗疗效显著优于化疗，不良反应与既往研究一致，未出现间质性肺病，提示吉非替尼2年辅助治疗是安全合理的，吉非替尼或可成为Ⅱ—ⅢA期*EGFR*突变阳性NSCLC患者辅助治疗选择。

EVAN研究[2]是一项前瞻性、开放标签、随机多中心Ⅱ期临床研究，旨在比较厄洛替尼对比长春瑞滨+顺铂（NP）方案辅助治疗对ⅢA期非小细胞肺癌（NSCLC）完全切除术（R0）后患者的疗效和安全性。意向性治疗（intention-to-treat，ITT）人群中，厄洛替尼治疗组2年DFS率显著提高：厄洛替尼组为81.35%，NP组为44.62%，P＜0.001。3年DFS率继续保持相似的趋势（54.24% vs 19.83%，P=0.011）。厄洛替尼组与NP组相比，DFS显著延长，中位DFS分别为42.41个月 vs 20.96个月，HR=0.268，P＜0.001。

· 吴一龙医生：第一个问题，判断是双原发还是转移的。刚才大家都发表了意见，两方面都有道理，内科有内科的道理，外科有外科的道理。肿瘤大的病灶反而是早期的，肿瘤小的病灶是ⅢA期的，基因组学方面两组都非常一致，从基因组学来看，转移的比起单纯形态学改变强一点，从病理学证据尤其是气管内播散来说，双原发可能性更大。所以我们今天没有办法讲清楚。但临床思维有时可以超越这一点，现在问题是要不要做治疗。TKI的使用是对的，问题是现在用还是推后用。

· 杨衿记医生：这个问题非常好，因为我们有一个缓慢进展的概念，不管是从基因组学还是肿瘤生物学形态来看，钟文昭主任团队做了一组研究，术前评估是早期，术中发现胸膜有芝麻粒大的病灶，做了手术切除及胸膜可见病灶的清扫术，后续观察随访，有患者活了很长时间，就算复发转移我们还有治疗手段，这是我们研究所的证据。这个患者有一点类似，如果定义为对侧肺转移，或者纵隔淋巴结转移，而不是缓慢惰性生长的胸膜病灶，到底是观察还是马上用药？因为有肺的病灶，我个人还是倾向于马上用药。

· 李医生：要用药，因为是恶性肿瘤，抓紧时间用药。

· 姚医生：我也同意用药，因为是转移，也一定要用药。

· 董嵩医生：我会考虑用药。

· 廖日强医生：用药。

· 聂强医生：今年的肺癌高峰论坛也说了，肯定要用药的，不管Ⅳ期还是ⅢA期。主要是治疗时间的长短，到底用两年，还是两年后继续处理？

· 杨衿记医生：钟文昭主任的研究和这个案例不一样。他报道的那一类患者是术前没有看到病灶的，术中看到像芝麻粒大小的胸膜转移，这种潜在可能是惰性缓慢生长路径。该患者术前已经看到病灶了，而且是1.2 cm，圆形的，所以我坚持用药也是这个道理。

· 周清医生：如果该患者不是N2阳性，我同意先不用药。但是N2阳性的话，即使是双原发，至少有一个是ⅢA期了，ⅢA期我是同意先用靶向治疗的。

· 王震医生：这个患者如果不用TKI，继续观察会怎样？基因突变患者发展相对缓慢一些，如果不用药的话继续观察，不管早期还是Ⅳ期，等到出现复发或转移后再说。我估计可能会有相当长一段时间不会有什么变化，所以可以等等再说，先不治疗，观察随访。

· 外院医生一：分期是Ⅲ—Ⅳ期的肺癌，按照常规来说，是需要用药的。但是现在手术已经切完了，切完后可以再查血。如果血液检查结果中有一些肿瘤因素，可能用一个TKI治疗一下会好一点。如果说血液检查没有查到肿瘤因素，我觉得也可以观察。

· 外院医生二：我认为无论是Ⅲ期还是Ⅳ期，术后都是要做治疗的。不过，是靶向治疗，还是化疗，这是两种选择。靶向治疗目前有*HER2*突变，合并*EGFR*突变，所以还是可以考虑用阿法替尼。从Ⅳ期角度来说，可以直接用靶向治疗。从术后辅助角度来看，用化疗方案也是可以的。但我倾向于术后用靶向治疗的方案。

·（辽宁沈阳）刘医生：吴一龙所长主持的肺癌高峰论坛我非常想来，但是没有来，我全程都在听直播。辅助靶向治疗共识已经出来了，是二类证据。总的来说，术后要么是辅助4周期化疗，要么是TKI。我倾向于TKI，因为是高效低毒的。

·吴一龙医生：干革命工作永远是少数服从多数，虽然真理有时掌握在少数人手里。对该病例，大部分人说用药，也有少部分说不用，再等一等观察观察。考虑到患者的特殊性，在所有病灶切完之后，是不是一定要做全身治疗？ⅢA期的辅助治疗，证据告诉我们靶向治疗优于术后辅助化疗，这是两个临床试验得出的结论。基于这样的证据，我觉得还是用药为宜。

但是，我们要看到全球学术界对CTONG1104这个研究的看法是什么。

第一，如果作为辅助治疗，我们现在没有看到总生存期（OS）的差别，是不是一定要用？

第二，也有人认为不用辅助靶向治疗可能效果更好一点。因此，美国一位专家提出一个观点，认为术后辅助靶向治疗，在未来可以根据我们血液液体活检结果决定做不做。这个观点是如果血液检测不到任何东西，意味着没有微小的残留病灶，所以还可以等一等；如果血液检测到了ctDNA，就意味着还含有血液残留病灶，这时候应该给予治疗。但是这些观点我们今天没有任何的临床试验支持这样的策略。

我们对CTONG1104研究的部分标本进行生物标志物分析，初步结果显示，大概有17%的患者尽管有*EGFR*突变，但是没有办法从辅助靶向治疗中获益，17%的数据也不少了，6个人中就有1个人没有获益。我们也找到了一些标志物可以预测这批没有获益的人群，但这只是一个探索性研究。在这种情况下，我们未来的研究方向，应该是去真正找出哪一些患者能够获益，哪一些患者获益不大，这是我们未来的方向。这些都是未来的，基于今天循证医学的证据，我同意大家的做法，但是我们心中要有数，我们未来的空间在什么地方，我们可以做进一步的探索。

5. MDT小结

这是一例无法判断双原发还是肺内寡转移的患者，左上肺及右下肺病灶基因组学相似，患者已完成病灶的切除及淋巴结清扫，不论是双原发（至少ⅢA期）还是Ⅳ期，大部分人认为还是需要行EGFR-TKI靶向治疗。

6. 后记

患者使用阿法替尼治疗中，定期随访，无复发。最后随访时间为2021年3月19日。

7. 吴一龙评论

（1）临床医生是根据现有的证据来做决策的，尽管有时证据不充分，但不影响治疗决策时，可以把争议之处暂时放一放，以治疗为先。

（2）虽然基因组学对于判断原发或转移有非常重要的作用，基本原则是驱动基因不同可以优先采纳，判断为双原发；但驱动基因一样或相似，却不能作为优先判断就是转移的依据，还要结合临床和组织病理学证据综合判断。

参考文献

[1] ZHONG W Z，WANG Q，MAO W M，et al. Gefitinib versus vinorelbine plus cisplatin as adjuvant treatment for stage Ⅱ-ⅢA (N1-N2) EGFR-mutant NSCLC（ADJUVANT/CTONG1104）：a randomised, open-label, phase 3 study [J]. Lancet Oncol，2018，19（1）：139-148.

[2] YUE D S，XU S D，WANG Q，et al. Erlotinib versus vinorelbine plus cisplatin as adjuvant therapy in Chinese patients with stage ⅢA EGFR mutation-positive non-small-cell lung cancer（EVAN）：a randomised, open-label, phase 2 trial [J]. Lancet Respir Med，2018，6（11）：863-873.

（孙月丽整理，吴一龙、涂海燕审校）

病例9

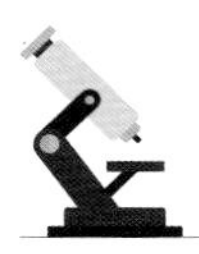

合并鼻咽癌的双原发肺癌的治疗

导 读：对于合并鼻咽癌的双原发肺腺癌患者，如果都是局部晚期，该如何治疗？

关键词：免疫治疗；肺癌；鼻咽癌；循证医学

病例讨论时间：2020年9月2日 汇报医生：林辉医生

1. 病历摘要

患者，男性，52岁，于2018年体检发现肺部结节，未处理，2020年4月因“回吸性涕血伴鼻塞3个月，加重伴右耳鸣1个月”入住放疗科。患者为重度吸烟者，PS=1分。入院诊断为鼻咽非角化未分化癌cT3N2M0 Ⅲ期［PD-L1（22C3）（大于90%+）］，右上肺腺癌cT1cN2M0 ⅢA期（*EGFR/ALK*野生型，PD-L1结果未知，不可切除）。

行鼻咽+颈部MRI示：鼻咽可见肿物侵犯颅底骨质，双侧颈部淋巴结肿大（见图9-1）。行PET/CT示：肺部结节及纵隔淋巴结肿大，考虑鼻咽癌转移，不排除原发（见图9-2）。鼻咽活检病理示：免疫组化，PD-1（MRQ-22）（-），PD-L1（22C3）（大于90%+），PD-L1（阴性试剂对照）（-），P63（+++）。分子原位杂交检测，EBERs（+++）。诊断：（左鼻咽）非角化性未分化型癌。因考虑肺部CT穿刺出血风险大，故于2020年5月8日行超声内镜引导下的经支气管针吸活检（endobronchial ultrasound-guided transbronchial needle aspiration，EBUS-TBNA）：气管下段右侧探及4R淋巴结，呈低回声，予行TBNA。右主支气管上段探及7组淋巴结，呈低回声。右主支气管下段近右侧第二隆突探及右肺门淋巴结，呈低回声。肺EBUS活检病理示：免疫组化，CK（+++），CK7（+++），TTF1（-），Napsin A（-），P40（-），P63（-），CK5/6（个别+），CK10/13（-）。分子原位杂交检测，EBERs（-）。特殊染色结果，黏液卡红（+）。诊断：（4R LN TBNA）分化差的癌，倾向于低分化腺癌。基因：*EGFR*、*ALK*野生型，标本不够，无法行PD-1检测。

患者入院后行替雷利珠单抗200 mg+紫杉醇 175 mg/m^2+卡铂曲线下面积（area under the curve，AUC）5，3个疗程后复查鼻咽部MRI（图9-3）及肺部CT（图9-4）评价部分缓解（PR）。现已完成免疫+化疗5个疗程，总的治疗经过见图9-5。

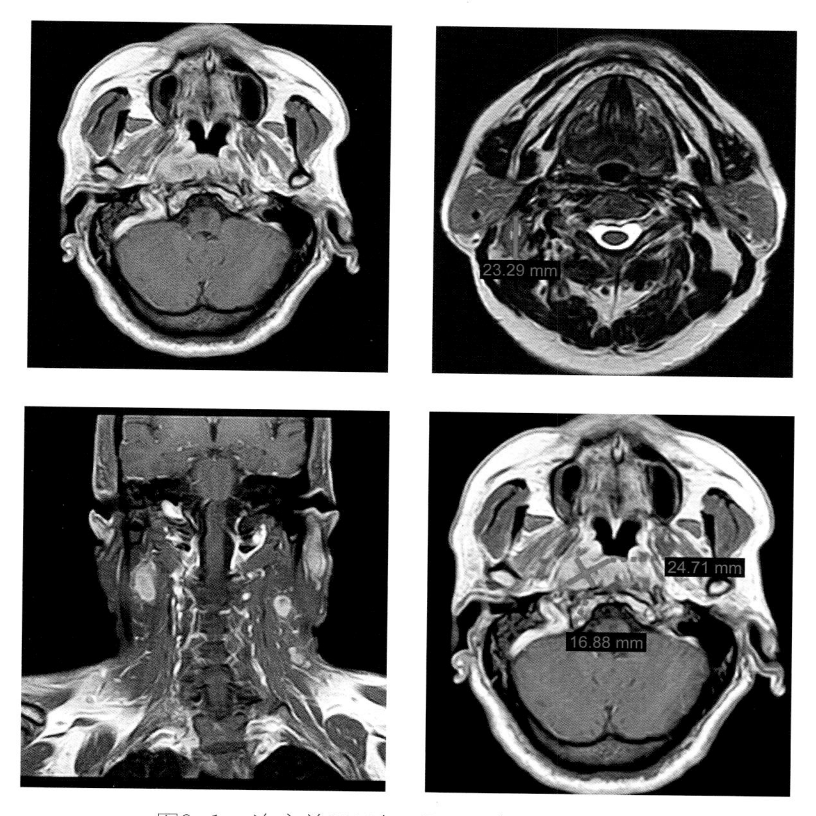

图9-1 治疗前2020年4月22日鼻咽部增强MRI

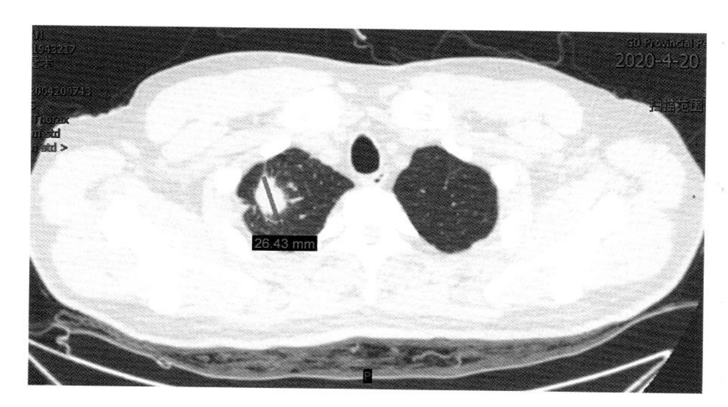

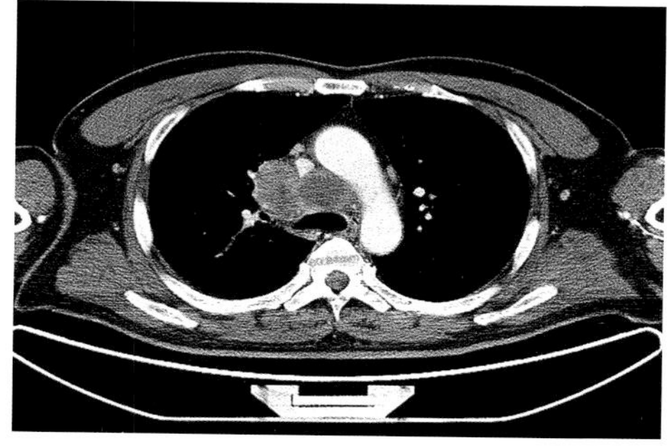

图9-2 治疗前2020年4月20日胸部增强CT

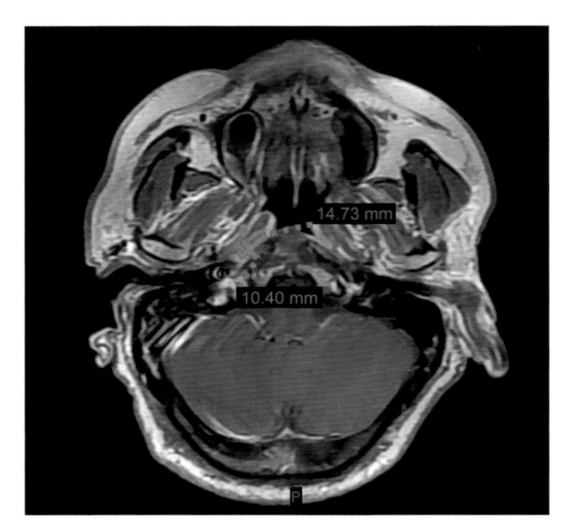

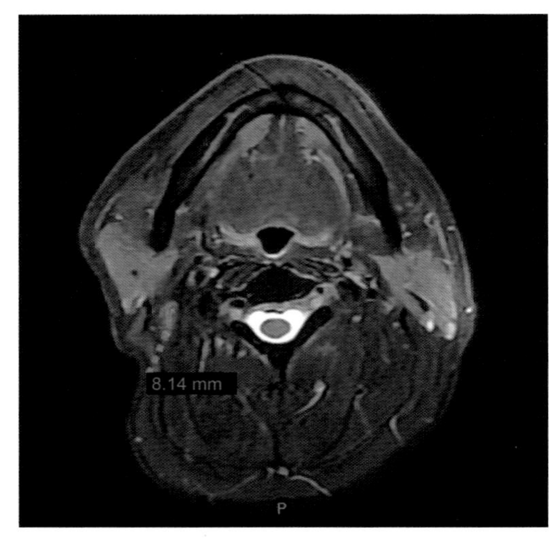

图9-3　3个疗程化疗后2020年7月24日鼻咽部增强MRI

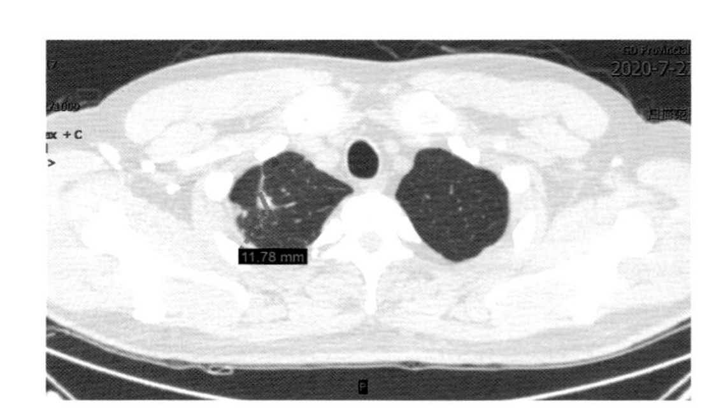

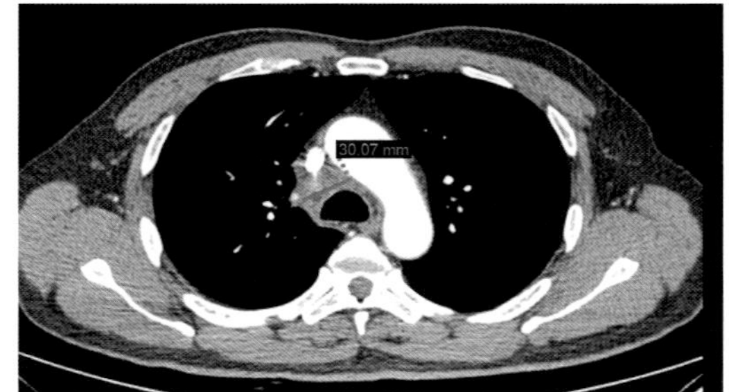

图9-4　3个疗程化疗后2020年7月27日胸部增强CT

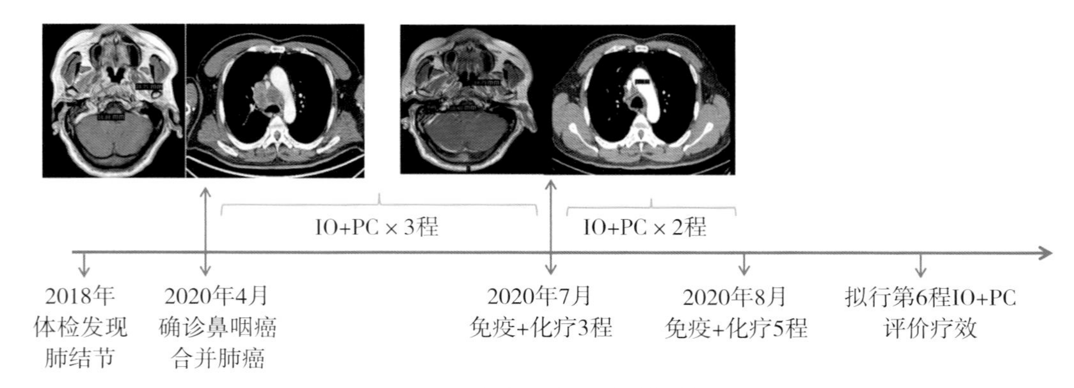

图9-5　患者治疗经过时间轴

2. 讨论要点

（1）双原发癌免疫加化疗后疗效评价大PR，下一步综合治疗策略是什么？

（2）免疫治疗模式下照射野是选择性淋巴结引流区照射还是累及野照射？

3. 科室意见

（1）患者目前免疫+化疗有效，基线免疫维持治疗加肺及鼻咽的局部放疗。

（2）因为淋巴结在免疫治疗中有重要作用，目前免疫+化疗后可以达到大PR效果，建议缩小照射野，仅行肿瘤区照射，不行预防照射。

4. MDT讨论

问题一：双原发癌免疫加化疗后疗效评价大PR，下一步综合治疗策略是什么？

· 林辉医生：病例汇报（略）。讨论要点：双原发癌免疫加化疗后疗效评价大PR，下一步综合治疗策略是什么？鼻咽病灶是否可以行累及野照射？

· 潘燚医生：双原发癌的处理原则主要为：分别分期，优先治疗预后较差的肿瘤，根据预后差的肿瘤定义根治性还是姑息性；治疗预后较差的肿瘤时应兼顾有临床症状肿瘤的治疗；如需全身治疗，化疗方案尽量兼顾两种肿瘤。此病例确诊后已在肿瘤中心MDT对双原发癌的下一步治疗策略进行讨论，MDT意见为患者同时性原发性肺癌合并鼻咽癌，肺癌预后较差，优先治疗肺癌[1]。在泛肿瘤时代，免疫治疗有效率很高。该病例PD-L1（22C3）（大于90%+），研究显示，肺癌化疗+免疫可以提高疾病的缓解率。建议化疗+免疫治疗。目前该患者已按照MDT意见完成5疗程化疗联合免疫治疗，疗效评价大PR，下一步是否需要加局部治疗？还是继续免疫治疗？

证据：多重原发的发生率为2%～17%，多个原发癌定义为同一患者同时或异时患有2种或以上的癌症。区分同时和异时多原发性癌定义取决于是否应用流行病监督及最终结果（Surveillance, Epidemiology, and End Results，SEER）或国际肿瘤注册协会（International Association of Cancer Registries and International Agency for Research on Cancer，IACR/IARC）规则[2]，SEER规定2个月内为同时性，超过2个月为异时性多重原发癌，而IACR/IARC规定6个月内同时患有多种癌为同时性多重原发癌，超过6个月患有多种癌为异时性多重原发癌。多种原发性疾病的常见危险因素包括：遗传易感性癌症、生活方式、激素和环境因素的致癌因素等。本例患者不论按照SEER或IACR/IARC规则都属于同时性多原发性癌。

· 马冬医生：该病例鼻咽的PD-L1（22C3）（大于90%+），肺部病灶无法完成PD-L1检测。文献报道在头颈部肿瘤[3]及其他肿瘤免疫治疗与铂类联用可以提高PD-L1的表达[4-5]，且目前治疗方案有效，建议继续行化疗+免疫治疗，完成6个疗程后免疫维持治疗，等治疗无效再行PET/CT评估考虑加入局部治疗手段。

· 周清医生：该患者肺部分期为cT1cN2M0 ⅢA期。肺外科会诊意见无法手术切除，经过化疗+免疫治疗后肺部及鼻咽评价大PR，肿瘤缩小超过50%。目前建议加局部治疗。局部治疗手段有手术和放疗。该病例为ⅢA期而非ⅢB期，经化疗+免疫治疗后纵隔淋巴结较前明显缩小，请外科会诊能否手术。如可手术完全切除，术后仅行免疫维持治疗，鼻咽再行放疗，最后免疫维持。

· 陈晓明医生：目前已完成5疗程化疗+免疫治疗，疗效评价大PR，建议继续完成化疗+免疫治疗6个疗程后评估。如果肿瘤继续缩小可以考虑免疫维持治疗，争取肺部病灶手术治疗。

· 董嵩医生：根据病史及影像学资料，该病例化疗+免疫治疗前肺部病灶ⅢA期，不可手术。经过化疗+免疫治疗5个疗程后肿瘤明显缩小，新辅助化疗+免疫在肺癌病理学显著缓解（major pathologic response，MPR）（新辅助化疗后残留存活肿瘤≤10%）率很高。目前肺部病灶可手术切除，纵隔淋巴结化疗前影像上可见与周围组织粘连致密，手术完整切除可能性较小，无法达到根治性目的。

· 潘燚医生：前面专家的意见基本达成一致：继续化疗+免疫治疗至第6疗程行PET/CT复查疗效后请肺外科会诊。如能完整切除，行手术治疗；如不能完整切除，行根治性放疗。先行肺部病灶放疗，后行鼻咽的放疗。

证据：对于同时性多原发癌的治疗原则[2]主要考虑以下几点：①最影响预后的是哪种肿瘤？治疗是根治性还是姑息性？如果姑息性转移了，是哪个肿瘤？②治疗策略是局部治疗还是全身治疗？有哪些全身治疗方案可供选择？是否可以对两种肿瘤行根治性治疗？③预见会出现什么并发症？例如，未治疗的结肠癌患者的肠梗阻，广泛肝转移时的肝衰竭。④如果对于多原发癌需要全身治疗，是否可以选择对多种肿瘤均有效的方案？如果没有，多种抗肿瘤方案之间是否有交集？是否有相关组合的文献参考？是否可以完全针对晚期实体瘤进行全身化疗？可否以交换化疗方案的方式治疗多原发癌（例如，对肿瘤A进行全身治疗2～3个月，然后选对肿瘤B有效的全身治疗）？⑤是否可以对多种肿瘤进行基因分析，寻找共同的突变基因，这样就可以选择一个对多种肿瘤都有效的治疗方案。

· 林辉医生：目前根治性鼻咽癌放疗淋巴结的照射是选择性照射，对于肺部病灶是累及野照射[6]，选择性照射区域淋巴结可能会有三种不同的效果：①对肿瘤局部控制率增加，但加重正常组织的损伤；②对肿瘤局部控制率无影响，但加重正常组织的损伤；③降低肿瘤局部控制率的同时也加重正常组织损伤。免疫治疗时代肿瘤区域淋巴结的处理可能影响免疫治疗的疗效。有文献报道减少淋巴结引流区照射可能会增加免疫治疗在抗肿瘤中的疗效[7]，同时也有文献报道鼻咽癌没有淋巴结转移的患者不行淋巴结预防性照射不会增加局部区域复发率[8]。

证据：肿瘤免疫循环主要有以下7个环节[9]：肿瘤细胞释放抗原，肿瘤抗原呈递，T细胞激活，T细胞向肿瘤组织迁移，肿瘤组织T细胞浸润，T细胞识别肿瘤细胞，清除肿瘤细胞。淋巴结结构和功能的完整在肿瘤免疫循环的7个环节中起到至关重要的作用。抗原提呈细胞（树突状细胞）在肿瘤抗原诱导下迁移到淋巴结，诱导免疫细胞产生特异的CD4/8^{+} T细胞，最终进入肿瘤病灶清除癌细胞，它是肿瘤免疫发生的起始部位，也是维持部位；其功能缺失将引起肿瘤免疫循环的功能损伤，导致免疫监视失效。因此，放疗预防性照射淋巴引流区是破坏肿瘤免疫循环的关键环节，导致肿瘤免疫逃逸或免疫治疗失败[10]。

问题二：淋巴结对免疫治疗有重要作用[11-12]，减少淋巴引流区照射可能会增强免疫治疗的效果[13]，免疫治疗模式下照射野是选择性淋巴结引流区照射还是累及野照射?

· 潘燚医生：该病例是多原发癌，但是两个肿瘤可分开进行根治性治疗。无论手术清扫淋巴结或预防性照射淋巴引流区，都将人为地破坏肿瘤免疫循环的关键环节，导致肿瘤免疫逃逸或免疫治疗失败。免疫器官的完整对于免疫治疗有重要作用[14-15]。免疫治疗时代，应重新思考放射治疗的照射范围。

· 周清医生：过去对于局部晚期不可切除的非小细胞肺癌患者，根治性治疗方案是同期放化疗或者序贯放化疗。中位无进展生存期（PFS）5个月，但是加上免疫治疗后中位PFS达15个月，提高到3倍，PD-L1表达高的患者获益可能更多。对于使用免疫治疗能达到大PR的患者，有可能达到治愈。该患者接受了免疫治疗，如果肺部接受放疗，随后出现免疫性肺炎的风险大。虽然文献中报道得严重的放射性肺炎的概率低，但是临床实践中我们发现其实不低。应缩小放疗野，从而降低放射性肺炎的发生率。

· 潘燚医生：放疗与外科异曲同工，都是根治性的治疗方法[16]，在免疫治疗时代淋巴结清扫的站数是否可以减少？

· 董嵩医生：淋巴结清扫的目的主要有两个：一是将转移的和可疑的淋巴结清扫以达到治疗的目的，二是对PET/CT可疑的淋巴结进行明确诊断。我个人认为在手术可及的范围内应该还是按照目前标准清扫范围。

· 谢松喜医生：我也建议尽量减少淋巴引流区照射。本例患者鼻咽病灶建议行累及野照射而不行选择性照射区域淋巴结。肺部目前的标准治疗是累及野照射。目前肺的放射剂量对于控制原发灶的有效率低，对于淋巴结选择性照射意义小。

· 潘燚医生：免疫维持治疗的时间标准是多长？局部晚期患者与晚期患者免疫维持治疗的时间有无区别？

· 周清医生：晚期患者目前免疫维持治疗时间一般是2年，但是对于达到2年后是否立即停下来尚未有共识。临床实践中与患者沟通，如果2年肿瘤还未达到完全缓解（complete remission，CR），可以继续使用。但是对于局部晚期的患者一般维持1年。

· 刘思旸医生：我同意周清主任的意见，对于局部晚期的患者目前标准是维持1年，可使用ctDNA监测的方式来缩短使用免疫治疗维持时间。对于手术是否可以保留一部分淋巴结以保留一部分免疫功能，目前还没有明确的证据，但是目前新辅助免疫治疗比辅助免疫治疗的效果更好，可能是因为保留了淋巴结的功能。目前是采用标准治疗还是根治性的淋巴结清扫？

· 潘燚医生：总结该双原发癌的病例，已使用化疗+免疫治疗后患者达到大PR。继续行化疗+免疫治疗至第6疗程结束后行PET/CT复查疗效，再次请肺外科会诊。如手术能完整切除可优先考虑行手术治疗。如不能手术则行根治性放疗。放疗顺序为肺部病灶放疗结束后行鼻咽部放疗。照射野采用累及野照射。

5. MDT小结

本例为局部晚期肺腺癌合并局部晚期鼻咽癌患者，无驱动基因突变，化疗+免疫治疗5疗程后评价大PR。完成第6个疗程免疫+化疗后给予局部治疗并免疫维持治疗，后续需继续追踪该患者病情，及时反馈。

6. 后记

讨论后患者完成第6疗程化疗+免疫后复查影像学显示维持PR。请肺外科会诊评估无法完整手术切除病灶，行局部根治性放疗：肺部60 Gy/30 F，鼻咽68 Gy/31 F。鼻咽放疗期间放射性口腔黏膜炎仅Ⅰ度，目前行替雷利珠单抗维持治疗中。末次随访时间2021年2月5日，疗效评价为CR。

7. 吴一龙评论

这个病例是局部晚期无典型突变肺腺癌合并局部晚期鼻咽癌患者。考虑兼顾原则使用紫杉醇+卡铂+替雷利珠单抗化疗后取得大PR效果，最后行肺部及鼻咽的根治性的放疗，疗效好。有几点值得注意。

（1）患者的生命周期中，肺癌和鼻咽癌的预后差别非常大，Ⅲ期鼻咽癌的5年生存率能达到80%，而ⅢA期野生型肺癌按PACIFIC模式5年生存率不到50%。结合患者的个人治疗意愿和具体的病理类型给患者选择化疗+免疫的治疗模式，最后患者接受根治性的放疗。目前效果理想。

（2）我们在给患者鼻咽病灶放疗时，不仅要关注疗效，也要关注不良反应。鼻咽病灶行累及野照射的患者腮腺及口腔受照射的体积减小。在不降低疗效的基础上，尽量降低不良反应，使患者获得较长生存期的同时能获得较好的生活质量。

（3）对于驱动基因阴性的双原发癌，根据目前的临床试验结果，免疫检查点阻断剂对多种实体瘤有明显的效果，因此PD-1抑制剂联合化疗应该是首选的方案。

参考文献

［1］DENG L F，LIANG H，BURNETTE B，et al. Irradiation and anti-PD-L1 treatment synergistically promote antitumor immunity in mice［J］. J Clin Invest，2014，124（2）：687-695.

［2］VOGT A，SCHMID S，HEINIMANN K，et al. Multiple primary tumours：challenges and approaches，a review［J］. ESMO Open，2017，2（2）：e000172.

［3］UPPALURI R，ZOLKIND P，LIN T X，et al. Neoadjuvant pembrolizumab in surgically resectable，locally advanced HPV negative head and neck squamous cell carcinoma（HNSCC）［J］. J Clin Oncol，2017，35（15S）：6012.

［4］OCK C Y，KIM S，KEAM B，et al. Changes in programmed death-ligand 1 expression during cisplatin treatment in patients with head and neck squamous cell carcinoma [J]. Oncotarget, 2017, 8 (58): 97920-97927.

[5] DERER A, SPILJAR M, BÄUMLER M, et al. Chemoradiation increases PD-L1 expression in certain melanoma and glioblastoma cells [J]. Front Immunol, 2016, 7: 610.

[6] GUO T T, ZOU L Q, NI J J, et al. Radiotherapy for unresectable locally advanced non-small cell lung cancer: a narrative review of the current landscape and future prospects in the era of immunotherapy [J]. Transl Lung Cancer Res, 2020, 9 (5): 2097-2112.

[7] DEUTSCH E, CHARGARI C, GALLUZZI L, et al. Optimising efficacy and reducing toxicity of anticancer radioimmunotherapy [J]. Lancet Oncol, 2019, 20 (8): e452-e463.

[8] CHEN J, OU D, HE X Y, et al. Sparing level Ib lymph nodes by intensity-modulated radiotherapy in the treatment of nasopharyngeal carcinoma [J]. Int J Clin Oncol, 2014, 19 (6): 998-1004.

[9] CHEN D S, MELLMAN I. Oncology meets immunology: the cancer-immunity cycle [J]. Immunity, 2013, 39 (1): 1-10.

[10] WANG W D, LANG J Y. Novel strategy for the management of tumor-draining lymph nodes in the era of immunotherapy: precise protection of immune function [J]. Journal of Cancer Control and Treatment, 2020, 33 (1): 1-4.

[11] GASTEIGER G, ATAIDE M, KASTENMÜLLER W. Lymph node: an organ for T-cell activation and pathogen defense [J]. Immunol Rev, 2016, 271 (1): 200-220.

[12] BUCHWALD Z S, NASTI T H, LEE J, et al. Tumor-draining lymph node is important for a robust abscopal effect stimulated by radiotherapy [J]. J Immunother Cancer, 2020, 8 (2): e000867.

[13] MARCISCANO A E, GHASEMZADEH A, NIRSCHL T R, et al. Elective nodal irradiation attenuates the combinatorial efficacy of stereotactic radiation therapy and immunotherapy [J]. Clin Cancer Res, 2018, 24 (20): 5058-5071.

[14] JIANG L W, JUNG S, ZHAO J, et al. Simultaneous targeting of primary tumor, draining lymph node, and distant metastases through high endothelial venule-targeted delivery [J]. Nano Today, 2021, 36: 101045.

[15] MENZEL L, HÖPKEN U E, REHM A. Angiogenesis in lymph nodes is a critical regulator of immune response and lymphoma growth [J]. front Immunol, 2020, 11: 591741.

[16] CHICAS-SETT R, ZAFRA-MARTIN J, MORALES-ORUE I, et al. Immunoradiotherapy as an effective therapeutic strategy in lung cancer: from palliative care to curative intent [J]. Cancers (Basel), 2020, 12 (8): 2178.

（林辉整理，吴一龙、潘燚审校）

第三章

局部进展肺癌放疗应用

病例10

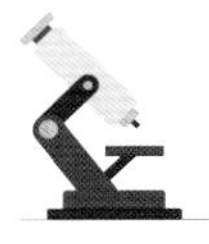

Ⅲ期非小细胞肺癌的个体化治疗

导　读：最近，PACIFIC的研究结果振奋人心。对于不可切除的Ⅲ期的非小细胞肺癌患者，同步放化疗仍是目前的一线治疗方案。那么对于这部分强异质性的患者，是否有更优的治疗方案选择？

关键词：Ⅲ期NSCLC治疗模式；PACIFIC研究；*KRAS*突变；放射性食管炎

病例讨论时间：2017年11月15日、2017年12月27日　　汇报医生：林嘉欣医生

第一次讨论

PACIFIC研究对局部晚期NSCLC治疗模式的影响？

1．病历摘要

患者，男性，57岁，重度吸烟，无肿瘤家族史，PS=1分。因“咳嗽、背痛1年，加重1个月”就诊于浙江大学附属第一医院。2017年10月11日PET/CT检查发现右上肺肿块（5.0 cm×4.9 cm×3.8 cm，SUVmax 23.2）（图10-1），考虑肺癌，肿物内有坏死，

周围少许炎症，右侧胸腔少量积液；纵隔4R组淋巴结转移。2017年10月19日行EBUS活检，病理示（右中间支气管外肿块）非小细胞性低分化癌伴坏死。诊断为右上肺非小细胞肺癌cT2bN2M0 ⅢA4期（第8版TNM分期）。组织标本进行NGS检查：*KRAS* G12C活化突变（70.28%），*TP53* Y234C失活突变（71.37%）。

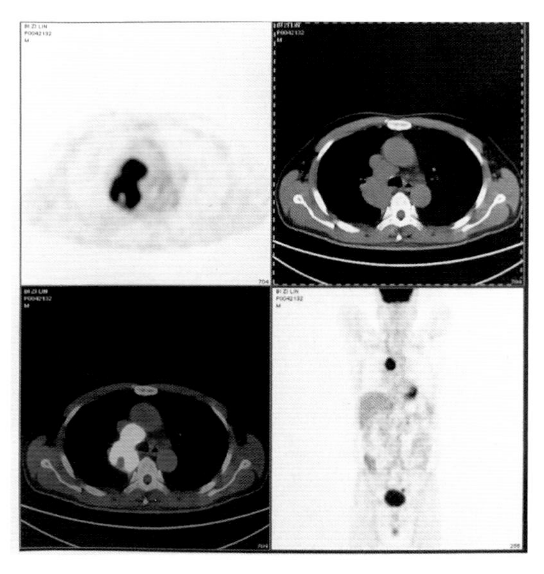

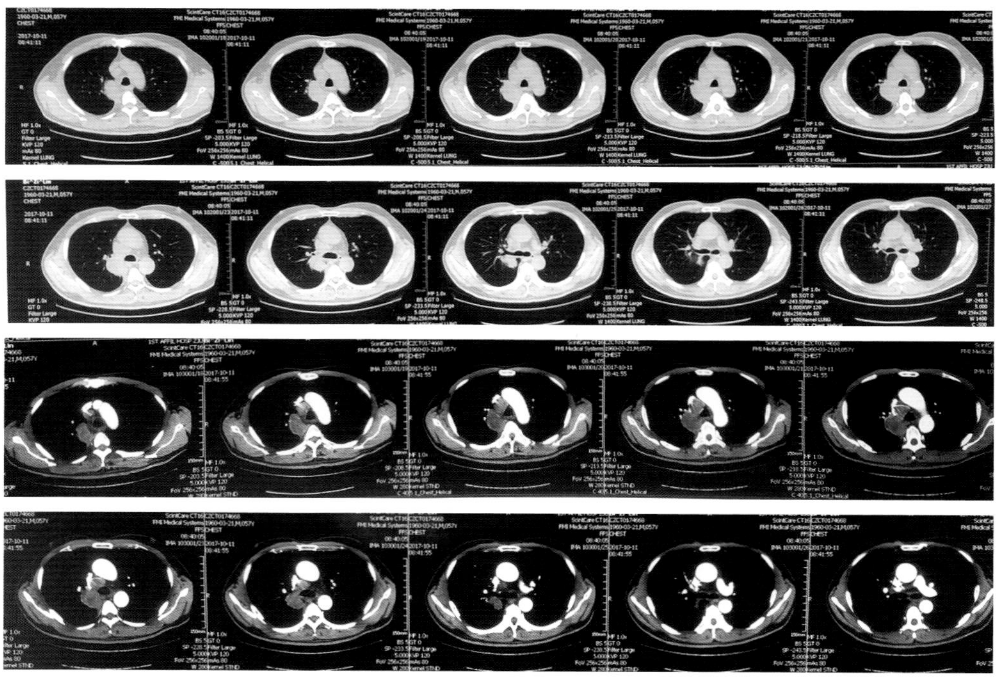

图10-1　浙江大学附属第一医院2017年10月11日PET/CT检查图像

治疗经过：2017年10月27日行第1周期紫杉醇+顺铂化疗。化疗后患者咳嗽，咳血丝痰，背痛较前稍有缓解。但2017年11月7日再次出现右胸背痛，伴活动后气促。化疗后出现2度白细胞减少，3度粒细胞减少和1度脱发。

为进一步诊治入我院。

2. 讨论要点

（1）患者下一步治疗方案是什么?

（2）延伸讨论：结合PACIFIC研究结果和既往临床实践中局部晚期患者化疗无效后接受免疫治疗成功的个例，且该患者具有*KRAS*及*TP53*突变，若PD-L1阳性且化疗无效，是否可以考虑免疫治疗？是否可以根据基因状态，将患者分类（图10-2），对不同类别的Ⅲ期患者的个体化治疗做进一步探讨?

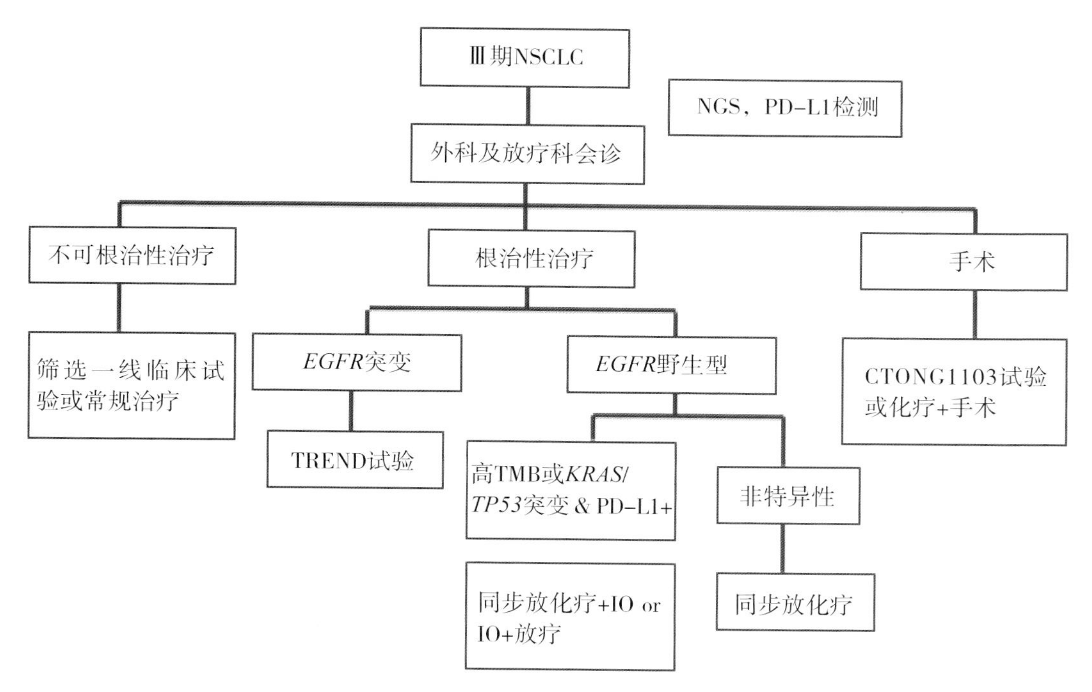

图10-2 Ⅲ期非小细胞肺癌患者分类治疗示意图

3. 科室意见

建议复查CT评价疗效，拟行同步放化疗。

4. MDT讨论

·吴一龙医生：PACIFIC[1]的研究结果确实鼓舞人心，试验组局部晚期NSCLC的PFS达到16.8个月，这是相对不错的结果。但是，这一临床研究的数据，是否适用于今天讨论的患者？该患者目前只接受了化疗，还不属于PACIFIC的研究人群。此外，根据临床上个别成功案例的经验来指导其他患者的治疗，这里面有一个非常关键的问题，那就是科学研究中的选择偏移。我们的思维习惯是容易记住成功的病例，这本身就存在偏移。临床医生应该保持非常清醒的头脑，遵循指南[2]，不能根据个别成功案例来指导治疗。但是，局部晚期，甚至早期肺癌的免疫治疗临床试验正在开展，这些临床试验结果可能改变以后的临床实践。那么，PACIFIC研究的结果对这一患者的临床治疗有何指导呢？我们应该评估患者的特征是否符合PACIFIC研究患者的入组标准。该试验的研究对象为接受放化疗并无疾病进展的Ⅲ期非小细胞肺癌患者，而该患者目前是不符合入组标准的。真实世界的研究数据和临床研究结果为什么存在差异，主要是因为真实世界中的患者和临床试验中的患者是存在差异的。而图10-2中根据患者的基因状态分类，分别制订相应的治疗方案正是目前临床试验的发展趋势。

证据：PACIFIC[1]研究是一项多中心、随机、双盲、安慰剂对照的Ⅲ期临床试验，旨在评估德瓦鲁单抗在同步放化疗后未发生疾病进展的局部晚期非小细胞肺癌患者中的巩固治疗的疗效。该研究共纳入713例患者，并以2：1的比例随机分配至德瓦鲁单抗巩固治疗组或安慰剂对照组。研究结果显示后续行德瓦鲁单抗治疗的患者具有更长的PFS（16.8个月 vs 5.6个月），具有统计学意义。

·谢松喜医生：PACIFIC研究结果显示出PFS的延长，但OS数据还不成熟。目前，患者仍然属于局部晚期，还是应该按照指南推荐，先进行同步放化疗，后续再考虑免疫治疗。

·涂海燕医生：我们需要明确PACIFIC研究中患者的入组条件。PACIFIC研究入组的是同步放化疗后没有进展的局部晚期NSCLC，这部分患者本身是一类相对优质的患者。今天讨论的病例，患者在第1周期化疗后，如果没有进展，仅仅是患者主观感觉疼痛加重，可以对症处理后行同步放化疗；如果有进展，但仍然是局部晚期，应该请放疗科会诊，评估是否还能够继续进行同步放化疗，或者考虑是否更换化疗方案；如果患者进展为晚期，则应该按照Ⅳ期患者的治疗模式来进行。

·李伟雄医生：刚才提及同步放化疗中化疗方案的选择，目前可供选择的化疗方案不多。一般不建议选用吉西他滨。推荐的化疗方案是紫杉醇+卡铂、依托泊苷+顺铂

（EP）。如果患者第一周期紫杉醇+卡铂化疗后进展，还是可以继续同期放化疗。化疗方案更改为EP方案。

· 钟文昭医生：从该患者的影像学资料来看，是没有手术机会的，因此这类患者应该行同步放化疗。

· 周清医生：患者目前的标准治疗方案是同步放化疗。但在临床实践中，可能存在放疗和化疗不能完全同步进行的情况，因此先进行1～2个周期的化疗后再加放疗。对于这个患者，可以先进行疗效评价。如果确实无效，后续可以换为EP方案；如果评价有效，只是患者主观感觉上有症状加重，还是继续原来的化疗方案，尽快加上放疗。PACIFIC研究是在完成了同步放化疗之后，再接受免疫治疗。目前，我们也在进行一些创新性的研究设计，如免疫治疗在局部晚期患者中彻底取代化疗，直接采用免疫治疗加上放疗的模式。但目前还没有研究设计取代放疗。对于局部晚期的患者，放疗在病灶的局部控制上非常重要，并且放疗有可能对免疫起增效作用。

5. MDT小结

本例为*KRAS*+*TP53*突变的ⅢA4期肺腺癌患者。他经过1周期化疗后症状有所加重。虽然PACIFIC研究结果振奋人心，建议复查CT，评估疗效，尽可能开始同步放化疗。后续会继续追踪该患者的病情，及时反馈，根据具体情况调整治疗方案。

第二次讨论

放射性食管炎：是否停止同步放化疗，改为序贯放化疗?

1. 病历摘要

后续治疗汇报：患者于2017年11月20日复查胸腹CT，对比化疗前后CT检查结果（图10-3），疗效评价PR（-48%）。2017年11月21日予第2周期紫杉醇+卡铂化疗。患者在化疗1周后出现胃灼热，饮食后明显，进行性加重。2017年12月5日在当地医院行胃镜检查（图10-4）示：食管多发性溃疡（A1期），糜烂性胃炎（Ⅰ级），十二指肠球部溃疡（S1期）。食管活检示：黏膜重度慢性炎伴糜烂，重度活动，可见小灶组织坏死及肉芽组织增生，符合溃疡。建议治疗后复查。

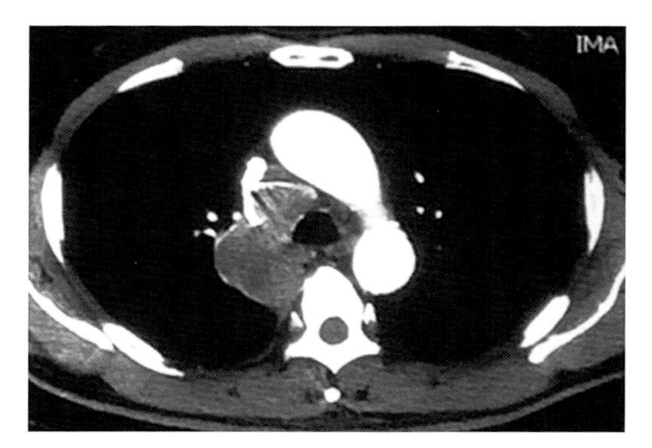

2017-10-11治疗前基线CT

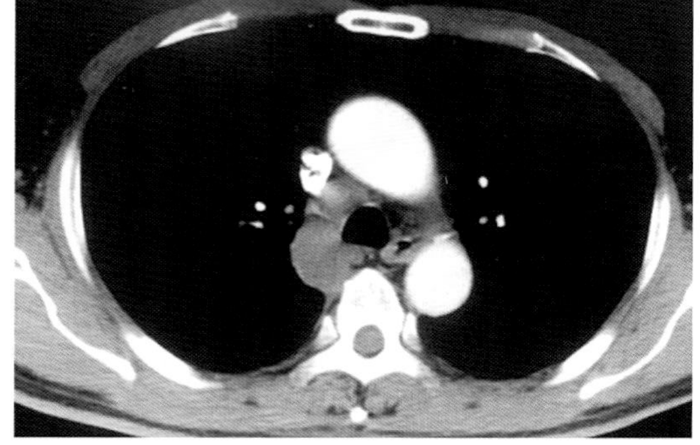

2017-11-20治疗1周期后CT

图10-3 化疗前后的胸部CT检查

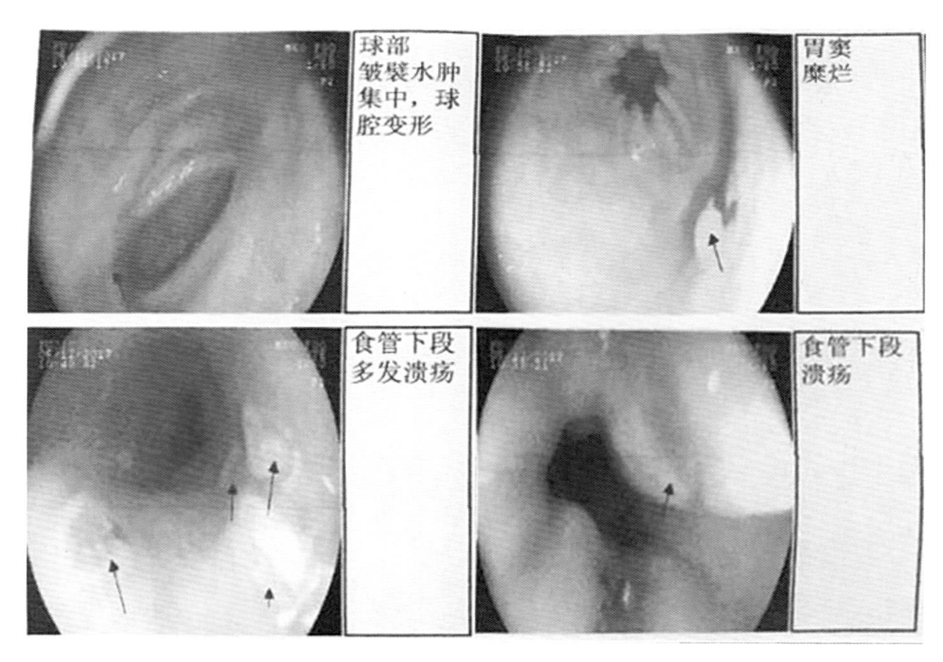

图10-4 2017年12月5日当地医院胃镜检查结果

随后患者返院，予抗溃疡及静脉营养支持治疗后症状明显好转。2017年12月20日复查胃镜（图10-5）示贲门炎症，慢性浅表性胃窦炎。2017年12月22日行第3周期紫杉醇+卡铂化疗。

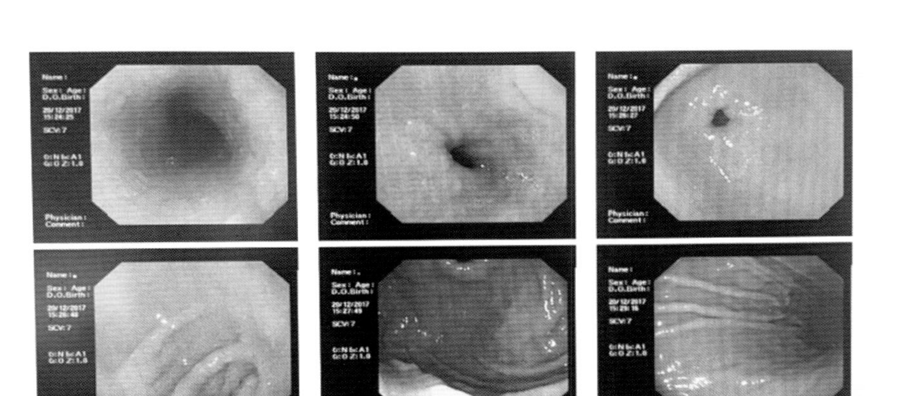

图10-5 2017年12月20日于我院复查胃镜结果

2. 讨论要点

是否按计划同步化放疗?

3. 科室意见

该患者化疗后出现食管多发溃疡及十二指肠溃疡，若同时行胸部放疗，出现食管不良反应风险较大，放疗期间需密切监测疗效及不良反应。

4. MDT讨论

· 林嘉欣医生：患者在化疗前有体检胃镜的基线对照，其检查结果未见消化道溃疡。化疗引起患者食管多发溃疡及十二指肠溃疡。现在如果进行胸部放疗，可能会增加食管不良反应的风险，因为单纯放疗也会引起放射性食管炎。这只是对风险的担忧，理论上目前不影响放疗疗效。但化疗后出现消化道溃疡比较少见，所以比较谨慎，一起讨论下一步治疗。

· 谢松喜医生：不能因为食管溃疡而放弃同步放化疗。

· 李伟雄医生：该患者对化疗比较敏感。引起食管炎确实比较少见。第一，化疗引起的是全食管的食管炎，累及范围较大，但是因为是浅表炎症，也容易恢复。第二，放疗引起的食管炎与照射野的体积有关，照射体积很小的话，发生溃疡的概率比较小且是节段性的。但是放疗引起的溃疡较深，程度更重。所以，如果接下来同步放化疗，继续化疗是否会再次出现食管溃疡？如果有，则停止化疗，单纯放疗。如果没有，按计划同步放化疗。放疗时避开食管，缩小照射野，可以降低放射性食管炎的风险。

· 涂海燕医生：我同意李伟雄主任的意见。如果食管溃疡仅跟化疗有关，化疗结束后再做序贯放疗。另外，我想到所长之前讲PACIFIC研究。对于这样的患者来讲，是否重新行EBUS活检，完善基因及PD-L1检测，判断是否为免疫治疗的优势人群。如果是，是否考虑改为免疫治疗？

· 李伟雄医生：目前患者无放疗禁忌证，不应该放弃标准治疗。化疗和放疗两者引起的食管损伤不太一样。化疗的毒性反应表现在黏膜变化，放疗主要是照射野的长度。如果食管的照射野长度较短，组织可以修复；但如果较长，则较难修复。一般5 cm以下、照射剂量不是非常高，都是没有太大风险的。

· 杨衿记医生：放疗科能不能提供这样一组数据，化疗前无消化道溃疡，接受了同步放化疗之后出现3度以上的放射性肺损伤、放射性食管损伤的患者比例？患者目前诊断是与化疗有关的药物性消化道溃疡，按照临床试验的标准，3度以上的毒副反应需要停药。但临床实践的患者，我们有很多补救措施或者考虑得更周到的地方。如果没有消化道黏膜改变的患者接受同步放化疗，出现3度以上的食管损伤的风险有多大？我们怎么防范？同步放化疗方案中，出现严重不良反应之后，后面要不要加放疗？

· 李伟雄医生：同步放化疗在国外最大的3度不良反应是放射性食管炎，发生率达20%左右，国内风险最高的是放射性肺炎；序贯放化疗的不良反应发生率较同步放化疗低。虽然目前的方案是诱导化疗加同步放化疗，但也是不良反应最大的一种方案。我同意杨衿记主任的观点，如果出现3度食管炎，不应该继续同步放化疗，此时应该停止化疗，只行放疗。

· 吴一龙医生：多学科讨论中，对放化疗的争论是最多的。

第一，对于肺内科认为不行放化疗，改成免疫治疗的提议，该如何分析？我们需要权衡利弊。如果这时诱导化疗之后做同步放化疗，3年生存率约20%，因此患者不能停止放疗。目前，我们没有任何数据证明有其他更优的治疗方案使患者能够达到如上的生存获益。在这种情况之下，去掉放疗是不可取的。你们的依据只是放疗会增加放射性食管炎的发生率，但对比一下，一个可能发生比较严重的放射性食管炎，与一个有明确的3年生存率获益的方案相比，二者的权重哪一个高？肯定是后者。

确实，放射性食管炎对该患者是高危因素，如何解决这个问题？我考虑能不能通过调整治疗手段，尽量把相关的危险因素降到最低。那么，究竟做序贯放化疗好，还是进行同步放化疗好？究竟如何定义同步放化疗？其实欧洲、美国对此的定义也是不尽相同的。在PACIFIC研究的专家讨论的时候，我专门问过他们的PI，他说只要有2个周期化疗跟放疗是同时进行，并在治疗结束时也是放化疗同时结束的方案，就算是同步放化疗。为了降低该高危患者放射性食管炎发生的可能，我们可以减少放化疗剂量，或者在放疗方式设计上尽量减少食管的照射，如缩小放射野、降低放射剂量等。

第二，我们需要明确，在化疗药物中，究竟是紫杉醇还是铂类引起了放射性食管炎，抑或两者均有影响，以此选择同步放化疗方案中的化疗药物。

第三，使用药物减少或控制放射性食管炎，如阿米福汀。但阿米福汀太贵，需要考虑经济问题。

第四，可以考虑先用预防性保护食管胃黏膜的药物。

第五，若发生较严重的胃肠道不良反应，国外会直接做一个胃造瘘。我们是否可以考虑?

以上这些方法都可以控制或降低风险。所以，为了防止食管炎，还有很多其他方法；不能直接停止同步放化疗，改为序贯放化疗，这可能是因噎废食。

5. MDT小结

本例为*KRAS*+*TP53*突变的ⅢA4期肺腺癌患者，拟行同步放化疗。1周期化疗后疗效评价PR，2周期化疗后出现多发性食管溃疡及十二指肠溃疡。虽然予放疗后可能出现放射性食管炎或加重食管溃疡，但考虑放疗对该患者有明确的生存获益，建议加强抗溃疡治疗，待溃疡痊愈后继续放疗，必要时调整放疗方案。

6. 后记

患者于2018年1月11日至2月28日行胸部放疗，1度白细胞减少，1度粒细胞减少。2018年4月，患者再次出现咳嗽加重。2018年5月5日行胸部CT检查：对比2017年11月20日 CT，原发灶较前变小，纵隔淋巴结较前增大。右肺上叶斑片影，考虑合并感染可能性大，右侧少量胸腔积液，考虑放射性肺炎可能性大。2018年5月11日收入我科，予抗生素及激素治疗，2周后复查胸部CT示右肺炎症、胸腔积液明显吸收，出院后给予激素维持治疗。2018年6月23日出现右颈部肿胀，在当地医院行颈部彩超提示右侧颈内静脉血栓形成。2018年6月29日复查胸腹部CT示新发肾上腺及肺部转移灶，疾病进展，PFS=8个月。患者在抗凝治疗过程中出现肛门出血、黑便。停用抗凝药物后，胃镜检查示胃多发占位，活检病理示腺癌，不排除肺来源（因患者无法耐受，未行肠镜检查）。同时患者左腋窝及胸壁出现皮下结节，其活检病理示腺癌。胃转移灶及皮下结节组织NGS检测示*KRAS*突变，PD-L1阳性（22C3）（TPS，45%+）。后患者反复黑便，重度贫血，予输血对症处理。多次告知患者家属，目前患者的一般情况差，免疫治疗疗效差，但患者家属要求尝试免疫治疗。于2018年8月2日、8月27日予2周期帕博利珠单抗药治疗，混合疗效。后患者于2018年9月18日死亡，OS=11个月（图10-6）。

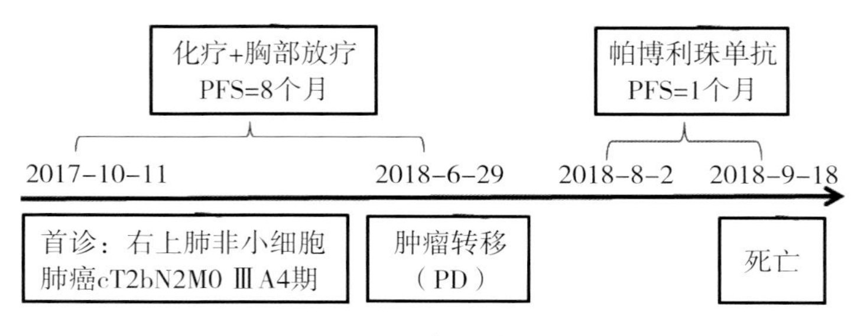

图10-6 患者的诊疗过程

7. 吴一龙评论

（1）PACIFIC研究对象是接受同步放化疗后取得疾病控制的Ⅲ期肺癌患者。在临床实践中，有不少患者因为放化疗的毒性而不能完成同步放化疗。这部分患者免疫治疗的效果如何不得而知。本例患者就属于这种情况，尽管我们尽了最大的努力，最后患者还是采用了序贯放化疗，因此后续没有进行免疫巩固治疗。鉴于此，国内正在进行序贯放化疗后免疫巩固治疗的研究，其意义就显得特别重要。

（2）影响免疫治疗疗效的重要因素之一是患者的身体状态：如果评分在2分或以上（PS≥2分），免疫治疗效果往往不好。因此，免疫治疗应尽早进行。将免疫治疗作为最后的救命稻草不可行。

参考文献

［1］ANTONIA S J，VILLEGAS A，DANIEL D，et al. Durvalumab after chemoradiotherapy in stage Ⅲ non-small-cell lung cancer［J］. N Engl J Med，2017，377（20）：1919-1929.

［2］中国临床肿瘤学会指南工作委员会. 中国临床肿瘤学会（CSCO）原发性肺癌诊疗指南：2018. V1［M］. 北京：人民卫生出版社，2018.

（林嘉欣整理，吴一龙、涂海燕审校）

病例11

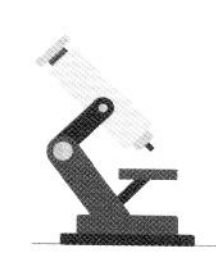

*EGFR/ALK*阴性Ⅲ期肺癌，同步放化疗期间区分肿瘤进展和放疗反应是关键

导 读：对于*EGFR/ALK*阴性的Ⅲ期肺癌患者，同步放化疗是常用的一线治疗方案，但如果放疗期间患者出现症状加重，复查胸部CT提示病灶增大、新增胸腔积液，此时该如何判断是肿瘤进展还是放疗反应？

关键词：*EGFR/ALK*阴性；Ⅲ期肺癌；放疗期间疗效评估；混合疗效

病例讨论时间：2017年12月13日、2017年12月27日　　汇报医生：林嘉欣医生

第一次讨论

1. 病历摘要

患者，男性，59岁，重度吸烟，无肿瘤家族史，PS=1分。因“咳嗽伴气促3个月”就诊，2017年9月于广东省人民医院查PET/CT（图11-1）：右肺上叶肿块，大小约为3.2 cm×5.0 cm，边界不清，区域多发淋巴结肿大（右侧锁骨上区、纵隔及右肺门），葡萄糖代谢不同程度增高，考虑右肺上叶中央型肺癌伴区域淋巴结转移；右肺上叶阻塞性炎症；右侧胸腔积液；其余部位未见恶性肿瘤代谢影像。2017年9月15日行EBUS，病理示（右下气管旁淋巴结）转移性腺癌。诊断右上肺腺癌cT3N3M0 ⅢC期（第8版TNM分期），*EGFR/ALK*阴性。

放疗科会诊意见：患者靶区较大（图11-2），合并肺不张，建议先行1周期化疗，第2周期化疗时行疗效评价，再放疗会诊。2017年9月22日行第1周期多西他赛+卡铂化

疗，2度脱发，疗效SD（-20%）。放疗科再次会诊：同意行胸部放疗定位，建议行第2周期化疗，第3周期化疗同步放疗；剂量60 Gy/30 F。2017年10月17日、2017年11月13日行第2、第3周期多西他赛+卡铂化疗。2017年11月14日开始胸部放疗。

患者半个月前咳嗽进行加重，2017年11月21日查胸片示新发右侧少量胸腔积液，未见肺炎征象。2017年12月1日复查胸腹CT示对比2017年10月13日CT片：符合右上肺中央型肺癌并右肺上叶不张，伴右侧肺门和纵隔淋巴结转移，均较前稍增大；右侧大量胸腔积液，较前明显加重；左肺下叶慢性炎症，较前稍减轻；C_2椎体密度增高，不排除转移，建议随访（图11-1）。2017年12月5日行胸腔闭式引流术，引流出黄色胸腔积液，2次胸腔积液细胞病理均未见癌细胞。

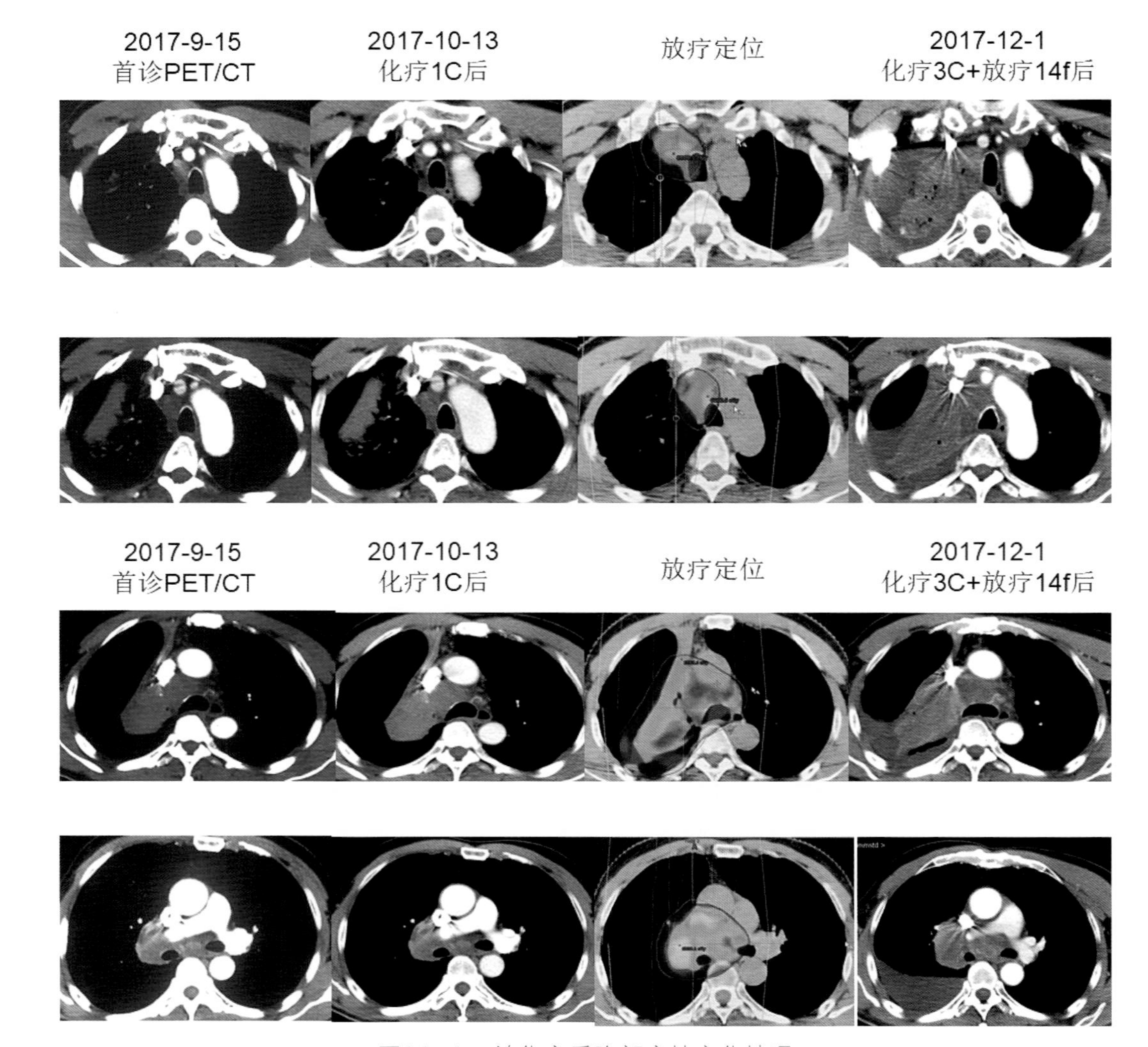

图11-1 放化疗后胸部病灶变化情况

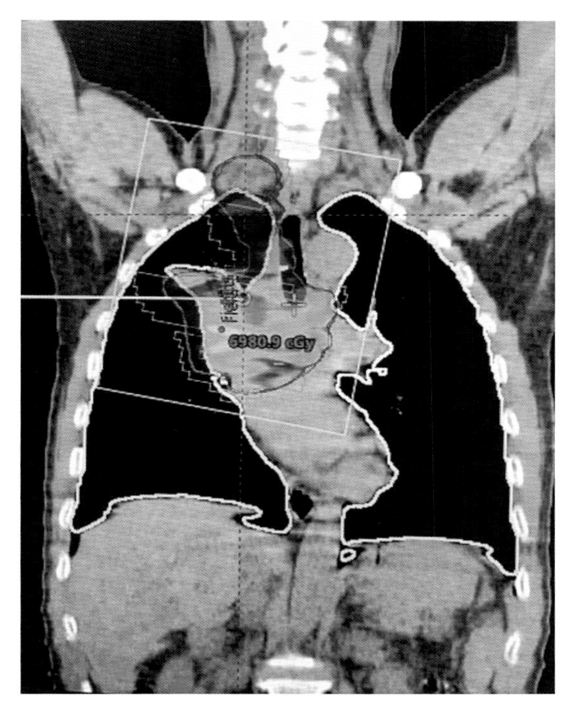

图11-2 放疗定位

2. 讨论要点

（1）疗效评估：SD？PD？

（2）下一步治疗是什么？

3. 科室意见

疗效评估PD，按Ⅳ期肺癌处理，筛选二线免疫治疗临床试验。

4. MDT讨论

· 谢松喜医生：患者在11月21日的胸部CT显示，对比放疗定位时的胸部CT，肺不张较前稍加重，胸腔积液少量；后面再查CT，显示肺不张进一步加重。这属于放疗期间出现症状加重的情况，包括肺不张、肺水肿加重。肿瘤与肺不张部分混合，但隆突下病灶并未明显增大。

· 林嘉欣医生：此处截图未能完整显示病灶全貌，但经两位主任在计算机上详细阅片，可区分开病灶的边界。按照实体瘤临床疗效评价标准（RECIST），靶病灶直径总和增大＞20%，疗效评价PD（靶病灶：右上肺原发灶、4R组及第7组纵隔淋巴结）。

· 谢松喜医生：肿瘤与肺不张的边界很难区分。在放疗过程中，常规不做疗效评价。那既然已经做了，怎么解释这个情况呢？放疗肯定会引起细胞水肿、坏死。对这个患者而言，出现肺不张加重，是因为放疗之后肿瘤细胞的坏死、水肿导致右侧的支气管，包括上叶气管堵塞。但是并不代表肿瘤进展。所以，目前重点是对症处理，建议予胸腔积液引流、纤维支气管镜吸痰、清理肿瘤坏死物，减轻症状，后续再考虑继续放疗。

· 李伟雄医生：我基本同意谢医生的意见。首先，CT图像直观看起来并没有明显增大超过20%，且存在肺不张，未能很好区分肿瘤的边界。其次，肺门、第四组淋巴结的大小与10月13日的相比，无明显变化。现在患者才完成14次放疗，而肺癌真正应答至少要放疗20次，事实上还没到放疗起效时间。在放疗期间可能会有淋巴结水肿、肺不张、炎症加重等，但不一定是肿瘤进展。肺癌很少出现一边照射一边进展，我认为可以继续放疗。而且该患者化疗是有效的，先做诱导2个周期再做同步，这已经是最好的方案。同意以对症处理为主，建议加少量激素，消除水肿后继续放疗。

· 吴一龙医生：放疗期间行CT检查的目的是什么？

· 林嘉欣医生：第一，患者放疗后出现咳嗽加重，经过了一段时间的内科对症治疗后，症状无缓解，予胸部CT检查是否并发放射性肺炎，但结果显示中量以上的胸腔积液。予引流胸腔积液后，患者咳嗽稍好转，但意外发现原发灶及纵隔淋巴结较放疗前增大。第二，我们以前确实从来没有试过在放疗期间做CT评估，既然此次患者因为症状加重的原因做了评估，并意外地发现了病灶增大这个问题，是否以后也该引起我们的注意？是否部分患者会在放疗过程中出现病灶先增大、随后缩小的情况？这是我们内科医生的疑惑。另外补充一点，该患者的疗效评价（靶病灶的选择及测量）是经过4位医生的评价及2位主任的核实的，确定没问题。

· 李伟雄医生：第一，放疗期间出现肿瘤细胞水肿的情况很常见，例如，鼻咽癌放疗1周内便可出现淋巴结水肿。第二，以前我们是放疗4周后评估有无肺不张、放射性肺炎等情况。现在，我们每周放疗时的CT显像可以直观看到肿块大小，虽然略模糊，但可以初步评估肿瘤是否显著增大。该患者可能是特殊情况，伴有肺水肿、肺不张、胸腔积液所造成的肿瘤增大的“假象”。

· 林嘉欣医生：我的理解是原发灶增大，进一步堵塞支气管，才会导致肺不张加重。

· 吴一龙医生：首先，所有的放射治疗，一定要记住其规律。在放疗的前几天是没有什么变化的，一般放疗的第四、第五天，肿瘤细胞开始出现显著反应。大家比较熟悉的全脑放疗：如果脑组织已严重水肿，此时放疗可能还会加重水肿，这是在放疗期间常出现的问题。现患者刚好处在放疗第14天，肿瘤反应最强烈的时候，相应出现明显的细胞水肿，进而加重肺不张。其次，患者引流出黄色胸腔积液，非血性的癌性胸腔积液，且细胞病理未找到癌细胞。综上，目前评估疾病进展证据不足。我同意放疗科的意见，建议先做纤维支气管镜，清理坏死物等，同时继续放疗。

· 杨衿记医生：我也同意上述观点。另补充一点我的思考：最初的肿瘤分期是否正确？虽然黄色胸腔积液一般考虑是良性或者肺炎、肺不张引起；但是如果患者还有胸腔积液，首先应确认是否为癌性胸腔积液，即M1a，再决定是否继续放疗。因为黄色的胸腔积液需要送检3次细胞学病理均未找到肿瘤细胞，才能排除癌性胸腔积液。

· 周清医生：如果继续放疗，针对增大的病灶、肺不张及胸腔积液，放疗的视野是否需要重新调整？

· 李伟雄医生：严格来说，应该重新CT检查并调整。但该患者定位的时候未发现明显移位，引流胸腔积液后剩余少量的胸腔积液影响不大。放疗定位时也有CT指引，可以大致评估病灶。

· 杨衿记医生：建议MDT过程也要不断反馈治疗策略是否有效、如何调整，我们如何从中学到新知识。这是很重要的一点。

5. MDT小结

本例为*EGFR/ALK*阴性的ⅢC期肺腺癌患者，化疗有效，但放疗期间症状加重，病灶增大。肺癌放疗期间出现肿瘤细胞水肿致肿块体积增大，同时伴有肿瘤坏死崩解堵塞支气管口，加重肺不张，并出现非癌性胸腔积液增多。建议继续放疗，并行纤维支气管镜检查清理坏死物。后续会继续追踪该患者病情，及时反馈，根据具体情况调整治疗方案。

第二次讨论

1. 病历摘要

后续治疗汇报：患者治疗前，曾于2017年9月14日行EBUS检查（图11-3），结果示右上叶开口外压性狭窄，黏膜浸润性改变，右上叶开口黏膜浸润性改变，右主支气管正常。R4淋巴结活检病理示低分化腺癌。

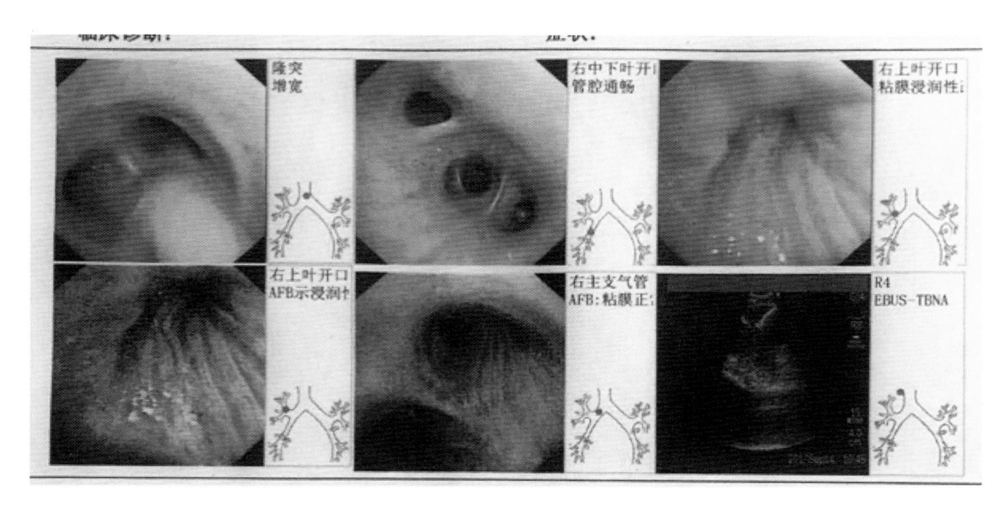

图11-3　2017年9月14日行EBUS检查

患者继续放疗，于2017年12月19日行纤维支气管镜检查（图11-4），结果示右中间支气管黏膜增厚，可见结节样的改变，右上叶支气管黏膜增厚，段支气管几乎闭塞，可见活动性出血。右中间支气管活检病理示腺鳞癌。

2. 讨论要点

（1）患者在放疗期间新发右中间支气管结节，目前是否明确疾病进展？

（2）下一步治疗是什么？

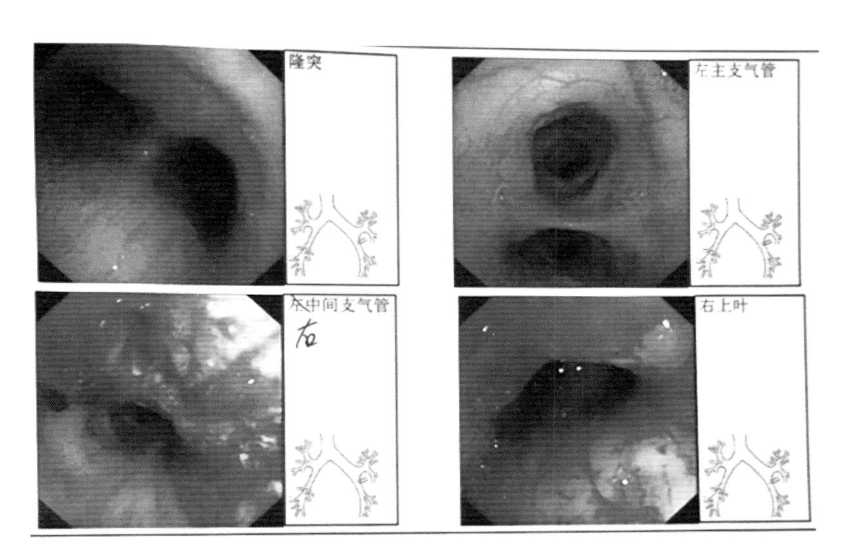

图11-4 2017年12月19日纤维支气管镜检查

3. 科室意见

疗效评估PD，按Ⅳ期处理，筛选二线免疫治疗临床试验。

4. MDT讨论

· 涂海燕医生：该患者一直反复咳嗽，伴少量咯血，难以控制，予患者纤维支气管镜检查时考虑到对右上叶原发灶进行活检意义不大，因此只行右中间支气管病灶部位的活检。支气管镜下发现右中间支气管都是糜烂、增厚、结节样的改变。对比初诊时纤维支气管镜检查的结果，考虑是新发的浸润样改变，且病理诊断也证实为恶性。结合CT提示的原发灶、纵隔淋巴结增大，肺不张较前加重，我认为此时再坚持原来的放疗策略可能效果不好。另外，该患者化疗后的疗效评估为缩小的SD，是未确认的，目前来看，实际疗效是PD。

· 林嘉欣医生：截至目前的讨论，该患者已经完成了20次放疗。患者初诊时纤维支气管镜显示右肺中、下叶的开口通畅，黏膜表面无结节样的隆起。目前存在右中间支气管新发病灶。

· 杨衿记医生：从影像学表现上，我们第一次MDT讨论时按RECIST标准评估患者疾病进展是没有问题的。患者目前右中间支气管多个浸润性的改变，而且病理类型跟初诊的不完全一样，可能存在不同的亚型，或者是混合型，抑或之前活检的小标本不能完全反映整个肿瘤的全貌。目前暂未行相关的基因检测，结果可能也不太一样。再则，临床上也存在对放疗不敏感的肿瘤而致疾病进展。综上，我基本同意涂海燕主任的意见。

· 谭佩欣医生：该患者对化疗是否耐药？如果耐药，是否还继续用原来的化疗？

· 林嘉欣医生：患者第1周期化疗后疗效评价缩小的SD，是没有经过后续第2次评估确认的；其后患者予同步放化疗，化疗方案同前。因此，我认为，如果此次确认疾病进展，指的是放化疗都是无效的。

· 谢松喜医生：一般高分化的鳞癌对放疗不敏感，会出现边放疗边进展，包括口腔癌、卵黄囊瘤、内皮窦癌。但对于鳞癌、腺癌、肉瘤等肿瘤类型，据文献报道，出现边放疗边进展的情况很少。特别是这种化疗有效，同步放化疗反而出现新病灶的情况。对于这种情况，是立即停止放疗，还是继续完成30次放疗？我们可以复查胸部CT平扫，查看肺不张有无改善。若有改善，我建议继续放疗。

· 徐崇锐医生：结合目前的治疗情况，该患者不符合在我科开展的二线免疫临床试验的入组要求。该试验要求放疗结束6个月才能入组。

· 吴一龙医生：我们在放疗期间给患者做支气管镜检查发现右中支气管异常，如果说是疾病进展，依据是什么？这是跟初诊时（2017年9月）纤维支气管镜比较考虑疾病进展，而不是跟两次化疗之后开始同步放化疗前的比较。也有可能右中间支气管的新发病灶是在两次化疗之后、同步放化疗之前出现的。目前不能排除这种情况。目前无法判断该新发病灶到底是同步放化疗之前就存在，还是同步放化疗之后出现的。我们不能简单地对比初诊时的纤维支气管镜表现而考虑为疾病进展。

· 涂海燕医生：该患者一直有顽固性咳嗽，没有临床获益，所以才会在放化疗期间做纤维支气管镜检查及CT检查。

· 吴一龙医生：患者有顽固性咳嗽，可以完善上述检查，但这些检查异常能否作为疾病进展的判断证据？因为中央型肺癌在放疗期间再加上其他一些情况都可以引起咳嗽。现在以这些检查异常来判断患者疾病进展，我不太同意这种观点。如果继续完成放疗，病灶再加上肺不张、胸腔积液，放疗的视野是否需要重新调整？

· 李伟雄医生：我同意吴一龙教授的观点。患者从9月到12月，化疗3个疗程，现在正在同步放化疗中。如果放疗前做纤维支气管镜检查显示右中间支气管无异常，现在纤维支气管镜发现新发病灶，我们可以认为放疗期间出现疾病进展。但患者是在初诊时、化疗前行纤维支气管镜检查，然后在化疗3个周期后，在同步化放疗期间复查发现右中间支气管新病灶。我认为不一定是在放疗期间出现的，可能是在放疗之前就存在。当然放疗可能对该处病灶控制不佳。该放疗剂量云图是按照右上叶病灶设计的，但高剂量区同时包括右中间段支气管。因此，我不太认可为放疗期间疾病进展。目前患者肺不张，偶有咯血，主要是局部问题。我认为应该完成剩余的10次放疗，共30次的放疗剂量亦有利于下一步的治疗。如果在放疗过程中新发肺部以外的病灶，或者出现放射性肺炎等并发症，可以停止放疗。目前若只是局部问题，我建议继续放疗。

· 谢松喜医生：上次MDT讨论的时候，我觉得放疗定位的CT云图与9月初诊时的CT比较，原发灶是增大的，肺不张也是加重的。所以我同意吴一龙教授的意见，放疗前有可能已有疾病进展。

· 吴一龙医生：我们应该去病理科了解，右中间支气管活检组织的癌细胞是否有空泡、坏死、变性等放疗后改变。因为患者已经放疗20次，如果高剂量放疗区域覆盖病灶，癌细胞应该有放疗后的改变。如果癌细胞有放疗后改变，则建议继续放疗；如果没有，也不能以此判断放疗区域未覆盖，也有可能是疾病控制欠佳，这种情况我们再考虑需不需要加免疫治疗，并继续放疗。因此目前还是建议继续放疗。

5. MDT小结

本例为*EGFR/ALK*阴性的ⅢC期非小细胞肺癌患者，化疗有效，同步放疗期间咳嗽加重，复查CT示肿瘤较前增大，考虑放疗反应，予对症治疗并继续放疗。同时完善纤维支气管镜检查，示对比初诊时纤维支气管镜检查，新发右中间支气管病灶。但目前无法判断该新发病灶是化疗后、放疗前就存在，还是同步放化疗之后出现。因此不能简单地对比初诊时的纤维支气管镜表现而考虑是疾病进展。建议继续放疗，必要时调整放疗剂量及照射野。

6. 后记

经与病理科确认，患者右中间支气管活检组织的癌细胞未见空泡、坏死、变性等改变。该活检组织NGS检测：*KRAS*突变（38.4%），*RB1*单拷贝数缺失，*TP53*突变（23.9%）。2018年1月15日结束放疗（总共63 Gy/30 F）。后定期复查，2018年2月12日门诊复查胸部CT：对比2017年12月27日CT，右上肺中央型肺癌较前缩小，右上肺不张及炎症较前明显好转，新发双肺多发转移，右肺门及纵隔淋巴结转移大致同前，右侧胸腔积液较前明显减少，左下肺慢性炎症大致同前，肺气肿，右侧胸膜增厚；心包少量积液；双肾见低密度病灶，考虑转移可能性大。2018年3月2日住院再次复查CT：双肺多发转移较前增多增大，双侧胸腔积液较前增多；双侧锁骨上淋巴结转移；双肾病灶考虑转移，较前增大；胰尾低密度影，考虑转移，轻度增大；余同前。2018年3月2日头颅MR：右枕部及颅内多发病灶，考虑转移瘤。疗效评价PD，修正诊断右上肺腺鳞癌cT4N3M1c（对侧肺、双肾、胰尾、多发脑）ⅣB期，PFS=5个月。2018年3月15日予吉西他滨单药C1D1化疗，后患者于当地医院继续抗肿瘤及对症支持治疗，并于不久后离世（具体时间不详，图11-5）。

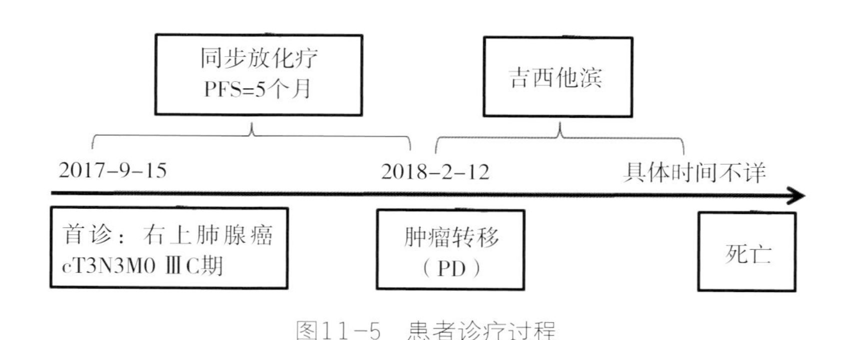

图11-5 患者诊疗过程

7. 吴一龙评论

（1）该病例因在放疗期间出现症状加重而做了一系列检查，引出了放疗期间评价疗效的问题。部分肿瘤内科医生认为是疾病进展，放疗科医生认为是放疗反应，在多学科讨论后坚持完成了放射治疗。病例追踪最后仍可见到放疗区域控制良好，治疗失败主要是远处广泛转移而且进展迅速，证实了MDT结论的正确。

（2）本病例特殊之处在于混合型腺鳞癌，而且带有*TP53*突变和*RB1*缺失。大家知道，带有这两种基因改变的病例比较容易出现小细胞肺癌转化。本病例全身转移进展后没有活检，不能证实是否有转化，但短期内全身多器官的转移符合恶性程度特别高的小细胞肺癌的临床特征。这类患者是否只满足于完成标准放化疗是值得细思的。

（林嘉欣整理，吴一龙、涂海燕审校）

● 病例12 ●

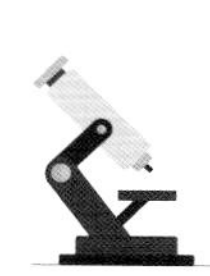

新药临床试验异军突起的时代，如何把控标准治疗与尝试新药的界限？

导 读：对于临床上暂无同期或序贯放化疗指征的ⅢB、ⅢC期肺癌患者，我们通常的做法是先接受2周期诱导化疗，评估有效后再行序贯放疗。这样做的缺点是患者无法筛选入组一线新药治疗的临床试验。很多针对晚期肺癌的临床试验研究可以纳入不能接受同期或序贯放化疗的ⅢB、ⅢC期患者，因此，需要明确如何把控标准治疗与尝试新药的界限。

关键词：局部晚期肺癌；标准治疗；临床试验

病例讨论时间：2017年9月20日　　汇报医生：柯娥娥医生

1. 病历摘要

患者，男性，62岁，吸水烟40年，无肿瘤家族史，PS=1分。2017年9月1日因“反复咳嗽、咳痰3个月”入院。2017年9月17日广东省人民医院胸部增强CT示：右肺上叶周围型肺癌，大小约7.1 cm×6.7 cm，右肺门、纵隔淋巴结肿大、转移。骨扫描及头颅MR未见明显异常。2017年9月6日于高州市人民医院行右锁骨上窝淋巴结切除活检病理示：转移性腺鳞癌。广东省人民医院及中山大学附属肿瘤医院的病理会诊均诊断为腺癌。淋巴结组织二代测序结果示：*BRAF* 15外显子错义突变 p.D594G c.1787A>G，丰度48.7%；其余驱动基因均阴性。确诊为右上肺腺癌cT4N3M0，ⅢC期。

放疗科会诊意见：建议先行2周期化疗，评估有效后继续完成第3周期化疗，再行序贯放疗。

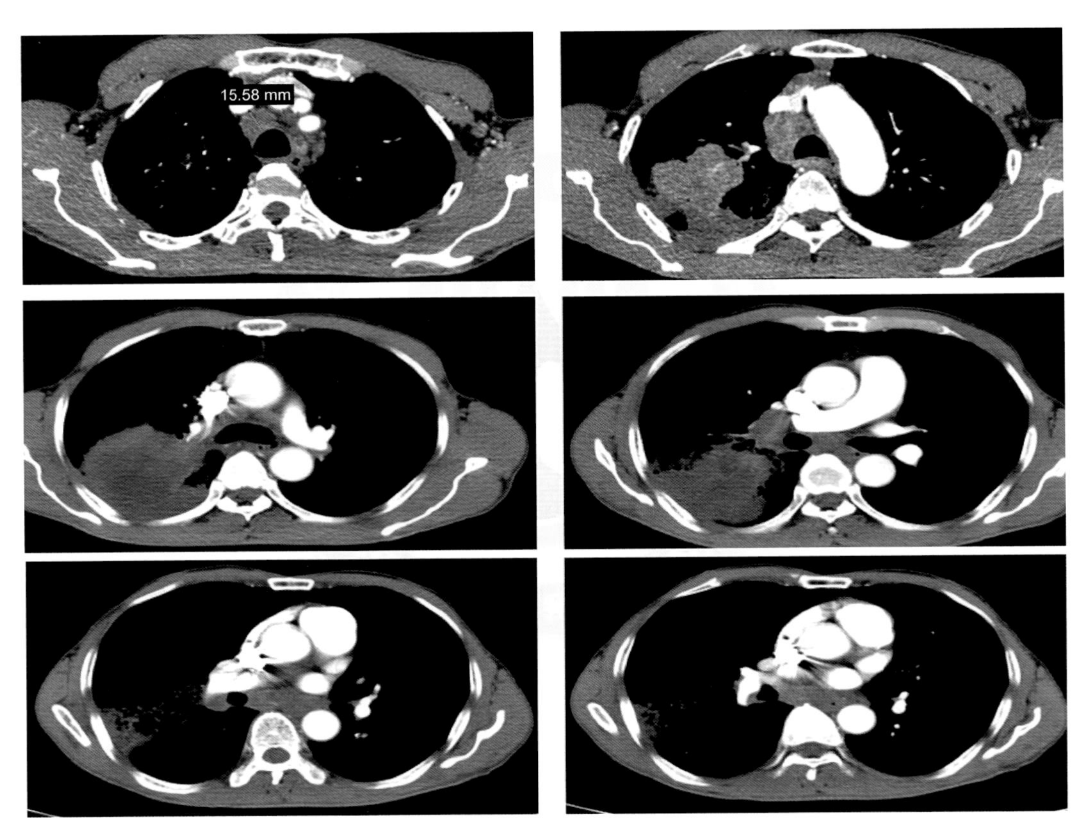

图12-1　2017年9月17日胸部增强CT：右肺上叶周围型肺癌，大小约7.1　cm×6.7　cm，右肺门、纵隔淋巴结肿大、转移

2. 讨论要点

对于不能同步放化疗的ⅢB、ⅢC期患者，是考虑入组一线免疫治疗临床试验，还是尝试序贯放化疗？

3. 科室意见

目前序贯放化疗的指征较为宽泛，如果该患者一线接受序贯放化疗，那么可能失去筛选入组一线治疗临床试验的机会。本中心目前也有多个一线免疫治疗的临床研究规定可以纳入不能接受同期或序贯放化疗的ⅢB、ⅢC期肺癌患者。因此，对于这类患者，是否考虑入组一线免疫治疗临床试验？

4. MDT讨论

问题一：对于不能同步放化疗的ⅢB、ⅢC期患者，是否只能尝试序贯化放疗，还是可以考虑入组一线免疫治疗临床试验？

· 涂海燕医生：近期病房有较多临床诊断为ⅢB、ⅢC期，但暂无同期放化疗指征的初治患者。放疗科会诊的建议是先行2周期诱导化疗后再行序贯放疗。目前有多个一线免疫治疗临床研究明确规定，可以纳入不能接受同期或序贯放化疗的ⅢB、ⅢC期肺癌患者。就试验设计方案而言，杨衿记主任也经常提到，临床上确实有5%～10%的Ⅲ期患者无法接受同期或序贯放化疗。对于临床上暂无同期或序贯放化疗指征的肺癌患者，我们一般建议先接受2周期化疗，评估有效后再行序贯放疗。但是接受这样的治疗方案以后，患者就无法筛选入组一线新药治疗的临床试验。具体到这位患者，第一，患者诊断为ⅢC期，右肺门、中纵隔、上纵隔甚至锁骨上存在多个淋巴结肿大、可疑转移，且原发病灶直径大于7 cm，不符合同步放化疗的指征。第二，该患者*BRAF* D594G突变，并无靶向药物治疗，仅有化疗可选。那么，在此主要请教放疗科医生如何看待这个问题。

· 谢松喜医生：对于年纪较大、肿瘤比较大、纵隔淋巴结肿大比较多、合并肺不张或慢性阻塞性肺疾病（chronic obstructive pulmonary disease，COPD）或阻塞性肺炎的患者，我们建议做序贯放化疗。对于较年轻、身体状态较好的患者，我们建议先做1～2个疗程的化疗，评估有效之后加用同期放化疗。目前，诱导化疗加同步放化疗已经有2A级别的证据支持，尤其是PS评分比较好、肿瘤相对比较巨大的患者，可以先行诱导化疗，然后再加同步放化疗，而不是直接同步放化疗。

· 吴一龙医生：Ⅲ期肺癌患者的治疗存在很多争议。那么，在座的医生，谁能非常清晰地告诉我们同期放化疗的准确定义是什么？

问题二：同期放化疗的准确定义是什么？

· 谢松喜医生：同期放化疗是指放疗前的1周之内给予化疗，然后在放疗期间给予第2疗程化疗。其中，剂量一般在60 Gy以上，或者持续3周的周剂量以达到系统性剂量。我们医院争取做到放疗、化疗在同一天开始。

· 谭佩欣医生：其实不同的文章对同期放化疗的定义也有不同。有些文章认为放疗开始之前1周之内开始化疗则属于同期放化疗。另有一些文章认为只要在化疗4～6个周期之内开始做放疗，就属于同期放化疗。这确实是很让人困惑的问题。

· 周清医生：现在的同期放化疗确实是覆盖2个周期化疗。同期放化疗基本采用EP（依托泊苷+顺铂）方案，但很难做到第1周期就开始放疗，因为在临床实践中此时往往还无法确定放疗的靶区，只好等放疗开始时才真正地同步，也就是第2周期化疗才开始同步放疗，第3周期也是在放疗期间，所以也能覆盖到2个周期的化疗。

· 吴一龙医生：上周公布的PACIFIC[1]临床研究也是与同期放化疗相关的。我们必须清楚同期放化疗的定义。

2021年欧洲肿瘤学会（European Society for Medical Oncology，ESMO）年会期间，全球顶尖的放疗专家、肿瘤内科专家针对PACIFIC研究召开了一个全球专家会议。在会上，我首先提问PACIFIC研究如何定义同期放化疗？PACIFIC研究摘要中提到约20%的患者接受了前期的诱导化疗。那么，既然有诱导化疗，就不是与放疗同步开始，为何也算是同期放化疗？主要研究者是临床肿瘤学家，他们没能解释清楚。后来那位点评我们BRAIN研究的荷兰教授回答道，最简单的同期放化疗是放疗、化疗同时开始、同时结束。但是问题在于这种同期放化疗周期恰为6周，可以进行2个周期的化疗，而传统意义上的化疗起码3～4个周期。那么，这种意义上的同期放化疗策略是否达到了有效的化疗剂量？荷兰教授解释道，放化疗与化疗的作用机制不同。放化疗不讲究化疗的周期数和剂量是否足够，其关键在于放疗、化疗同期协同作用的时间段，所以化疗至少2个周期是足够的。

证据：PACIFIC研究是首个探索PD-L1抑制剂用于Ⅲ期非小细胞肺癌患者的全球范围的大型随机、双盲、前瞻性Ⅲ期临床研究。在接受含铂方案同步放化疗后的局部晚期不可手术的非小细胞肺癌患者中，单药德瓦鲁单抗巩固治疗能够使患者PFS提高到3倍（16.8个月 vs 5.6个月，$P<0.000\ 1$），在客观缓解率（ORR）方面也表现良好（28.4% vs 16%，$P<0.001$）[1]。

在PACIFIC临床研究中，前面提到约20%的患者接受了前期的诱导化疗。那么，根据第二个同期放化疗的定义，我们可以用1～2个周期的化疗，但不能超过3个周期。后续开始放疗时可以同步开始2个周期化疗。放疗结束，化疗也结束。这是PACIFIC临床试验采纳的标准。为什么？到现在为止，韩国和我们一起做的KCSG-LU05-04[2]临床试验、欧美的RTOG 0617[3]试验和全球的PROCLAIM[4]临床试验，都规定2周期化疗和放疗同步。同期放化疗后继续化疗或西妥昔单抗巩固治疗都没有临床获益，因为担心化疗剂量不够或期望加另外的治疗来减少远处转移，几乎都是画蛇添足。直到免疫检查点阻断剂的出现，才看到生存率的极大改善。因此，我们应该采取PACIFIC临床研究对同期放化疗的定义。

回到这个病例，我们要考虑什么问题？对于无同期放化疗指征的患者，我们的次要选择就是序贯放化疗，而非按照Ⅳ期肺癌治疗。现在的证据告诉我们，同期放化疗的疗效优于序贯放化疗，序贯放化疗优于单药化疗。针对治疗决策，我们需要考虑两个维度，一个是临床证据，另一个是伦理学依据。既然已有证据支持该患者不能考虑同期放化疗，那么，序贯放化疗可以使患者获得多少生存获益？如果同期或序贯放化疗不能使患者的获益优于晚期肺癌患者的联合治疗方案，我们可以考虑晚期肺癌治疗方案。但如果现有证据支持序贯放化疗的疗效更优，为何还要考虑参加新药临床试验？这是伦理学的基本原则。

所以，就这例患者而言，如果符合诱导化疗的条件，可以前期诱导化疗至多2周期，然后再评价疗效，决定放化疗方案。

问题三：在诱导化疗的同时，可否联合现有的免疫抑制剂以提高有效率？

·涂海燕医生：针对这类Ⅲ期肺癌患者，治疗策略的优先选择顺序依次是同期放化疗、序贯放化疗，最后才是按照晚期肺癌的联合化疗方案。另外，从目前的证据上来讲，如果患者的经济条件允许，化疗联合免疫抑制剂也是可选方案之一。

·吴一龙医生：化疗联合免疫抑制剂的问题在于，相关的临床试验在近半年来才公布长期生存数据，我们才能以此为依据作为可选方案之一。根据目前的数据来看，化疗联合免疫抑制剂治疗的患者，其5年生存率确实优于序贯放化疗。所以，这种情况需要放疗科医生综合判断。当认为患者无法接受同期放化疗时，才可以考虑推荐参加临床试验或尝试序贯放化疗。

这里的主要问题是我们如何判断患者是否能够完成同期放化疗。就我个人的经验而言，纵隔多站型、巨块型、融合型淋巴结肿大很难在1～2个周期治疗中有所缓解，之后的同期放化疗难以进行。但肿瘤病灶较大并不是同期放化疗的禁忌证。因此，建议这例患者按照标准治疗进行，即先化疗3个周期，看看有没有机会2周期后同步化放疗。

·杨衿记医生：根据临床证据和伦理学依据两个标准进行临床决策是非常重要的。从近期与放疗科、肿瘤内科、肿瘤外科多学科专家们的讨论合作中可以看到，我们MDT需要以证据为基石，而不能单纯以经验说话。针对每个病例，我们需要罗列出支持与不支持的证据，进而进行决策。

·谢松喜医生：靶向药物治疗的失败模式有以下几种。第一个是缓慢进展，在这种情况下，患者是有机会接受治疗策略的改变的。第二个是寡转移，可以加用局部治疗。但是另外一种广泛转移的病例，则肯定无法接受放疗。那么，现在以逆向思维来思考。如果这例患者接受了局部放疗联合化疗，可以达到PFS获益，即便后续出现进展，也是以局部病灶增大为多见。可以联用靶向药物或者免疫治疗，这样也能达到生存获益。

·吴一龙医生：这是很好的见解，但仅为可能性，还没有大样本临床数据的支持。从放疗科与肿瘤内科的合作情况来看，我们确实需要加强讨论，综合分析如何平衡疗效获益与经济成本。希望放疗科与肿瘤内科、肿瘤外科的医生能够加强探讨，总结出不适合同期放化疗的高危因素，以更好地指导临床实践。

另外，需要临床医生将重点聚焦于患者本身。我们的癌症患者曾帮我们做了一个数据统计分析。其中，关于患者本人最倾向的治疗方案，67%的患者选用靶向治疗、不选化疗。这就是患者的意愿。循证医学的基石在于人。

5. MDT小结

目前，ⅢB、ⅢC期肺癌患者的治疗确实存在很多有争议的问题。根据PACIFIC临床研究对同期放化疗的定义，对于前期经过1～2个周期的诱导化疗，后续开始放疗时可以同步开始2个周期化疗的患者仍可以算作同期放化疗。根据以往的数据只能说明：同期放化疗的疗效优于序贯放化疗，序贯放化疗的疗效优于单药化疗。虽然近半年开始有数据表明化疗联合免疫抑制剂治疗患者的5年生存率可能优于同期或序贯放化疗，但缺乏直接对比的证据，还不足以改变目前的治疗格局。所以目前的标准治疗策略的优先选择顺序依然是同期放化疗、序贯放化疗，最后才是按照晚期肺癌的联合化疗方案。因此，这例患者的治疗方案还是应该按照标准进行诱导化疗后尝试同步或序贯放化疗。

6. 后记

患者在接受2周期EP方案诱导化疗后复查评估仍不符合同期放化疗指征，遂开始66 Gy/33 F的序贯放疗，PFS 10个月。2018年9月15日因小肠转移并肠梗阻，于当地医院行小肠转移灶姑息切除手术。2018年12月25日离世。总生存时间16个月（图12-2）。

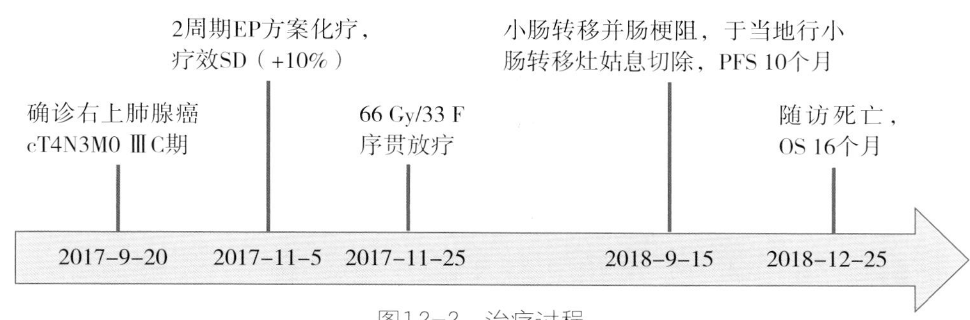

图12-2 治疗过程

7. 吴一龙评论

以东亚患者为主的KCSG-LU05-04试验，同步化放疗的疗效PFS为8～9个月，OS为20个月；全球的PROCLAIM试验的PFS为9.8～11.4个月，OS为25.0～26.8个月。本例为序贯化放疗，PFS 10个月，但OS只有16个月，效果不太满意。而最近公布的PACIFIC，OS已达47.5个月，确实需要对局部晚期肺癌的治疗模式做更深入的探讨。

参考文献

[1] ANTONIA S J，VILLEGAS A，DANIEL D，et al. Durvalumab after chemoradiotherapy in stage Ⅲ non-small-cell lung cancer [J]. N Engl J Med，2017，377（20）：1919-1929.

[2] AHN J S，AHN Y C，KIM J H，et al. Multinational randomized phase Ⅲ trial with or without consolidation chemotherapy using docetaxel and cisplatin after concurrent chemoradiation in inoperable stage Ⅲ non-small-cell lung cancer：KCSG-LU05-04 [J]. J Clin Oncol，2015，33（24）：2660-2666.

[3] BRADLEY J D，PAULUS R，KOMAKI R，et al. Standard-dose versus high-dose conformal radiotherapy with concurrent and consolidation carboplatin plus paclitaxel with or without cetuximab for patients with stage ⅢA or ⅢB non-small-cell lung cancer (RTOG 0617)：a randomised，two-by-two factorial phase 3 study [J]. Lancet Oncol，2015，16（2）：187-199.

[4] SENAN S，BRADE A，WANG L H，et al. PROCLAIM：randomized phase Ⅲ trial of pemetrexed-cisplatin or etoposide-cisplatin plus thoracic radiation therapy followed by consolidation chemotherapy in locally advanced nonsquamous non-small-cell lung cancer [J]. J Clin Oncol，2016，34（9）：953-962.

（柯娥娥整理，吴一龙、涂海燕审校）

第四章

局部晚期非小细胞肺癌治疗中并发症的预防与管理

病例13

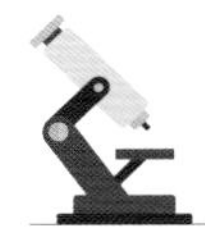

肺癌治疗过程中的乙肝病毒激活

导　读：乙肝病毒（HBV）感染是全球公共卫生健康问题，我国是乙型肝炎感染率较高的国家之一，在真实世界中，我们常常需要进行肺癌合并乙肝病毒感染的抗肿瘤治疗，对于接受化疗的乙肝表面抗原（HBsAg）阳性肺癌患者，如何预防与治疗乙肝病毒感染？

关键词：小细胞肺癌；乙肝；抗病毒

病例讨论时间：2017年11月22日　　汇报医生：李安娜医生

1．病历摘要

患者，男性，72岁，PS=1分，轻度吸烟者。患者于2017年9月22日行肺穿刺活检，病理为小细胞肺癌，诊断为右上肺小细胞肺癌cT4invN2M0 ⅢB期（第8版TNM分期）；慢性病毒性肝炎乙型，活动期（乙肝两对半检测：乙肝表面抗原+，乙肝e抗体+，乙肝核心抗体+）。于2017年9月23日和2017年10月15日接受了2个周期EP化疗，疗效评价PR（肿瘤缩小33%），出现Ⅰ度血液学毒性，4度转氨酶升高（最高>1 000 U/L），3度胆红素升高。2周期EP化疗后，患者出现肝功能明显异常（表13-1），请感染内科会诊。会诊意见考虑为：①HBV重新激活？慢性乙肝。②药物性肝损害。建议进一步检查腹部B超，查甲、乙、丙、丁、戊型肝炎抗体，HBV-DNA与甲胎蛋白检测。目前可给予抗病毒治疗（恩替卡韦0.5 mg，qn）、护肝治疗等。2017年11月15日进行HBV-DNA定量检测为105 502 U/mL。2017年11月14日开始抗病毒和护肝治疗，转氨酶下降。治疗情况见图13-1至图13-3。

表13-1 患者肝功能结果

肝功能	2017-9-18	2017-9-30	2017-10-14	2017-10-30	2017-11-9	2017-11-14	2017-11-16	2017-11-20
AST/（$U \cdot L^{-1}$）	40	40	74	150	632	1 024	752	376
ALT/（$U \cdot L^{-1}$）	40	44	64	129	622	1 227	776	370
TBIL/（$\mu mol \cdot L^{-1}$）	12.2	9.2	9.5	10.1	17.5	42.5	47.0	52.3
DBIL/（$\mu mol \cdot L^{-1}$）	2.4	1.6	1.8	2.1	5.1	19.3	26.8	30.2

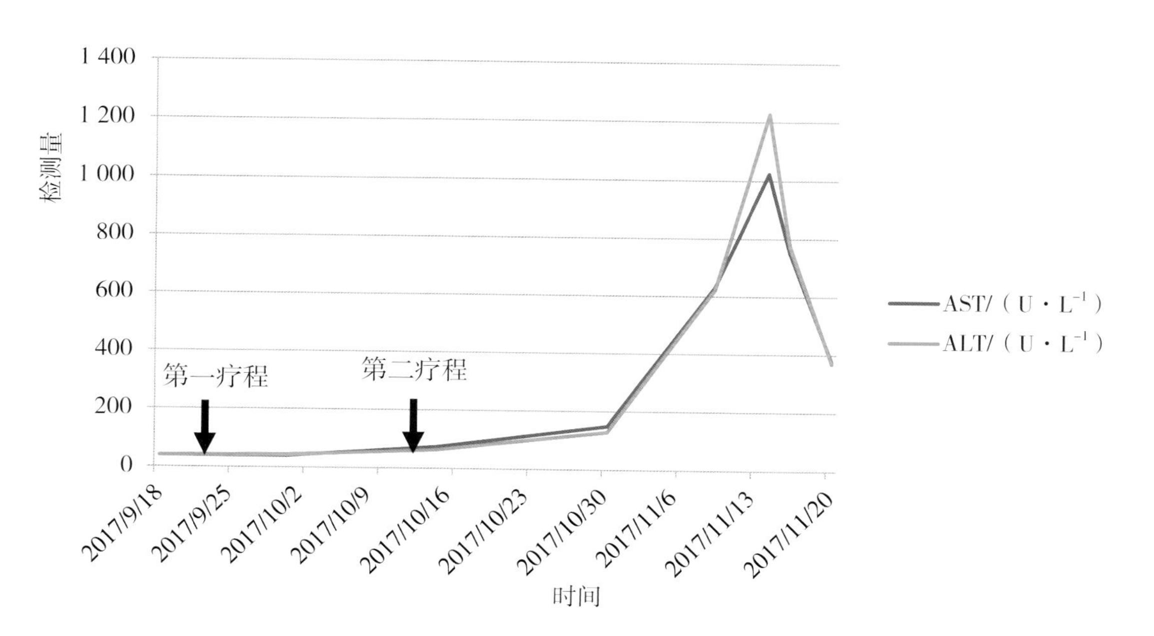

图13-1 患者转氨酶变化曲线

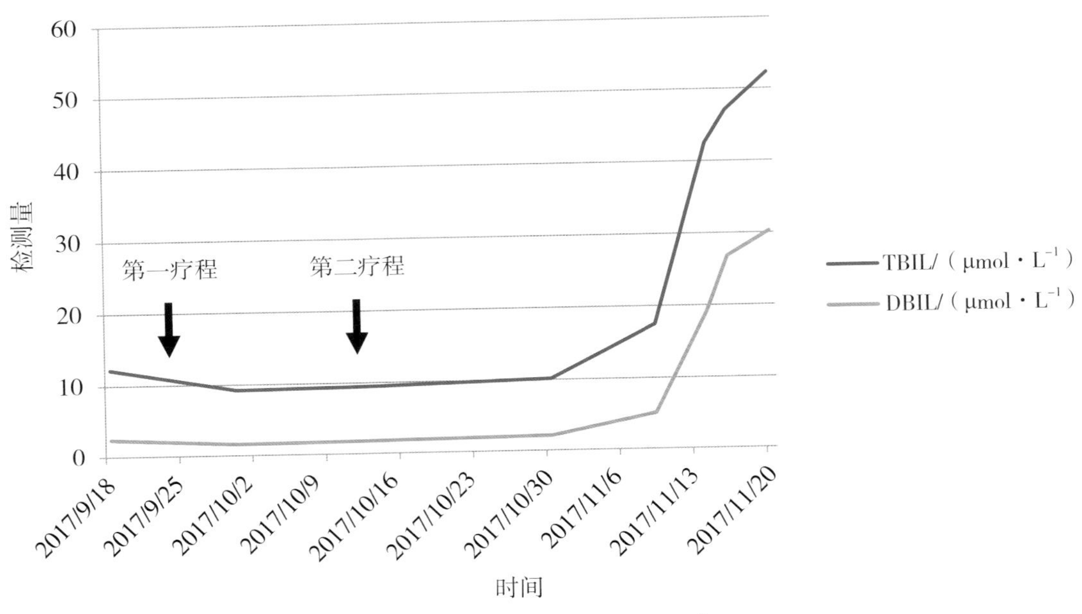

图13-2　患者胆红素变化曲线

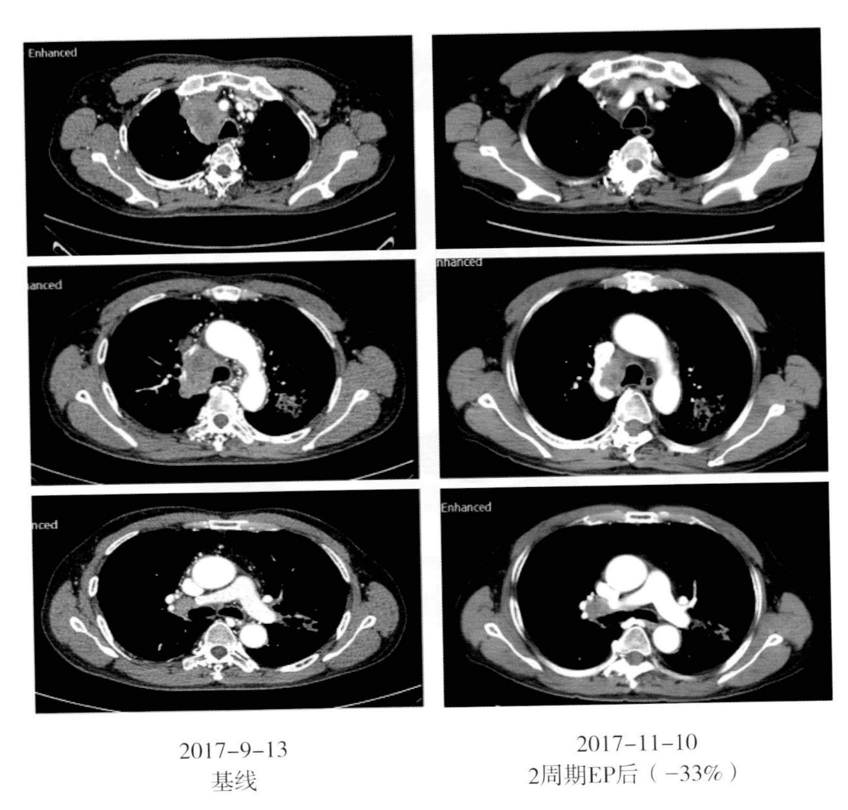

图13-3　治疗前后影像学变化

2. 讨论要点

下一步的治疗方案。

3. 科室意见

局部放疗，并同时给予抗病毒和护肝治疗。

4. MDT讨论

· 李伟雄医生：现在患者已经使用抗病毒治疗了吗？肝功能是否有改善？

· 李安娜医生：在请感染科会诊后，2017年11月14日开始进行抗病毒治疗，治疗后转氨酶下降，病例汇报时展示了转氨酶和胆红素的变化趋势。

· 潘燚医生：对于这类乙肝表面抗原阳性的情况，在治疗前应该检查病毒拷贝数，并事先给予抗病毒治疗。在我们肿瘤中心有没有标准流程？以前是否讨论过类似的病例？

· 陈晓明医生：乙肝病毒再激活包括两种情况：一是患者的HBV DNA拷贝数由阴性变成阳性，不管升高了多少，都属于再激活；二是患者治疗前HBV DNA拷贝数就较高，经化疗或者放疗，升高了一个数量级（指南有说明具体的升高范围）。对于这个患者，因为检查基线时我们没有进行HBV DNA拷贝数检测，所以无法判断患者是否属于乙肝病毒再激活。

· 陈华军医生：在几年前的MDT讨论中，我们邀请感染科的医生介绍过相关经验，即乙肝表面抗原阳性患者，如果要接受系统性的化疗，应该如何进行抗病毒治疗。但几年前的指南还没有明确规定抗病毒治疗多久后才可以做化疗。感染科建议抗病毒治疗后至少2周才可以做化疗。我们中心也因为临床试验入组的原因，对乙肝患者常规给予抗病毒治疗。今天讨论的患者是在其他科室接受了2个周期化疗后才转入我科的。这次复查发现患者出现严重的肝损害，我们邀请了感染科医生会诊，会诊意见是建议患者终身抗病毒治疗。现在讨论的焦点是，患者在2个周期化疗之后，疗效为PR，目前仍属于局限期小细胞肺癌，是否可以直接给予放疗，并同时抗病毒护肝处理，待放疗结束后，再根据患者肝功能情况考虑是否继续化疗。

· 王震医生：目前，这个患者处于乙肝活动期，这是可以肯定的，但肝功能的损害也不能完全排除药物的肝毒性。

· 李伟雄医生：目前可以考虑直接进行局部放疗，不采用同步化疗的方式。实际上，小细胞肺癌的同步放化疗是几年前才开始的，既往我们都是采用“夹心”的方式，即2个周期的化疗后进行放疗，放疗结束后再做2周期化疗，这种策略是可行的。这个患者情况比较特殊，目前其肝功能的损害可能是因为肝炎，也可能是药物导致的肝损害，但无论是哪种原因造成的，目前都不能再行化疗。因此，目前可以先进行放疗，放疗结束后，根据患者肝功能的情况，再决定是否继续做化疗。

· 李安娜医生：患者的肝功能损害更有可能是乙肝导致的。第一，患者在第一次化疗结束后复查肝功能，并没有损害。第二，患者在转入我科后即给予护肝治疗，但没有好转，再进行抗病毒治疗后，转氨酶才开始下降。

· 潘燚医生：很多乙肝病毒拷贝数高的患者，转氨酶并不高，但在给予化疗后，乙肝病毒可能会呈现暴发性增长，因此，对于这类乙肝表面抗原阳性的患者，在治疗前一定要检查HBV DNA拷贝数，并预先给予抗病毒治疗，再行抗肿瘤治疗。现在这个患者可以先行放疗，在这个过程中，给予抗病毒和护肝治疗。建议先转入感染科给予护肝治疗，同时等待放疗。

证据：在接受化疗的乙肝表面抗原阳性肺癌患者中，HBV再活化和相关并发症的风险较高[1-3]。根据2017版《慢性乙型肝炎指南》推荐意见：对于化疗和免疫抑制治疗的患者，应该筛查乙肝感染情况。对于表面抗原阳性者，应当给予恩替卡韦（ETV）、替诺福韦酯（TDF）或替诺福韦艾拉酚胺富马酸进行预防或治疗。对于表面抗原阴性但乙肝核心抗体（抗-HBc）阳性者，如果其乙肝病毒再激活危险性高，也应给予预防性治疗。

5. MDT小结

这可能算是一个“较单纯”的病例，不像以往讨论的复杂的分子分型病理演化病例，就是一个乙肝合并肺癌在化疗前后对乙肝的管理问题。乙肝的暴发也许会让抗肿瘤治疗功亏一篑，这是部分肺癌临床管理的重要问题。

6. 后记

MDT后患者于2017年12月5日开始胸部+右锁骨上区放疗IMRT DT 60 Gy/30 F，肝功能恢复，2017年12月22日开始3个周期的EP同步治疗，2018年1月17日完成放疗，PFS=11.6个月。进展后再次于2018年9月27日MDT讨论后予纳武单抗+VP-16+CBP的治疗，缩小SD（-24%），PFS=7.4个月。因为临床获益，继续纳武单抗维持治疗，共计完成21次免疫治疗，但患者仍于2020年2月27日死亡。

7. 吴一龙评论

（1）中国乙肝病毒感染率偏高，癌症患者的治疗决策应充分考虑这一点，凡是乙肝病毒感染阳性的患者应该在化疗开始时便给予抗病毒治疗。

（2）治疗过程中乙肝病毒和肝功能的检测应更为重视，一旦发现异常应及时处理，以免酿成大害。

参考文献

［1］QIN L，WANG F，ZOU B W，et al. Chemotherapy-induced fatal hepatitis B virus reactivation in a small-cell lung cancer patient［J］. Mol Clin Oncol，2016，5（4）：382-384.

［2］WU Y T，LI X，LIU Z L，et al. Hepatitis B virus reactivation and antiviral prophylaxis during lung cancer chemotherapy：a systematic review and meta-analysis［J］. PLoS One，2017，12（6）：e0179680.

［3］NISHIDA T，HIRAMATSU N，MIZUKI M，et al. Managing hepatitis B virus carriers with systemic chemotherapy or biologic therapy in the outpatient clinic［J］. Hepatol Res，2013，43（4）：339-346.

（李安娜整理，吴一龙、陈华军审校）

病例14

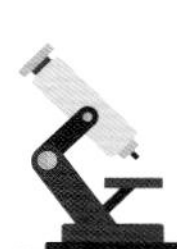

ⅢA期中央型肺鳞癌伴发阻塞性肺炎：准确分期、控制感染后再行评估手术可行性和化疗方案选择

导　读：ⅢA期肺癌诊治最为棘手，其难点在于患者群体特征及预后异质性较大，手术、放疗、化疗、靶向治疗甚至免疫治疗手段如何有效地搭配，为患者带来最大生存获益成为治疗关键。

关键词：中央型肺癌；全肺切除；围手术期治疗

病例汇报时间：2018年1月21日　　汇报医生：张嘉涛医生

1. 病历摘要

患者，男性，69岁，重度吸烟者，吸烟100包/年，戒烟2周，无肿瘤家族史，PS=1分。因“咳嗽、咳痰伴发热1个月余”入院，2018年1月7日外院增强CT（图14-1至图14-3）提示：①左肺上叶近肺门水平团块影，最大截面52 mm×38 mm，累及左肺上叶支气管，纵隔内多发肿大淋巴结；②左肺上叶内阻塞性肺炎。2018年1月12日纤维支气管镜检查结果提示：左主支气管通畅，左上叶支气管开口处管壁可见较多结节状新生物并堵塞管腔，活检病理为左肺上叶鳞状细胞癌。免疫组化提示：CK5/6（+），P40（+），CK7（灶+），TTF-1（−），NapsinA（−），Syn（−），CD56（−）。其他检查：肺功能，FEV_1=2.73 L，占预计值105%，FVC=3.54 L；头颅MR、骨扫描、腹部增强CT未见明显异常。

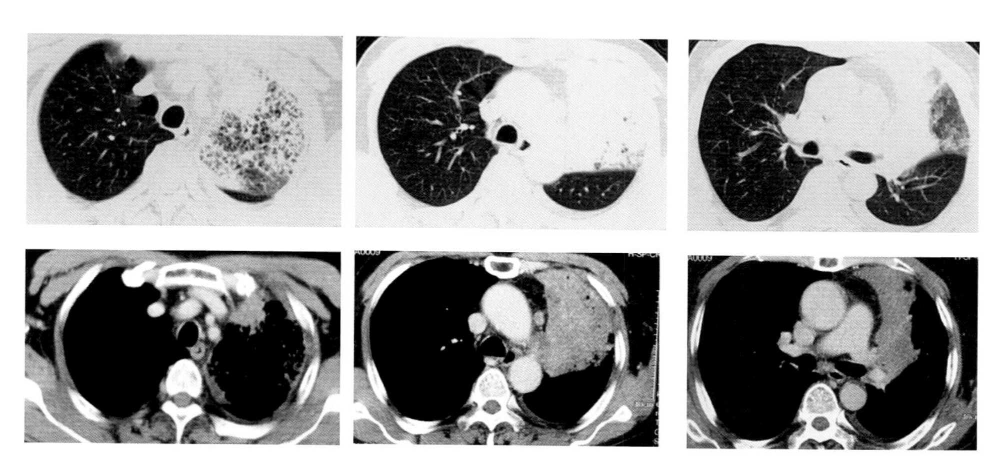

图14-1 2018年1月7日外院增强CT示：左肺上叶近肺门水平团块影，最大截面52 mm×38 mm，累及左肺上叶支气管，纵隔内多发肿大淋巴结；左肺上叶内阻塞性肺炎

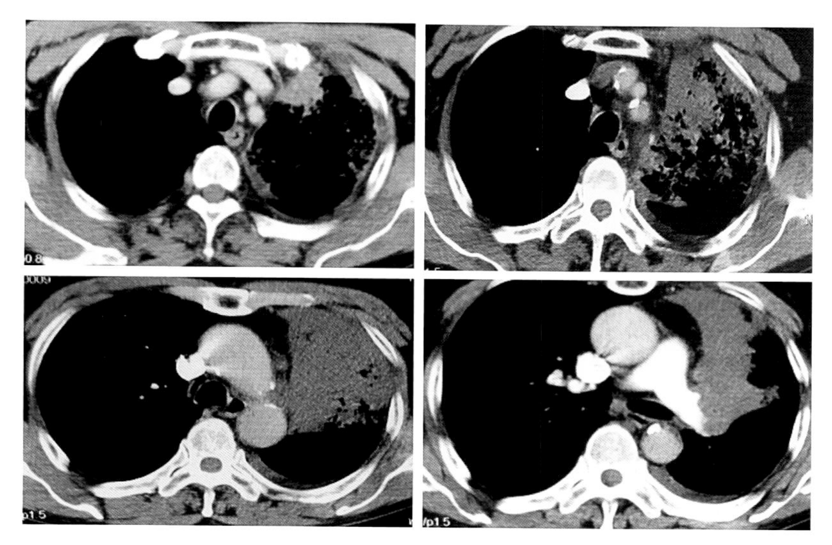

图14-2 2018年1月7日外院增强CT关键图像：纵隔区4L、5组、7组淋巴结

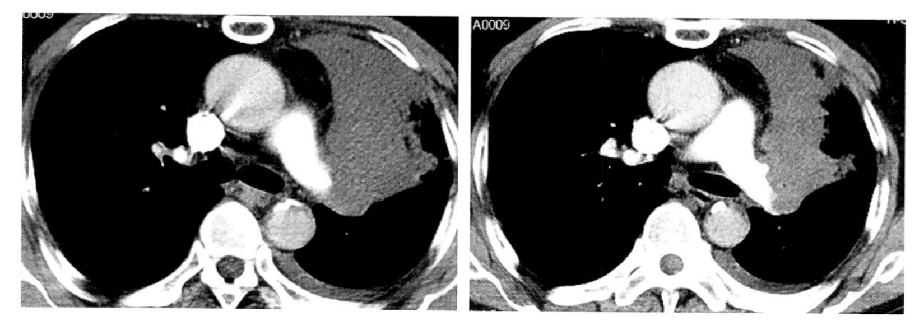

图14-3 2018年1月7日外院增强CT关键图像：肺部病灶疑似侵犯左上肺动脉

综合以上病例信息，整理为如下时间轴（图14-4）：

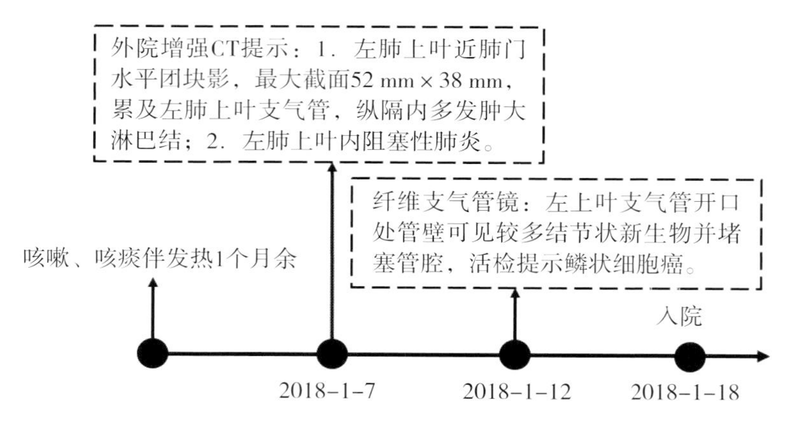

图14-4 病例信息时间轴

2. 讨论要点

（1）针对此病例，如何准确判断其肿瘤分期？

（2）制订下一步治疗方案。

3. 科室意见

（1）该患者病理为鳞癌，纵隔区可见多发淋巴结，但测量其短径均未超过1 cm，N分期为N0，目前诊断考虑为左上肺鳞癌cT3N0M0 ⅡB期。

（2）该患者的特点包括：①患者为老年男性，重度吸烟者，心肺功能可，肺功能FEV_1=2.73 L，占预计值105%，自诉可爬5层楼梯以上；②患者入院前有发热等症状，外院CT提示左上肺阻塞性肺炎；③2018年1月7日外院增强CT进一步提示肿瘤侵犯左上肺动脉，而左主动脉干管壁光滑，与肿瘤之间仍有充分间隙，2018年1月12日纤维支气管镜提示左上叶开口处肿瘤，若手术，极有可能行左全肺切除；④患者病理为鳞癌，纵隔区可见多发淋巴结，但测量其短径均未超过1 cm，N分期为N0。综合以上信息，判断该患者仍有手术根治机会，预期行左全肺切除。

4. MDT讨论

问题一：针对此病例，如何准确判断其肿瘤分期？

· 吴一龙医生：针对该患者的T分期，需认真考量，目前判断其为T3，原因是什么？

· 张嘉涛医生：目前T3的判断依据是增强CT测量的肿瘤最大径为5.2 cm。

· 吴一龙医生：针对此病例，仅仅根据增强CT判断T分期是不充分的，原因如下。第一，该患者左上肺明显存在阻塞性肺炎，肿瘤本体与阻塞性肺炎无法准确区分。第二，患者肿瘤与左肺动脉主干关系密切，是否能排除其侵犯纵隔大血管？若判断其侵犯左肺动脉主干，则其T分期应该为T4。

证据：2017年颁布了第八版肺癌TNM分期[1]，其中T分期改动较大。结合此病例，所需要关注的T分期改动有两个方面：第一是大小，第七版中5.2 cm是T2b，而在第八版中则为T3；第二，第七版中伴有全肺不张归为T3，而在第八版中，无论是部分肺不张还是全肺不张，一律归为T2。另外，无论是第七版还是第八版，只要侵犯纵隔大血管，均为T4。

· 陈华军医生：从患者的外院增强CT看，左上肺病灶强化不均一，是否应该考虑胸膜播散（M1a）的可能性？建议完善PET/CT扫描。

· 江本元医生：患者病理为鳞癌，出现M1a可能性较腺癌少见，但尚不能完全排除，同意进一步完善PET/CT，同时可进一步根据PET/CT代谢水平辅助判断该患者纵隔淋巴结分期及肿瘤T分期。

· 杨学宁医生：对于该患者，除了T分期，N分期也是至关重要的，主要考虑以下因素。第一，从增强CT看，该患者4L/5/7组淋巴结短径虽未超过1 cm，但仍有强化，有创活检（如EBUS）是必要的。第二，肿瘤明显完全包绕左上肺尖后段动脉，与左肺动脉干仍有间隙，若手术则极有可能需行左全肺切除，而N2阳性患者，全肺切除是需要尽量避免的。因此，N分期的判断与患者治疗方案的制订密切相关。

问题二：下一步治疗方案是什么？

· 吴一龙医生：在INT0139临床试验的肺叶或全肺切除的探索性亚组分析中，对于ⅢA-N2期患者，全肺切除组预后较单纯化放疗组差，因此若手术无法避免全肺切除，术前明确N分期至关重要！

证据：2009年，*Lancet*期刊公布了一项Ⅲ期临床试验，即INT0139。该试验入组ⅢA-N2期非小细胞肺癌患者，随机分成两组，一组是同步放化疗，一组是先给予诱导放化疗，然后进行手术切除。结果显示两组治疗中位OS无差异：23.6个月 vs 22.2个月。但是放化疗后手术组显著延长了次要研究终点PFS（12.8个月 vs 10.5个月）并提高了5年生存率（22% vs 11%）。最关键的是，在其亚组分析中，全肺切除死亡率高达26%，且导致手术组治疗相关死亡率增加（8% vs 2%），全肺切除的患者无法从手术当中获益[2]。

在循证医学上，随机对照临床试验的亚组分析往往都是用来看趋势的，而不能得到一个终点结论，但是这个亚组是经过一个倾向匹配后的亚组，此外结合临床认识，全肺切除的患者术后风险、预后也是相对较差的，所以我认为这个亚组的研究结果还是可信的。

· 张嘉涛医生：该患者放疗效果如何？

· 潘燚医生：对于该病例，我认为放疗相对棘手，由于左上肺肿块和不张的肺连在一起，在临床实践中，这种情况由于乏氧细胞比较多，放疗效果都不好，同时肺不张的患者放疗靶区的勾画会相对较大，需要谨慎。

· 李伟雄医生：同意潘燚主任的意见，该患者同步放化疗的效果应该不会太好。第一，阻塞性肺炎涉及整个肺叶。第二，肿块比较大。对于大于4 cm的肿瘤，同步放化疗的控制率在40%，小于4 cm的话在70%左右。第三，阻塞性肺炎导致肿瘤边界不是太清楚。另外，放射性肺炎的发生风险比较高。所以单纯做同步放化疗效果应该不会太好。

· 钟文昭医生：患者目前的临床分期是cT3N0M0 ⅡB期，一个关键问题是先做新辅助治疗还是先做手术再做辅助治疗。这个患者的特殊之处在于原发灶分期相对比较晚。手术可能要做比较复杂的袖状切除术或全肺切除术。另外，患者出现发热、左上肺阻塞性肺炎，到底是采用直接手术还是新辅助治疗呢？CSLC 0501研究能否有更多的证据？

· 杨学宁医生：从主要终点来看，CSLC 0501研究更新的随访结果显示，术后辅助治疗组的DFS更优。同时需要强调的是，CSLC 0501研究同时提示了新辅助化疗的优点，患者的耐受性好，将化疗提前至术前来做，无疑比术后接受辅助化疗更容易耐受，因此对于需要做全肺切除的患者，术前新辅助治疗有它的优势。另外，这位患者合并阻塞性肺炎，CSLC 0501研究并没有针对这类患者进行亚组分析，不明确化疗是否会增加肺部感染风险。

证据：在2018年的美国临床肿瘤学会（ASCO）会议上公布了CSLC 0501的研究结果，这是一项比较多西他赛联合卡铂辅助与新辅助化疗用于可切除ⅠB-ⅢA期NSCLC的多中心随机对照研究[3]。2006年3月至2011年5月，该研究从13个医疗机构中筛选出214例患者，其中198例患者被随机分组：97例患者行新辅助治疗，101例患者行辅助治疗。新辅助治疗组中100%的患者进行新辅助治疗，辅助治疗组中仅87.4%的患者完成辅助化疗。辅助治疗组和新辅助治疗组的3年DFS为53.4% vs 40.2%（HR=0.52，95%CI 0.30～0.91，*P*=0.033），5年DFS为47.9% vs 29.9%（HR=0.42，95%CI 0.24～0.75，*P*=0.005）。中位无病生存期为4.8年vs 2.1年（HR=0.69，95%CI 0.48～0.98，*P*=0.036）。

· 吴一龙医生：胸外科的手术，如果患者有发热，那什么情况下允许做手术，什么情况下不允许做手术？

· 钟文昭医生：感染的患者，手术肯定要慎重。但感染有两种情况：一种是双肺感染，如右侧肺感染，这种情况下手术要非常慎重。另一种是左上肺阻塞性肺炎的感染，手术顺利，可以控制。

· 吴一龙医生：外科医生要厘清手术适应证、禁忌证，这是最基本的！第一，术前充分准备，搞清楚感染的是什么细菌，需要什么抗生素，使用抗生素后稳定在什么状态可以手术。持续发热也不允许化疗，这是化疗里面的禁忌证。第二，肿瘤要准确分期。所以要完善检查，尽可能精准分期，评估手术可行性。第三，积极消炎，手术的相对和绝对禁忌证需要平衡，做超出适应证的治疗必须要有充分的理由。

5. MDT小结

本例患者为左上肺鳞癌cT3N0M0 ⅡB期，左上肺合并阻塞性肺炎，患者入院前有发热、咳嗽等症状，影像学提示左上肺肿瘤包绕左上肺尖后段动脉，纤维支气管镜提示左上叶开口处肿瘤，手术不排除行左全肺切除。MDT讨论要点如下：第一，新辅助治疗与辅助治疗的选择；第二，全肺切除患者辅助化疗的风险；第三，手术适应证的严格把控。

6. 后记

患者入院后于2018年1月22日进一步完善PET/CT检查，未提示纵隔淋巴结或远处器官转移；同时积极抗生素抗感染治疗，复查血常规、PCT等指标，未提示肺部活动性感染，患者发热、咳嗽、咳痰症状消失，遂于2018年1月26日行左全肺切除+肺门纵隔淋巴结清扫术，手术顺利，术后患者恢复可，于术后第4天出院。术后石蜡病理示：（左全肺）肺鳞状细胞癌，淋巴结可见癌转移（隆突下淋巴结1/2，主肺动脉窗淋巴结1/1）；因此术后病理分期为左上肺鳞癌pT3N2M0 ⅢB期。术后定期复查，患者于术后第5个月出现腰背痛，进一步PET/CT提示：左侧肾上腺转移，全身多发骨转移，DFS=5.3个月。

7. 吴一龙评论

这是一例左全肺切除的患者，从患者DFS仅有5.3个月来看，治疗效果并不理想，反思有几点值得注意。

（1）全肺切除对患者的生活质量、预期寿命有着不小的挑战，临床上对于每一例全肺切除的病例都必须慎重；对于拟全肺切除的患者，术前N分期的确定必须更加积极且严谨，应进行EBUS甚至是纵隔镜检查。

（2）患者的复发模式以远处转移为主，证明术前即存在亚临床病灶；从这个病例出发，以后如何对患者术前微转移灶或复发进行预判是个重要的问题。

（3）Ⅱ—Ⅲ期非小细胞肺癌术后辅助化疗是标准治疗，需要全肺切除的患者，新辅助化疗应该考虑更为优先的位置。本例患者左全肺切除后因各种原因没有进行辅助化疗，这可能是DFS短的主要原因。

参考文献

[1] RAMI-PORTA R，BOLEJACK V，CROWLEY J，et al. The IASLC lung cancer staging project：proposals for the revisions of the T descriptors in the forthcoming eighth edition of the TNM classification for lung cancer［J］. J Thorac Oncol，2015，10（7）：990-1003.

[2] ALBAIN K S，SWANN R S，RUSCH V W，et al. Radiotherapy plus chemotherapy with or without surgical resection for stage Ⅲ non-small-cell lung cancer：a phase Ⅲ randomised controlled trial［J］. Lancet，2009，374（9687）：379-386.

[3] YANG X N，ZHONG W Z，LUO H E，et al. Final overall survival for CSLC 0501：phase 3 study of adjuvant versus neoadjuvant chemotherapy with docetaxel combined carboplatin for resectable stage ⅠB-ⅢA non-small cell lung cancer［J］. ASCO，2018.

（张嘉涛整理，吴一龙、江本元审校）

第五章

其他

病例15

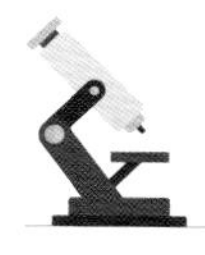

ⅢA-N2肺癌克唑替尼新辅助治疗

导　读：ⅢA-N2肺癌异质性大。对于*ALK*阳性的ⅢA-N2肺癌患者，究竟该如何诊治？

关键词：ⅢA-N2肺癌；*ALK*阳性；克唑替尼；新辅助治疗

病例讨论时间：2016年1月　汇报医生：钟文昭医生、陈英医生

1. 病历摘要

患者，61岁，非吸烟女性，因“体检发现右下肺肿物10天”入院。患者于2015年6月1日体检时胸片示右下肺后基底段结节影，考虑周围型肺癌可能性大。2015年6月9日行胸腹部CT检查示：右肺下叶外侧底段一分叶状24 mm×22 mm肿块，病灶形态不规则，增强扫描后边缘明显强化。左侧肾上腺可见一直径约6 mm结节影，增强扫描后轻度强化。其余部位未见异常。右肺下叶外侧底段结节影，考虑肺癌可能性大；左侧肾上腺结节影，需进行腺瘤和增生鉴别。

既往史：高血压病史5年，血压最高约170/100 mmHg（1 mmHg≈133 Pa），未行规律治疗；无冠心病史；无心肌梗死病史；无慢性支气管炎肺气肿病史；无结核病史。

体重无明显下降。个人史、月经史、家族史无特殊。

查体：体温36.5℃，脉搏72次/min，呼吸频率20次/min，血压138/79 mmHg，PS=1分。未扪及浅表肿大淋巴结。

辅助检查：NSE 21.19 ng/mL，非小细胞肺癌抗原37.74 ng/mL，CEA、CA199正常。2015年6月12日PET/CT示：右肺下叶结节，大小约2.1 cm × 2.4 cm × 2.1 cm，SUVmax 10.3，区域多发肿大淋巴结（4R、7、10R、11-14R），糖代谢不同程度增高，考虑右肺癌并区域淋巴结转移，见图15-1。

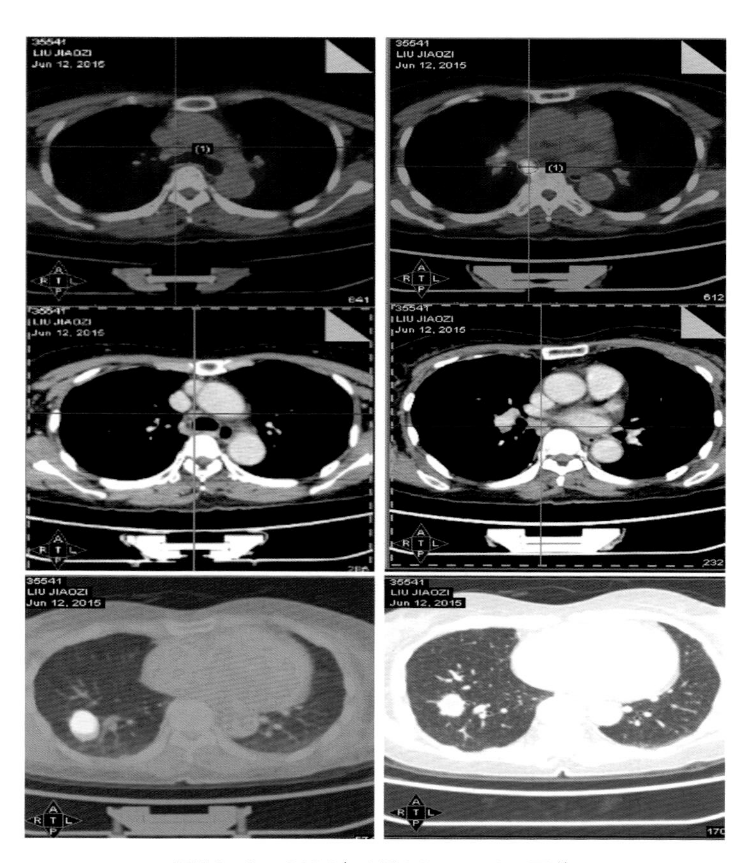

图15-1 2015年6月12日PET/CT图像

患者于2015年6月16日行颈纵隔镜检查术。病理诊断：淋巴结转移性腺癌（10/12，其中隆突下LN 5/7，右下气管旁LN 5/5）；瘤细胞胞质红染，部分呈印戒状（图15-2）。基因检测：*ALK*基因断裂78%（FISH），*ALK*（IHC）（+），*EGFR*基因突变（-），*ROS1*（-），*cMET*（-），*PIK3CA* 4项（-）。诊断：右下肺印戒细胞腺癌cT1N2M0 ⅢA期（*ALK*+）。

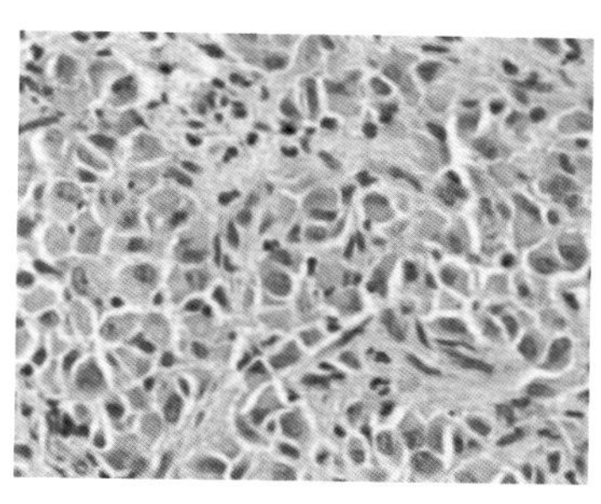
A. 非黏液腺癌（×400）

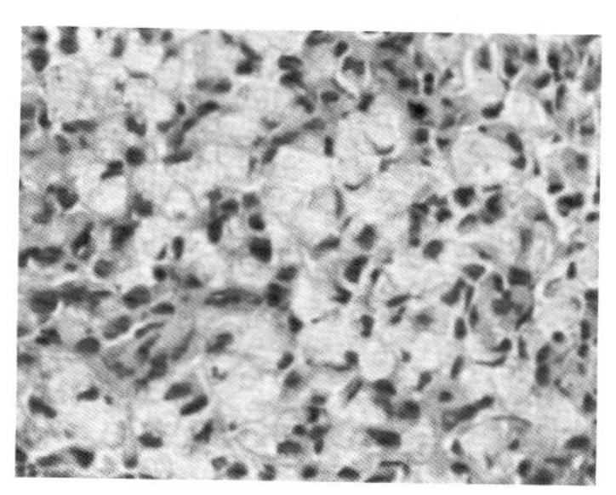
B. 印戒细胞（×400）

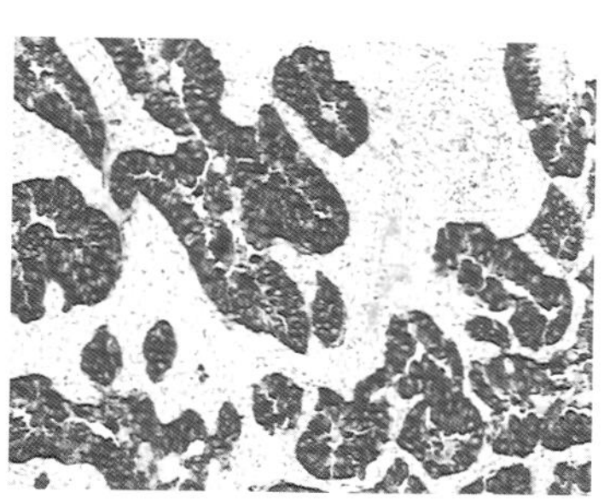
C. Ventana IHC：*ALK+*

图15-2　患者纵隔镜检查的病理及基因IHC图像

治疗：克唑替尼靶向新辅助治疗28天，疗效评价部分缓解。2015年8月6日拟行右下肺叶切除术+肺门纵隔淋巴结清扫术；术中由于叶间淋巴结与中叶动脉粘连，难以分离，决定行中下肺叶切除术+肺门纵隔淋巴结清扫术。

术后病理诊断：右下肺浸润性腺癌，Ⅱ级（淋巴结转移共3/20，其中“中叶LN”1/1，“右下气管旁LN”1/2，“隆突下LN”1/4）（图15-3）。

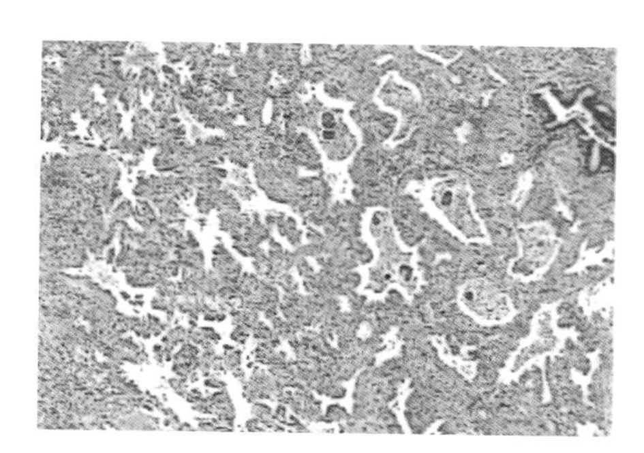
HE × 100

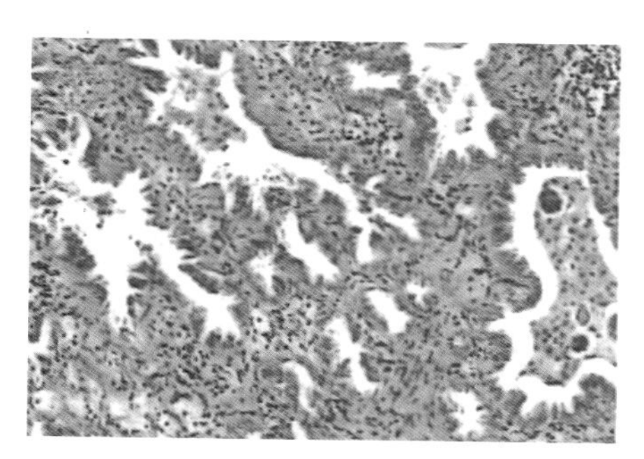
HE × 200

图15-3　右下肺肿物的术后病理图像

目前患者的治疗史如图15-4。

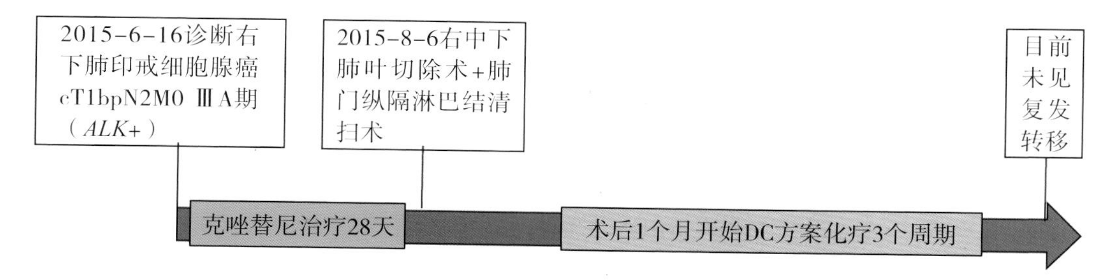

图15-4　患者诊疗经过

2. 讨论要点

下一步抗肿瘤治疗方式的选择是什么?

3. 科室意见

随访观察。

4. MDT讨论

问题一：潜在可切除N2肺癌患者治疗方式的选择有哪些?

·钟文昭医生：ⅢA-N2非小细胞肺癌一直是内科、外科、放疗科、病理科等关注的重点，其治疗方式也颇具争议。ⅢA-N2的争议性很大程度在于N2广泛的异质性，单站、多站、分散、团块等预后差异较大。不同的指南对ⅢA期的分类迥异。最近在*Journal of Thoracic Oncology*上发表的关于第八版TNM分期N的预案，已准备把N2分成3个亚组，即：单站N2，不伴N1淋巴结受累的跳跃性转移的N2a1；伴N1淋巴结受累的N2a2；多站N2淋巴结受累的N2b。分析显示N2不同组别生存曲线完全分离，说明淋巴结受累程度与预后密切相关。Robinson分类法将ⅢA期从微观术后病理发现的N2到宏观影像可见的N2分为ⅢA1、ⅢA2、ⅢA3、ⅢA4。2013年美国胸科医师学会（American College of Chest Physicians，ACCP）指南将ⅢA-N2分成外侵团块型、非融合型和偶然性N2。2015年，欧洲肿瘤学会（ESMO）将ⅢA-N2分成偶然发现的N2、潜在可切除的N2和不可切除的N2。ⅢA-N2本身的异质性导致不管是在前瞻性临床研究还是在回顾性数据分析中均难以得到较一致的最优治疗方式。故ⅢA-N2从诊断、治疗到预后都是异质性较明显的一个分期，需要化疗、放疗、手术等多学科综合治疗。目前ⅢA-N2患者的治疗是基于三种治疗方式的组合，模式各异，并没有一个统一的治疗标准。术后放疗的争议也非常大，需要更高级别证据的前瞻性临床研究来证实。目前靶向治疗应用于Ⅳ期肺癌患者获得良好疗效，那么能否将靶向药物用于局部晚期ⅢA-N2患者的治疗呢？目前还缺乏有力的证据。对于不可切除的ⅢA-N2期患者的治疗，放化疗是大家公认的治疗模式。对于偶然性的N2，治疗模式通常是手术+辅助化疗。目前争议最大的就是对于潜在可切除N2患者治疗方式的选择，ACCP指南建议进行多学科团队讨论后决定治疗方式。

· 颜黎栩医生：从病理学图像看，患者的肿瘤内有两种细胞形态的腺癌，图15–2A为典型的腺癌，细胞核较正常肺泡上皮大，核深染，偏位，胞质粉染。图15–2B（取自转移淋巴结）胞质黏液蓝染，将细胞核挤向一侧，呈印戒样改变，为少见的肺癌组织学亚型。

· 杨衿记医生：印戒细胞癌中*ALK*基因突变比例是多少？

· 颜黎栩医生：目前还没有这方面的数据，*ALK*突变少见，在*Lung Cancer*等的报道中发生率低于5%。黏液细胞癌*ALK*基因突变的比例比其他类型腺癌要高出很多。

· 钟文昭医生：目前对于ⅢA–N2肺癌，*ALK*阳性、潜在可切除患者的治疗方式有四种，即新辅助化疗、新辅助放化疗、同步放化疗、新辅助靶向治疗。

问题二：“潜在可切除”的概念是怎样的？外科医生判断“潜在可切除”的标准是什么？

· 杨衿记医生：“潜在可切除”的概念是怎样的？

· 钟文昭医生：不同指南对ⅢA–N2的分类大同小异，但是目前还没有明确的关于“潜在可切除”的定义，主要依靠外科医生的经验评估。

· 杨衿记医生：外科医生判断“潜在可切除”的标准是什么？

· 钟文昭医生：可切除和不可切除之间的界限仍是模糊的，按ESMO指南，“潜在可切除”是指潜在可切除但是存在不可切除的风险。

· 杨学宁医生：潜在可切除涉及术中能否完整切除的问题，和预后相关。20世纪60年代的医生普遍认为手术对N2患者的生存期改善不明显，甚至欧洲某些医生也认为N2为不可切除，但是当时的诊断是基于一般体层摄影，能够通过影像看到的N2基本都属于团块状N2，一般都为不可切除。随着诊断技术及诊断水平的不断提高，我们能够发现越来越小的病灶，对于某些潜在可切除的病灶，我们也许能完整切除。我个人认为“潜在可切除”可指我们术中不能完整切除肿瘤，或者存在多站N2转移。

证据：巨块（bulky）的概念是指淋巴结短径＞2 cm，经细胞或组织学病理证实为阳性的淋巴结，淋巴结包膜外侵。上述病例诊断应为ⅢA3期，纵隔镜检查提示7组淋巴结转移。

· 杨衿记医生：从手术可切除率来讨论潜在可切除N2，手术与传统放化疗相比较是否无病生存期、无进展生存期更有优势？如果不存在优势，那么我们将不会考虑以手术方式来治疗不可切除的N2。

· 杨学宁医生：如果手术和化放疗效果相似，我们需要考虑两者各自的优势。目前手术死亡率约3%，放化疗的死亡率在3%以下，手术死亡风险并不会较放化疗高很多，而且手术是当前肿瘤治疗价格比较低廉的方式。

· 李伟雄医生：INT0139研究已经解释了这个问题，新辅助放化疗+手术对比新辅助化疗+手术，亚组分析的结论为病灶较小（单站），能够肺叶切除患者的生存率会比放化疗患者高，全肺切除患者的生存率低于放疗患者。

证据：2009年8月1日发表在*Lancet*上的文章"Radiotherapy Plus Chemotherapy With or Without Surgical Resection for Stage Ⅲ Non-Small-Cell Lung Cancer"，即INT0139的Ⅲ期临床研究的结果。该研究的主要研究方向为：①评估同步放化疗+手术是否比单纯的同步放化疗在提高患者生存期上更有优势；②评估两组患者的不良反应；③观察原位复发和远处转移的模式。主要终点是总生存期。研究结果显示手术只能提高患者无进展生存期，对总生存期无改善。但是亚组分析显示手术对肺叶切除患者的总生存期有提高。

· 杨学宁医生：对于全肺切除的患者，尤其是右肺全切的患者，术后行同期放化疗，其死亡率为10%～15%，所占比例很高，很多患者将不会选择。

· 周海榆医生：建议将单站N2淋巴结定义为潜在可切除；如果出现2站或者多站N2将不视为潜在可切除。ESMO及美国相关指南，都更倾向于将单站定义为潜在可切除。

· 钟文昭医生：目前的指南都没有ⅢA-N2单站淋巴结转移的概念，提出潜在可切除单站淋巴结转移有何循证医学证据？

· 杨学宁医生：单站N2目前没有循证医学证据。"潜在可切除"其实一直都是一个很模糊的概念，如果强行定义，它在临床上的运用度又将如何？这将是一个问题。

· 李伟雄医生：在第八版TNM分期预案中，N1b（多站N1）和N2a（单站N2，伴或不伴N1淋巴结受侵）患者生存曲线重叠，这意味着单纯以N2的站数来预测患者的预后并不可靠。

· 钟文昭医生：该分期依据的数据全部来自手术患者，手术多站N2患者的预后比手术单站N2患者的预后要差，放疗多站N2患者的预后比手术单站N2患者的预后要差，但是手术的单站与放疗的单站、手术的多站与放疗的多站相比较的证据还没有。近年来各种指南和临床试验越来越多的证据重新调整了手术的地位，原ⅢA-N2的患者一般直接行化放疗。

· 杨学宁医生：ⅢA-N2患者的治疗从非手术的放化疗到手术结合放化疗的治疗模式的演变，其初衷与归宿是一致的——提高患者生存率，其治疗模式是选择手术或者放化疗，还是两者结合起来，有待进一步的探究。

· 钟文昭医生：在ⅢA-N2的治疗上主张放疗的仍是主流。

· 谢松喜医生：2012年美国胸外科学会进行了一项调查，从放疗科角度解析“N2非小细胞肺癌术前和术后放化疗价值”，共513位外科医生回答了问卷：84%的外科医生认为镜下转移的N2可以选择诱导化疗+手术。62%的外科医生认为临床可见（影像及体格检查）的N2行诱导治疗后如果降期可以手术。对于巨块型的单站N2患者，受访医生中，32%认为诱导治疗后如果降期可以行肺叶切除，30%认为可行全肺切除，12%认为不论是否降期都应手术，22%认为可行同步放化疗。如果患者肺功能不可耐受全肺切除，则50%的外科医生认为可诱导治疗后行手术，41%的外科医生认为可行同步放化疗。NCCN指南对于非侵袭性N2，将同步放化疗列为1类证据，而诱导化疗（加或者不加放疗）后疾病无进展者行手术治疗，术后辅以放化疗的证据级别为2B。对于手术完全切除的偶然发现的N2（ⅢA1、ⅢA2）患者在化疗结束后行45～54 Gy剂量的术后放化疗是适宜的。我们中心很少做术后放疗。根据2015年发表在美国《临床肿瘤学杂志》（*JCO*）上的对N2 非小细胞肺癌诱导和辅助治疗的标准（美国放射学会），临床可见N2需进一步确认，ⅢA3患者行肺叶切除有三种选择：化疗+术后放射治疗（60～70 Gy）；化疗+术后放疗（45～54 Gy）；诱导化疗后手术，术后根据实际情况决定是否行放疗。对手术需行全肺切除的ⅢA3患者行同步放化疗（60～70 Gy）是最佳治疗方式，一些专家可能会选择诱导放化疗后手术治疗，术后选择性行放射治疗。术前术后的放疗都建议应用现代放疗技术，即3-DCRT（三维适形放疗）和IMRT（调强放疗）。

最新发表在*JCO*上的ASCO对局部晚期非小细胞肺癌辅助放疗的指南认为，在对局部晚期非小细胞肺癌进行的以治愈为目的的治疗中，同步放化疗在局部控制率及总生存方面较序贯放化疗更优。RTOG 0617研究结果表明60 Gy的放疗剂量是最合适的，在传统分割方式的基础上增加放疗剂量不能增加患者获益。目前在肺癌治疗领域较少做术前的诱导放射治疗。2015年ASCO公布的一项研究表明，体积大于45 mL、N3、放疗照射野有困难者可考虑诱导化疗后行同步放化疗。对于非足量化疗剂量同步化疗+放疗的患者建议行巩固化疗。目前理想的同期放化疗中化疗方案的选择还没有定论，最常用的化疗方案为EP（依托泊苷+顺铂）和PC（紫杉醇+卡铂），一般患者对PC的耐受性较EP好。基于美国退伍军人医院的研究结果，PC方案可能对男性鳞癌患者的疗效更好。对于不能耐受同步放化疗者，建议行序贯化疗后放疗，因为序贯化放疗较单独放疗对患者总生存期的改善更明显，并且有效地降低了不良事件的发生率。对于手术完全切除的N2患者，为了降低原位复发率，也推荐行放射治疗。如术后行化疗，放疗应该在化疗完成后进行，主要是为了减少毒副反应，且放疗剂量一般不超过54 Gy。对于不完全切除（R1、R2）的患者，术后应辅以同步或者序贯放化疗。对于可切除的Ⅲ期非小细胞肺癌患者，应行多学科综合管理。对于无体重下降、女性、单站淋巴结受累患者，推荐行术前放化疗等多学科综合治疗。

目前还没有一个大、中样本量术后放疗随机对照研究数据发表，2015年*JCO*上发表了“Postoperative Radiotherapy for Pathologic N2 Non-Small-Cell Lung Cancer Treated With Adjuvant Chemotherapy: A Review of the National Cancer Data Base”，该研究是真实世界的反映，病理证实为N2患者，术后辅以放疗组和术后无放疗组的中位总生存期分别是45.2个月和40.7个月，5年总生存率分别是39.0%和34.8%，虽然差异没有统计学意义，但在某种程度上反映出术后放疗对患者总生存率有一定的提高。

基于以上研究结果，回到我们刚才讨论的问题上，对于偶然发现的N2，我们放疗科建议行化放疗，但是这类患者术后行放疗的人数很少。对于临床可见即ⅢA3的患者，在进行外科、内科、放疗科等多学科综合讨论后考虑对于肺叶切除的N2患者，选择无体重下降、女性、单站淋巴结受累者行新辅助化疗后手术，术后辅以放疗，或者同步放化疗后手术，或者行全量同步放化疗。至于哪种治疗方式更优，目前许多临床研究正在做头对头的比较，例如，2015年瑞士临床癌症研究组（SAKK）发表的Ⅲ期临床研究结果表明，化疗+放疗+手术与单纯化疗+手术对比，无事件生存期无改善，故对于可切除的ⅢA-N2新辅助治疗、单纯化疗均可，无须加放疗。基于INT0139研究，对于考虑行全肺切除或者不完全切除者行全量同步放化疗或者化疗+放疗+手术，这在很大程度上取决于医生的个体化选择。

证据：2015年4月发表在*JCO*上的“ACR Appropriateness Criterias Induction and Adjuvant Therapy for N2 Non-Small-Cell Lung Cancer”，经过多学科专家团体的讨论提出了ⅢA-N2患者较合理的治疗方式。对于可切除的ⅢA1和ⅢA2患者建议术后行辅助化疗（含顺铂），由于目前还没有明确术后放化疗可提高患者总生存率，故可根据实际情况选择性行术后放疗。对于ⅢA3患者，治疗可考虑：①根治性化放疗+/-辅助化疗；②诱导化放疗+手术+/-辅助化疗；③诱导化疗+手术+/-术后放化疗。ⅢA4为不可切除，直接行同步放化疗。

2015年SAKK发表了“Induction Chemoradiation in Stage ⅢA/N2 Non-Small-Cell Lung Cancer: A Phase 3 Randomised Trial”，该研究将评估为可切除的ⅢA-N2患者随机分配到新辅助放化疗组和新辅助化疗组，两组的中位无事件生存期（首要研究终点指标）分别是12.8个月和11.6个月，*P*=0.67，差异无统计学意义。但是两组的中位总生存期分别为37.1个月和26.2个月，相差10.9个月。

· 周清医生：前面讲的循证医学证据及研究结果都是差异没有统计学意义，可为什么对于手术患者最后的结论是同步放化疗优于化疗？

· 李伟雄医生：诱导化疗+手术与诱导放化疗+手术比较，证据显示加上放疗后其首要终点指标无事件生存期改善不明显，故现在不建议术前辅助放疗；诱导化放疗+手术对比化疗+手术的总生存期有提高，循证医学证据表明虽然有改善（10.9个月），但是ⅢA-N2患者复发的主要模式是远处转移，总生存期受进展后治疗的影响大，故术前也不建议行诱导放射治疗。INT0139的研究表明同步放化疗后行手术治疗对患者总生存期无改善。我也并不主张同步放化疗+手术治疗，因为同步放化疗+手术的毒副作用对患者是一个很大的考验，其术后死亡率更高。

· 谢松喜医生：序贯放化疗是没有必要的，可化疗+手术，术后根据情况考虑行放疗，其生存期优于诱导同步放化疗+手术和全量同步放化疗。

· 杨学宁医生：患者的异质性很大，且每个医生经验迥异，因此不同医生会选择不同的治疗模式。外科医生和内科医生对患者的期待值不同，他们可以选择不同的治疗模式，比较不同治疗方式的优劣，实现对现有模式的突破。

· 钟文昭医生：对于ⅢA-N2患者的治疗分为三个阶段，即术前、术中、术后阶段，所有的临床研究都是基于某个特定的阶段或者某个点，从全程管理角度把握治疗全局，如术前化疗、手术、术后行放疗，前后衔接精密。手术、放疗、化疗三种治疗手段组成了对N2患者四种不同的治疗模式：化疗+手术 ± 术后放化疗、全量同步放化疗、诱导同步放化疗+手术、化疗+放疗+手术。而这四种治疗模式的争论焦点在于手术和放疗，即：同步放化疗后是否应行手术治疗？新辅助治疗（化疗+/-放疗）+手术的患者术前是否应行新辅助放疗？化疗作为全身治疗方式，无论在哪种治疗模式中都必不可少。所谓的团队讨论就是内科医生、外科医生、放疗科医生多学科一起共同决策患者的治疗方式。INT0139研究的观察点就在于“手术是否有用”，同步放化疗后手术组对比同步放化疗组，手术对无进展生存期有改善，但是总生存期无提高，继续亚组分析显示肺叶切除患者的总生存期有改善，全肺切除患者无明显改善。对我们临床的指导价值就是如果患者术前评估为可行肺叶切除，那么我们就可以按照同步放化疗+手术的方案实施。一旦术前评估为需行全肺切除，那么患者将不接受手术治疗。2015年SAKK发表在*Lancet*上的“Induction Chemoradiatherapy in Stage ⅢA/N2 Non-Small-Cell Lung Cancer: A Phase 3 Ramdomised Trial”中，23个研究中心入组232例可手术患者，随机分成新辅助化放疗组和单纯化疗组，研究结果表明新辅助放疗的患者无获益，对于ⅢA-N2患者术前行新辅助化疗即可。从其生存曲线来看，中位无事件生存期和总生存期都有数值上的提高，但是差异没有统计学意义。ⅢA-N2异质性明显，其治疗模式有待进一步探究，CTONG1103就是其中之一，但入组患者困难，5年时间仅入组70多例患者。

本例患者为女性，不吸烟，临床诊断为右下肺癌cT1BN2M0 ⅢA期，准备入组CTONG1103研究。基因检测提示：*EGFR*野生型，*ALK*基因有78%断裂。患者通过各种途径了解靶向治疗后，拒绝新辅助化疗，故在充分知情同意后行具有争议性的克唑替尼靶向新辅助治疗。

· 聂强医生：患者服用克唑替尼28天后复查PET/CT，总体疗效为部分缓解（肿瘤缩小58.3%），原发病灶在大小、SUVmax、淋巴结SUVmax方面都有所下降，重新分期为右下肺癌yT1aN0M0 ⅠA期。

· 陈华军医生：SAKK研究比较的是新辅助化疗后临床降期与非降期患者的生存曲线，但是目前靶向治疗主要用于晚期肺癌的治疗，2%～3%的患者最佳疗效可达完全缓解，尽管病灶有缩小甚至消失，但是原病灶部位仍有一定量的肿瘤细胞残存，新辅助靶向治疗后降期的意义有多大有待进一步研究的确认。

· 聂强医生：按现有指南，一般患者在治疗1个月左右需复查评价疗效。晚期患者一般在治疗6周后进行疗效评价。

· 杨衿记医生：中位起效时间为2周，主要观察症状缓解所需时间。

· 聂强医生：评价后行右下肺叶切除术+肺门纵隔淋巴结清扫术，术中我们发现患者叶间淋巴结与中叶动脉粘连，难以分离，决定行中下肺叶切除术+肺门纵隔淋巴结清扫术。术后病理提示：右下肺浸润性腺癌，Ⅱ级；淋巴结转移共3/20。新辅助治疗前后FISH检测*ALK*基因断裂分别为78%和63%。

· 董忠谊医生：吴一龙教授提出了肿瘤的时空异质性，我们对比了患者术前纵隔镜病理及术后病理，发现原发肿瘤PD-L1表达（－），*ALK*表达（＋），隆突下淋巴结PD-L1表达（－），*ALK*表达（＋），淋巴结PD-L1表达（＋），*ALK*表达（－），中叶淋巴结PD-L1表达（－），*ALK*表达（－），肿瘤异质性明显。PD-L1表达在空间表达上存在相当大的异质性，它在肿瘤和淋巴结均有表达，但是它在肿瘤间质细胞的表达率高于肿瘤实质细胞。目前的研究表明，PD-L1的表达与许多癌基因信号通路有关，其中*ALK*癌基因可以诱导PD-L1的表达，已有文献表明*ALK*融合中PD-L1的表达较高，用ALK-TKI后*ALK*表达程度有所下降，甚至为阴性。基因表达时间的异质性即治疗诱导的异质性。研究表明化疗、放疗、TKI治疗后，人体内T细胞活化后可分泌干扰素λ，而干扰素λ可以诱导PD-L1的表达，伴随着治疗的进行，PD-L1应会呈进行性升高。但由于术后患者原发病灶及淋巴结内肿瘤细胞减少，不能再次检测PD-L1的表达来进行ALK-TKI治疗前后的对比以验证我们的想法。

· 钟文昭医生：以上即基因表达的时空异质性，PD-L1和*ALK*均存在时空异质性，以上检测病灶均为有肿瘤细胞存在的病灶，但是*ALK*和PD-L1的表达有阳性也有阴性。以上检测结果可以作为我们下一步治疗的依据，考虑加入术后辅助化疗。

· 李伟雄医生：2007年后的临床研究发现，新辅助化疗后行放疗对无进展生存期和总生存期均无改善，故不建议行放疗。

问题三：新辅助靶向治疗的时间应该多长？

· 周海榆医生：ALK-TKI服用时间为什么选择1个月？其依据是什么？虽然1个月后复查PET降期，但是患者有必要再服用1个月或者2个月吗？新辅助治疗达到什么目的就考虑手术？术后进一步治疗的方式如何选择？

· 陈华军医生：ALK-TKI服用多长时间后行手术治疗，目前还没有这方面的数据，但是服用EGFR-TKI（发表在2014年的*Lung Cancer*上）1个月后病灶都会明显缩小，服用1～3个月病灶会进一步缩小，超过3个月病灶达到稳定状态。

· 钟文昭医生：到目前为止，TKI靶向药物用于新辅助治疗已公布结果的是2008年发表于*JCO*上的研究，TKI使用时间为1个月。新辅助治疗降期后可考虑手术治疗。现在靶向药物应用于局部晚期肿瘤暂无证据，故宜术后行化疗。至于术后是否行放疗，众说不一。SAKK的研究强调对手术质量的严格控制，除了传统淋巴结清扫要求3站N1、3站N2外，对于不用肺叶需做自定义相应区域淋巴结清扫，引入除R0、R1、R2之外的另外一个概念，即R uncertain，包括：①未清扫规定区域淋巴结；②淋巴结清扫过程中出现破裂；③最高纵隔淋巴结受侵；④淋巴结包膜外侵。该患者手术应该属于R uncertain，故术后治疗会采用化疗+放疗。有一点需要明确：患者如果再次使用克唑替尼，那么需服用多长时间？

· 周海榆医生：术前明确2站N2（+），如进一步探索，可考虑继续行克唑替尼治疗，或者行化疗，或者化疗后进一步行ALK-TKI治疗，暂不考虑放疗。

· 杨衿记医生：目前术后治疗证据较多的就是术后化疗，术后ALK-TKI靶向新辅助治疗证据甚少，故比较适当的辅助治疗方式即术后化疗。纵隔淋巴结切除既然为“uncertain”，那么暂不考虑行局部放疗。

· 廖日强医生：我认为R uncertain为术中淋巴结分块切除，故同意钟文昭主任的意见，建议术后4个周期的化疗后行放射治疗。

·周海榆医生：那么对于术中“uncertain”淋巴结，术后病理验证是否为转移性淋巴结，术中“uncertain”淋巴结部位是否有标记？这个问题值得我们外科医生进一步思考。其实有*ALK*基因突变的患者预后相对较差，但是幸运的是存在相应的靶向治疗药物，我们应该将所有的可用手段在不同的时期全部用上。为进一步探索，是否应该在下一步治疗时加入ALK-TKI？在王长利教授的临床试验中，患者服用TKI（厄洛替尼）1年半后无病生存期延长，总生存期有待进一步的结果。以此类推，ALK-TKI长时间服用是否也能有生存获益呢？我们不得而知。该病例在初治时是在探索一种新的治疗方式，那么术后为什么行标准化疗而不进一步考虑行ALK-TKI治疗？如果单纯因术前纵隔镜检查术造成了术后淋巴结切除的不确定性，那么加入放疗的意义有多大？因此不建议行放射治疗。ⅢA-N2患者术后必定会复发，待复发后再加上包括放疗在内的其他治疗也是可行的，不必操之过急行术后放疗。

·杨学宁医生：该患者在术前治疗时要求行靶向治疗，但目前靶向新辅助治疗的证据很少，于是充分知情同意后行该治疗。该例患者手术切除为“uncertain”，那么是否我们应该考虑对于纵隔镜确诊N2的患者在纵隔镜检查术后直接行纵隔淋巴结清扫，避免纵隔镜检查术后再手术患者纵隔淋巴结切除的不确定性。目前还没有靶向和放疗联合治疗ⅢA-N2患者的证据，为达到治愈性目的，术后放疗必不可少。在晚期患者，靶向治疗较化疗的中位无进展生存期延长近1倍，那么新辅助术后患者是否应该应用ALK-TKI？印戒细胞癌的化疗效果并不是特别好，化疗疗效值得质疑。化疗联合ALK-TKI有太多未知有待进一步解答。

患者在术后1个月进行了3个周期的DC方案化疗后随访观察，电话随访患者一般情况好，无复发转移。建议继续跟踪随访。

5. MDT小结

现阶段，ALK-TKI在晚期肺癌患者中应用的证据尚不多，在此情况下将ALK-TKI应用于ⅢA-N2患者的新辅助治疗更缺乏有力的证据。任何药物的广泛应用必须经过Ⅳ期临床试验充分评估，虽然精准医学的兴起将靶向治疗推向了一个全新的高度，但是还没有在不同分期患者中经过大量临床试验探究，靶向药物的应用对患者生存的影响仍是一个未知数。我们对不同药物、不同治疗模式的探索，目的是努力提高患者的生存期和生活质量，所以我们有了在充分知情同意情况下进行的大量的临床试验。现有的指南就是对既往最佳治疗方式的汇总，一般情况下应该按照目前的最佳治疗方式来医治患者，但是治疗过程是双向的，患者必须配合医生的治疗。一旦患者拒绝标准治疗，选择其他非标准治疗方式，则医生应充分告知患者可能的影响及预后，必要时报备伦理委员会。我们鼓励探索的精神，可是我们也要为患者谋求更长的生存期和更高的生活质量，治疗模式的改良或者改革需要的不是个案。患者也应该对自己负责，尽可能减少非标准治疗个案的发生。

本病例为ⅢA-N2肺癌患者，*ALK*驱动基因阳性，使用克唑替尼新辅助治疗后再行手术治疗，术后进行了3个周期的DC方案化疗，目前无复发转移。建议继续跟踪随访。

6. 后记

患者2016年3月复查胸部CT，评价为PD，DFS为7个月；随后开始一线克唑替尼治疗，最好疗效为SD，PFS为15个月。二线培美曲塞+卡铂化疗，最好疗效为SD，PFS为16个月。三线阿来替尼治疗，具体疗效不详，PFS约20个月。患者于2020年7月10日开始在我院行四线白蛋白紫杉醇单药化疗，随后失访，总生存时间至少在5年以上。

7. 吴一龙评论

这个病例是*ALK*阳性ⅢA-N2肺癌患者，使用克唑替尼新辅助治疗后手术，术后行3个周期的DC方案化疗，DFS为7个月。对于*ALK*阳性ⅢA-N2肺癌患者的靶向新辅助治疗，有几点值得注意。

（1）靶向药物用于驱动基因阳性患者的新辅助治疗，目前还没有前瞻性随机对照研究结果。因此，此类治疗措施属于试验性质，如果临床采用，需得到患者充分的知情同意，不应该随意使用。

（2）根据CTONG1103对*EGFR*突变患者新辅助靶向治疗的研究结果，靶向治疗至少要2个月才能达到最好的效果，本病例新辅助靶向治疗进行了1个月，时间偏短。

（3）2020年公布的Lung ART研究结果，明确了对于可完全性切除的非小细胞肺癌，不管淋巴结状态如何，术后放射治疗并不能改善无复发生存时间和总生存时间，因此，术后辅助放疗无必要。

（康劲整理，吴一龙、钟文昭审校）

病例16

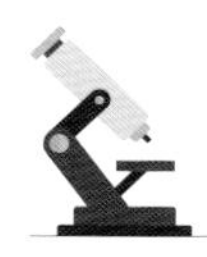

pⅢA-N2肺腺癌R2切除后的治疗

导　读：行手术治疗的早期非小细胞肺癌约5%为不完全切除，其中ⅢA-N2NSCLC异质性明显，治疗模式随肿瘤及淋巴结状态的不同而具有明显的差异。当这类患者手术无法完全切除时，其后续的治疗方式应该如何把握？

关键词：ⅢA-N2；肺癌不完全切除；新辅助治疗

病例讨论时间：2018年3月7日　　汇报医生：林俊涛医生

1. 病历摘要

患者，男性，46岁，吸烟者，PS=1分。因“确诊右上肺腺癌并治疗后2个月余”入院。

患者于2017年11月体检发现右上肺肿物，考虑肺恶性肿瘤。后来我院门诊，2017年11月16日行PET/CT提示：右上肺肿物，大小约3.7 cm × 2.9 cm，SUVmax 16.4，3A#、4R#、10R#淋巴结肿大，代谢升高，考虑右上肺恶性肿瘤伴肺门纵隔淋巴结转移。另右侧胸膜可见散在结节，不排除转移（图16-1）。

个人史、既往史、家族史：父亲患食管癌，余无特殊。

入院诊断：右上肺恶性肿瘤，cT2aN2M0，ⅢA期。

术前诊断及分期处理：

（1）2017年11月22日右侧内科胸腔镜：胸腔内粘连明显，难以分离，未能探查，仅于右胸膜组织活检，病理提示未见明确肿瘤。

（2）2017年12月4日纵隔镜检查术：4R#可见癌转移（1/2），7#可见癌转移，为腺癌（1/4），其余淋巴结（4L#、2R#）未见转移癌（0/3）。

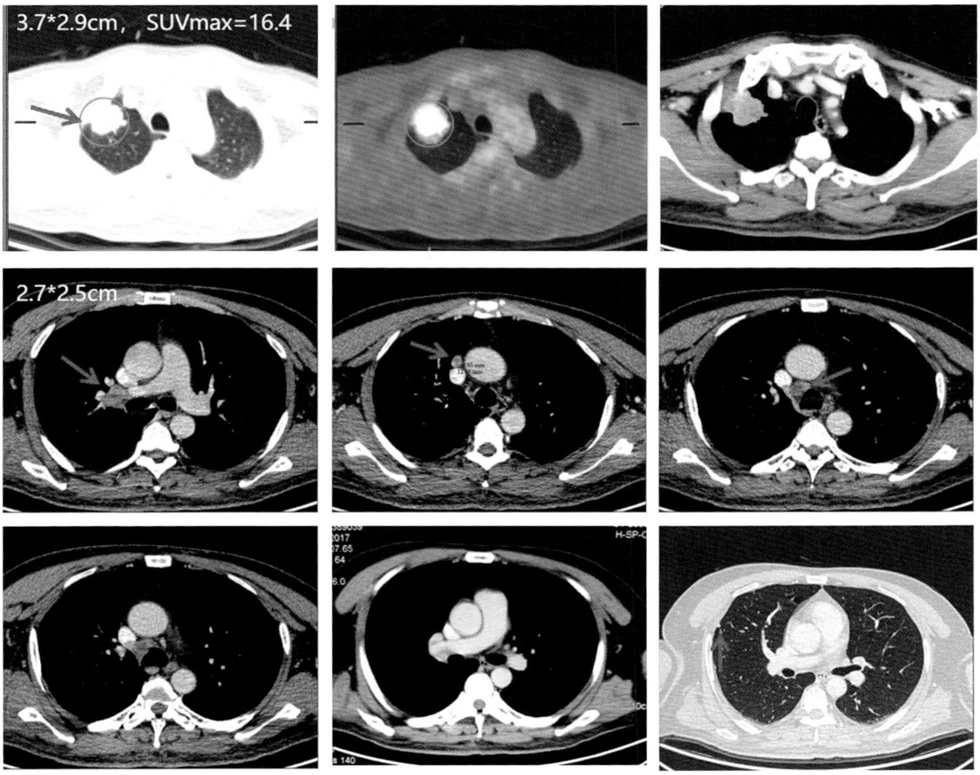

图16-1　患者2017年11月16日PET/CT图像

（3）厦门中心实验室：*EGFR*未见突变。筛选c-TONG 1103失败。本院病理科：*EGFR* 19Del（+），*ALK*无断裂（2%）。

治疗经过：

（1）2017年12月13日开始行3个周期的新辅助化疗，方案为多西他赛+卡铂，期间出现4度中性粒细胞减少。末次化疗：2018年1月29日。疗效评价为PR（-32%），见表16-1及图16-2，图片自上而下分别为基线CT图片（2017年11月16日）、2个周期的新辅助化疗后CT图片（2018年1月26日）、3个周期的新辅助化疗后PET/CT图片（2018年2月28日）。

表16-1　肺肿物及淋巴结大小对比

项目	2017-11-16		2018-1-26	2018-2-28	
	大小/cm	SUVmax	大小/cm	大小/cm	SUVmax
右上肺	3.7 × 2.9	16.4	3.4 × 3.0	3.0 × 2.8	7.9

（续表）

项目	2017-11-16		2018-1-26	2018-2-28	
	大小/cm	SUVmax	大小/cm	大小/cm	SUVmax
10R[#]	2.7 × 2.5	13.2	2.3 × 1.6	1.3 × 1.2	4.6
3A[#]	1.2 × 0.9	10.4	1.0 × 0.9	1.0 × 0.6	2.5
4R[#]	2.2 × 1.4	15.4	1.5 × 0.8	1.2 × 0.5	2.2
7[#]	未见显示	未见显示	未见显示	未见显示	未见显示
胸膜	0.3 × 0.3	1.5	0.3 × 0.3	0.3 × 0.3	1.2

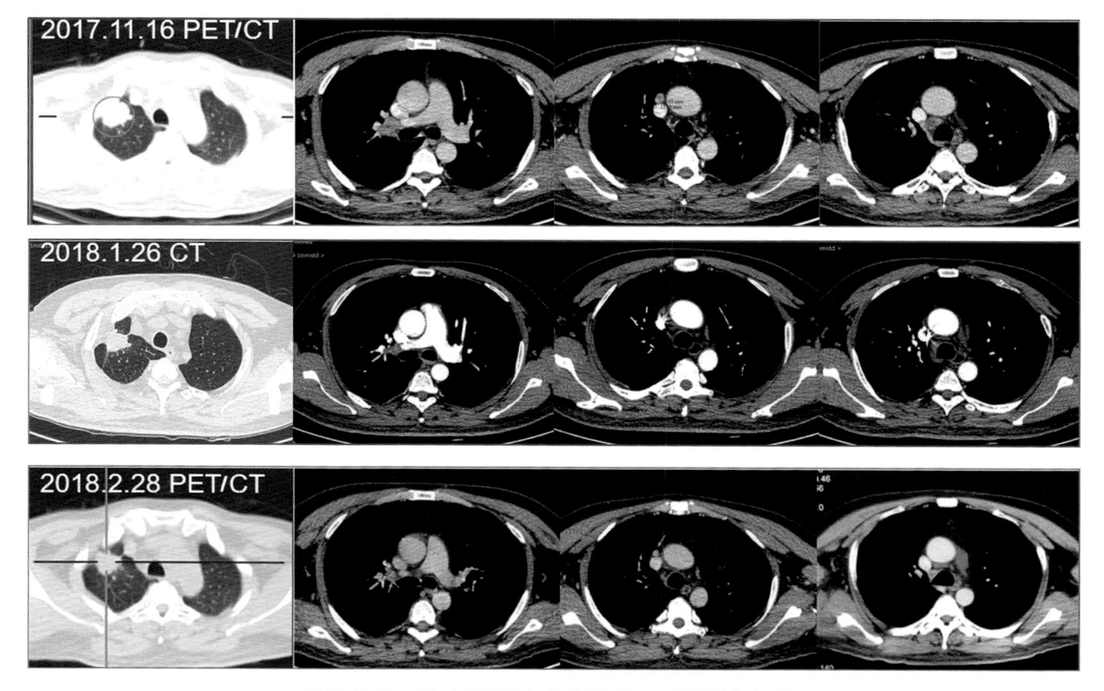

图16-2　治疗期间右上肺肿物及淋巴结变化

（2）2018年3月2日行VATS（中转开胸）右上肺叶切除术+纵隔淋巴结活检术+胸腔粘连松解术。

术中探查：胸腔广泛粘连，未见胸腔内播散，右上肺肿瘤，侵犯胸顶胸膜。

右上肺静脉及相关动脉切断后，游离上叶支气管，可见上叶支气管根部一淋巴结（11[#]）与支气管粘连致密，难以分离，予部分活检后送冰冻，后切断上叶支气管。冰冻提示：支气管切缘（-），上叶淋巴结（11[#]）可见转移，予钛夹标记（R2切除）。肿瘤侵犯胸膜处予胸膜外切除，切缘送冰冻，病理：可见腺癌，予钛夹标记（R1切除）。

于奇静脉上方打开上纵隔胸膜，右上下气管旁淋巴结致密粘连，呈纤维样增厚变硬，难以分离切除，予活检，冰冻提示右下气管旁淋巴结可见癌，为R2切除。

术后石蜡病理提示：右上肺浸润性腺癌，呈腺泡样生长方式。肿瘤最大径：3.5cm；肿瘤侵犯并突破胸膜；支气管切缘未见癌；胸顶切缘可见癌；淋巴结可见癌转移（共11/15，亚段淋巴结3/3，段淋巴结1/1，叶淋巴结2/2，叶间淋巴结0/4，右下气管旁淋巴结2/3，右上气管旁淋巴结为纤维脂肪组织，血管前淋巴结2/2）。

目前分期：右上肺腺癌，pT3N2M0，ⅢB期（R2切除）（图16-3）。

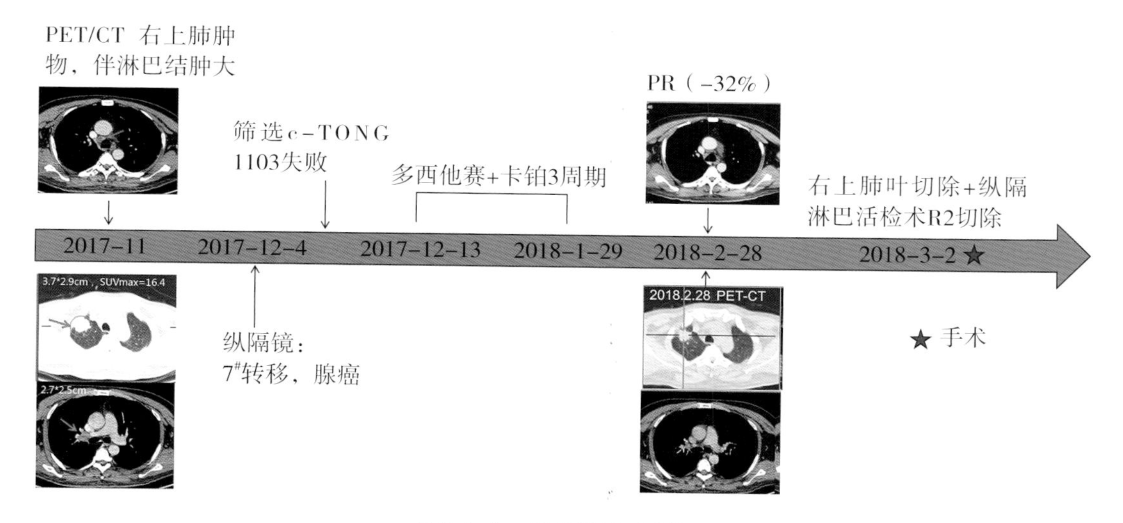

图16-3　患者诊治流程图

2. 讨论要点

（1）术前确诊为ⅢA-N2腺癌时的治疗策略讨论。

（2）下一步治疗方案：术后化放疗？术后放疗？术后靶向治疗+放疗？

3. 科室意见

患者为pⅢA-N2肺腺癌，多站淋巴结转移，现R2切除。术前曾行3个周期的术前辅助化疗。术后可行同步化放疗。

4. MDT讨论

问题一：本病例经纵隔镜活检确诊为N2转移，后续送检厦门中心实验室行*EGFR*检测为阴性，而我院病理科检测提示存在*EGFR* 19外显子缺失，两次检测结果不一致，主要原因是什么？

· 钟文昭医生：对EBUS及纵隔镜检查的活检标本进行*EGFR*检测存在一定的假阴性率。可能的原因包括：①EBUS及纵隔镜检查未取得转移淋巴结或转移部位；②组织标本量少；③标本中肿瘤含量少，而病理评估不充分。CTONG 1103的标本均送厦门艾德中心实验室做*EGFR*检测，检测前并未进行病理评估。因此可能存在组织中肿瘤组织少或无肿瘤组织，导致假阴性。

· 杨学宁医生：本次患者行纵隔镜检查术，组织标本量多，但肿瘤细胞含量少，因此*EGFR*检测假阴性的可能原因为标本中肿瘤含量少，而*EGFR*检测前病理评估不充分。

· 刘思阳医生：本院实验室在进行基因检测之前，需进行病理学评估，并由研究员确认，肿瘤含量＞20%时，则进行基因检测。

· 吴一龙医生：本例治疗前曾行血浆*EGFR*检测，结果为19外显子缺失，同时手术后取肿瘤组织再次进行确认，确认存在19外显子缺失。因此考虑临床试验中心实验室*EGFR*检测存在假阴性，而主要原因为*EGFR*检测前未对组织样本进行病理评估。针对该问题，后续启示为：①基因检测前，需严格评估其检测流程的合理性，需特别注意基因检测前是否进行过病理评估；②后续若再次出现此类现象，可再次送组织至中心实验室进行检测，但需先由我院进行病理评估，确认组织中含有足够肿瘤细胞。

问题二：初诊时确诊为N2转移，该如何进行诊治？

· 吴一龙医生：该例患者目前已行手术治疗，本次主要讨论下一步治疗。但该患者为cⅢA/pN2腺癌，存在明显异质性，诊治难度大，NCCN等指南均建议对此类患者进行多学科讨论，以指导治疗。因此本次讨论首先围绕此类患者纵隔镜确诊cⅢA/pN2后，尚未进行术前新辅助治疗时的综合诊治进行深入讨论，然后针对此病例，讨论其后续个性化治疗。

· 李伟雄医生：该患者术前诊断cⅢA/pN2，评估为潜在可手术患者，且预计范围为肺叶切除而非全肺切除。尽管化放疗有根治机会，存在一定的5年生存率，但ⅢA期

NSCLC患者存在明显异质性，放疗对于T1-2N2M0的患者效果优于T3-4N2M0；而部分ⅢA期患者（如T4N1），由于肿瘤大，或者存在同侧多发结节，因此放疗效果稍差，这类患者也是建议手术切除。而针对此病例，原发灶约4cm，距离纵隔较远，如行根治性化放疗，需整野照射，放疗范围大，因此建议外科干预为主。围术期可行新辅助治疗或辅助治疗，目前的临床研究结果提示术前化放疗可提高降期率，但总体生存与单纯新辅助化疗相似，且化放疗相比化疗增加了约4周的治疗时间，增加了手术并发症率。因此建议新辅助化疗后行手术治疗。

证据：SAKK研究[1]进行了针对ⅢA-N2 NSCLC的临床研究，对比了术前新辅助化疗和新辅助化放疗的效果。结果显示，新辅助化放疗组提高了有效率（61% vs 44%，*P*=0.012）、R0切除率（91% vs 81%）、N降期率（64% vs 53%）。但新辅助化放疗未能提高生存（event free survival：12.8个月 vs 11.6个月，*P*=0.67；OS：37.1个月 vs 26.2个月，HR=1.0，95%CI：0.7~1.4）。

· 潘燚医生：目前针对ⅢA-N2 NSCLC，根治性化放疗对比新辅助化疗+手术总生存相似，但缺乏亚组分析数据，未能明确单站N2与多站N2两种治疗方式的优劣。多站N2 NSCLC出现远处转移的概率大，且若手术R1/R2切除，其5年生存率明显差于R0切除患者，因此接受根治性同步放化疗可能更好。所以重点需评估是否可完全切除，若外科医生认为可完全切除，则行以手术为主的综合治疗。另外，此患者目前确认存在*EGFR*突变，且外科评估可完全切除，后续若出现复发，仍可一线使用EGFR-TKI。而此时行放疗，术后再使用EGFR-TKI，则出现间质性肺炎的可能性增加。因此建议行新辅助化疗后手术治疗。

· 廖日强医生：在接受相同治疗模式的情况下（无论是接受根治性同步化放疗还是新辅助化疗+手术），单站N2的NSCLC预后均优于多站N2患者。而针对多站N2，目前无相关数据对比根治性同步化放疗和新辅助化疗+手术的效果，因此无法判定此类患者两种治疗模式的优劣。

· 谢松喜医生：ⅢA-N2 NSCLC的治疗模式选择还需考虑肿瘤的生长速度，以及是否存在多站N2转移。对于肿瘤倍增时间长、单站N2转移的患者，外科干预效果较好。而对于肿瘤生长迅速，且存在多站N2转移的患者，即使外科切除，其仍可在较短时间内出现远处转移，而不是局部复发。针对R1切除术后的NSCLC，放疗后的复发模式以远处复发为主，而局部复发相对较少（42% vs 7%）[2]。

· 杨学宁医生：CSLC0501研究[3]的结果显示，无论是单站N2还是多站N2，辅助治疗组效果均优于新辅助治疗组。因此，此类患者若术前提示存在N2转移，且外科考虑可完全切除，有学者提出是否可直接手术切除，后续根据病理结果决定是否行辅助治疗。目前CSLC0501为临床试验阶段，且入组时，术前影像学诊断为ⅢA-N2的患者，并不强制要求进行术前有创纵隔分期，分期存在不足之处，暂时不能将其结果直接应用到临床，需等待更多数据结果确认。

· 钟文昭医生：CSLC0501[3]两组患者的主要治疗方式均为手术和化疗，差别为治疗顺序不同。新辅助化疗组，所有患者均接受术前化疗，但有15%的患者未接受手术，因此新辅助化疗对该组生存率的提高作用可能高于手术；而辅助化疗组的患者均接受手术，大部分患者术后接受辅助化疗，因此手术在这组患者中起到的作用更大。而CSLC0501的结果显示，无论是DFS还是OS，辅助化疗组均优于新辅助化疗组（中位DFS、OS均有边缘统计学差异），因此在这类患者中，手术的作用可能大于化疗。

证据：CSLC0501[3]是一项针对ⅠB-ⅢA期NSCLC的临床研究，以对比术前辅助化疗和术后辅助化疗的效果。新辅助化疗完成率100%，化疗后PD率12.4%，辅助化疗完成率87.4%。5年DFS率：50.0% vs 33.0%（HR=0.69，P=0.051），5年OS率：60.0% vs 43.0%（HR=0.66，P=0.049）。而辅助化疗组和新辅助化疗组的中位DFS为5.2年 vs 2.3年（P=0.057），中位OS为7.3年 vs 4.2年（P=0.087）。

· 廖日强医生：针对早期可手术的患者，经过新辅助治疗后，存在一定PD率，这部分患者可能丧失了手术机会，因此实际临床工作中，针对Ⅰ~Ⅱ期患者，应首先行手术治疗。而对于ⅢA-N2患者，出现转移的概率高，化疗发挥的作用更大，因此这类患者往往先接受新辅助化疗。

· 吴一龙医生：针对ⅢA-N2 NSCLC，决定治疗方式前，评估的重点往往为淋巴结，其次为原发肿瘤是否可完整切除。

术前评价淋巴结是否转移时，既往主要依据淋巴结短径。目前认为Bulky N2的标准为短径＞2.5 cm[4]，而平时工作中，判断淋巴结是否可疑转移，其标准为短径＞1 cm[5]。这与其设定标准的敏感度跟特异性有关。既往研究显示，CT诊断淋巴结转移的敏感性为55%，意味着45%的患者漏诊[5]，其敏感度随短径的升高而降低。而淋巴结短径＞1 cm为目前广泛使用的淋巴结转移判断标准。CSLC0501[3]纵隔淋巴结转移选择的标准为短径＞1.5 cm，其敏感度及特异性均较高，均超过80%。本例患者纵隔淋巴结短径小，且经化疗后缩小，考虑可完整切除，因此建议以外科为主的多学科诊治。

第二步需明确行新辅助治疗还是辅助治疗。既往认为，相比辅助化疗，新辅助化疗的优点为：①不可手术或预计手术难度大的患者，通过新辅助化疗，有可能转化为可手术患者；②新辅助化疗后可消灭微转移；③进行新辅助化疗的患者，其依从性优于辅助化疗。后续进行了多项研究，但样本量均较少，难以说明化疗的作用。而后出现了样本量较大的研究，如NATCH[6]，针对这类研究的META分析[7]显示，新辅助化疗及辅助化疗对患者的生存率均可提高约5%，术前、术后辅助化疗对生存率的影响相似。因此我们设计了CSLC0501，头对头对比新辅助化疗与辅助化疗的效果。而此时NATCH的结果[6]公布，该研究针对ⅠB~ⅢA期患者，设置三组：①单纯手术；②新辅助化疗+手术；③手术+辅助化疗。结果显示，无论是新辅助化疗+手术，还是手术+辅助化疗，其生存率与单纯手术组无差异（5ys DFS：34.1% vs 38.3% vs 36.6%，$P>0.05$）。该结果颠覆了以往辅助化疗可提高生存率的概念。CSLC0501的结果与NATCH不同，提示辅助化疗组与新辅助化疗组存在差异。我们后续进行了一项真实世界的研究：ICAN研究，结果显示辅助化疗未能提高生存率。可以看到真实世界的结果与临床研究的结果存在明显差异，因此对于新辅助化疗或辅助化疗，需严格按照临床试验的标准筛选患者，才可能为患者带来生存获益。但目前需更多的证据来说明此类问题。CSLC0501的新辅助化疗组中，15%的患者最后未接受手术，这可能对最终的生存率有影响，因此我们后续对CSLC0501研究进行了ITT分析（intention-to-treat，意向性分析）和PP分析（per-protocol，遵循研究方案分析），两者的结果相似，因此可以认为该试验结果较为可靠，即辅助化疗优于新辅助化疗（边缘统计学差异）。综上所述，针对cⅢA-N2患者，需先由外科医生评估是否可完全切除，针对可完全切除的病例，可考虑手术切除为主的多学科诊治；而若难以完全切除，则考虑先行新辅助化疗，根据结果决定是否行手术或同步化放疗。而根治性化放疗用于此类潜在可切除患者中的证据不足，因此治疗仍然以手术为主。

问题三：当前，患者已行新辅助化疗及手术切除，为R2切除，下一步治疗应该如何选择？

· 李伟雄医生：ⅢA-N2 NSCLC术后可应用放疗。①N2患者R0切除，可考虑单纯放疗（50 Gy）；②R1/R2切除，需行局部治疗+全身治疗，该患者右上下气管旁、隆突下淋巴结R2切除，胸顶R1切除，可考虑行同步化放疗（60~66 Gy）。

· 陈志勇医生：ⅢA-N2 NSCLC，存在约5.7%的R1/R2切除率，此类患者行术后化放疗可提高生存率[8]。而放疗在其中的作用显得尤为重要，ⅢA-N2 NSCLC R1/R2切除术后行放疗可提高5年生存率（28.0% vs 18.7%，$P=0.02$）[9]。目前术后化疗及放疗的应用，主要为同步化放疗和序贯化放疗，针对R1/R2切除的NSCLC，术后序贯化放疗和同步化放疗的中位生存期分别为42.6个月和38.5个月，统计学无差异（P=0.42）[10]。因此针对这部分患者可根据患者一般状况考虑同步放化疗或序贯放化疗。

·吴一龙医生：术前内科胸腔镜见粘连，纵隔镜分离存在难度，仅可做活检，难以行淋巴结清扫。是否可考虑针对这类患者进行根治性同步化放疗？而患者目前ⅢA-N2 R2切除术后，需行同步放化疗，考虑患者术前使用多西他赛+卡铂，疗效为PR，但存在4度中性粒细胞减少，术后行同步化放疗需避免严重不良反应，建议行同步放化疗，其中化疗方案可考虑紫杉醇+卡铂周疗，或单用顺铂增敏。

该患者另外存在*EGFR*突变，一代EGFR-TKI也为可选择方案，其在晚期NSCLC的一线治疗PFS为9~12个月。但该患者目前原发灶已切除，仅有部分病灶残留，其余部位未见转移，有可能通过同步化放疗达到根治的目的；使用一代TKI后如进行放疗，可能增加发生放射性肺炎或间质性肺炎的可能性；如该患者出现复发或转移，仍可用于一线治疗。因此目前暂时不考虑使用EGFR-TKI。

5. MDT小结

该患者为新辅助治疗后不完全切除的ⅢA-N2肺腺癌患者，不完全切除部位为淋巴结，目前有针对性治疗方式——同步放化疗。而患者存在*EGFR*突变，后续仍有有效的治疗方式，因此目前可行同步放化疗。

6. 后记

患者于2018年4月18日至2018年5月30日行胸部放疗，采用IMRT技术，PTV 60 Gy/30 F，每周予顺铂30 mg/m²增敏，共完成5周的顺铂治疗。

2018年6月25日头颅MR提示双侧小脑半球、左侧额顶颞叶多发转移。

2018年6月25日开始一线吉非替尼治疗，疗效为PR，这期间曾因间质性肺炎停药，间质性肺炎改善后恢复用药。

2019年12月5日开始二线奥希替尼。

2020年1月3日因肿瘤死亡。

7. 吴一龙评论

该患者为ⅢA-N2非小细胞肺癌，治疗过程较为规范。自确诊至死亡的生存期为25个月，但总体治疗效果不佳。回顾及总结如下：

（1）ⅢA-N2 非小细胞肺癌异质性明显，治疗手段及模式存在明显差异，此类患者在确诊后需进行MDT讨论，决定患者的综合治疗方式。

（2）该患者新辅助治疗过程中存在基因检测结果不一致的情况，导致患者无法入组新辅助靶向治疗临床试验。因此，基因检测前进行病理评估十分必要。

（3）ⅢA-N2患者局部治疗以根治为目的，但此类患者后续肿瘤进展主要为远处转移，因此在进行局部治疗时，应注意评估患者其他部位的情况。

（4）随着靶精准治疗和免疫检查点阻断剂的出现，目前新辅助治疗已不是单纯的化疗，更多考虑的是根据基因突变情况选择新辅助靶向治疗或新辅助免疫治疗。当然还需要更多的证据。

参考文献

［1］PLESS M，STUPP R，RIS H B，et al. Induction chemoradiation in stage ⅢA/N2 non-small-cell lung cancer：a phase 3 randomised trial［J］. The Lancet，2015，386（9998）：1049-1056.

［2］OLSZYNA-SEREMENTA M，SOCHA J，WIERZCHOWSKI M，et al. Patterns of failure after postoperative radiotherapy for incompletely resected（R1）non-small cell lung cancer：implications for radiation target volume design［J］. Lung Cancer，2013，80（2）：179-184.

［3］WU Y L，YANG X N，ZHONG W，et al. Multi-centre randomized controlled study comparing adjuvant vs neo-adjuvant chemotherapy with docetaxel plus carboplatin in resectable stage ⅠB to ⅢA NSCLC：final results of CSLC0501［J］. Annals of Oncology，2016，27（6）：vi407.

［4］DE LEYN P，DOOMS C，KUZDZAL J，et al. Revised ESTS guidelines for preoperative mediastinal lymph node staging for non-small-cell lung cancer［J］. European Journal of Cardio-Thoracic Surgery，2014，45（5）：787-798.

［5］SILVESTRI G A，GONZALEZ A V，JANTZ M A，et al. Methods for staging non-small cell lung cancer：diagnosis and management of lung cancer，3rd ed：

American College of Chest Physicians evidence-based clinical practice guidelines [J]. Chest, 2013, 143 (5): e211S-e250S.

[6] FELIP E, ROSELL R, MAESTRE J A, et al. Preoperative chemotherapy plus surgery versus surgery plus adjuvant chemotherapy versus surgery alone in early-stage non-small-cell lung cancer [J]. Journal of Clinical Oncology Official, 2010, 28 (19): 3138.

[7] PIGNON J P, TRIBODET H, SCAGLIOTTI G V, et al. Lung adjuvant cisplatin evaluation: a pooled analysis by the LACE Collaborative Group [J]. Journal of Clinical Oncology Official, 2008, 26 (21): 3552.

[8] HANCOCK J G, ROSEN J E, ANTONICELLI A, et al. Impact of adjuvant treatment for microscopic residual disease after non-small cell lung cancer surgery [J]. Annals of Thoracic Surgery, 2015, 99 (2): 406-413.

[9] WANG E H, CORSO C D, RUTTER C E, et al. Postoperative radiation therapy is associated with improved overall survival in incompletely resected stage Ⅱ and Ⅲ non-small-cell lung cancer [J]. Journal of Clinical Oncology, 2015, 93 (3): E388-E389.

[10] FRANCIS S, ORTON A, STODDARD G, et al. Sequencing of postoperative radiotherapy and chemotherapy for locally advanced or incompletely resected non-small-cell lung cancer [J]. Journal of Clinical Oncology, 2018, 36: 333-341.

（林俊涛整理，吴一龙审校）

● 病例17 ●

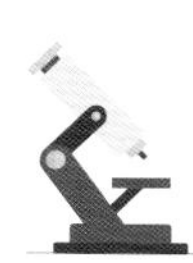

*EGFR*的故事是否可复制：*EML4-ALK*融合的ⅢA-N2非小细胞肺癌患者的术后治疗选择

导 读：ADJUVANT/CTONG1104研究显示[1]，对于*EGFR*突变的Ⅱ-ⅢA（N1－N2）期的肺癌患者，手术后靶向辅助治疗优于常规的辅助化疗，*EML4-ALK*融合的ⅢA-N2的肺癌患者术后是否可复制*EGFR*的故事？

关键词：*EML4-ALK*融合；ⅢA期；非小细胞肺癌；术后选择

病例讨论时间：2019年2月13日　　汇报医生：黎扬斯医生

1. 病历摘要

患者，女性，61岁，从不吸烟，无肿瘤家族史，PS=1分；既往有“胆囊结石”病史。患者于2018年10月26日在广东省中山市人民医院行右上肺癌切除术，术前PET/CT见图17–1。术后病理：浸润性腺癌，乳头状（40%）、实性（40%）、腺泡状（15%）、微乳头状（5%）生长方式；支气管切缘未见癌；可见脉管癌栓，未见明确神经束侵犯；送检淋巴结均见癌（肺门淋巴结1/1、气管旁淋巴结3/3，第2、4组淋巴结2/2，第7组淋巴结1/1）；术后诊断：右上肺腺癌pT1bN2M0 ⅢA期（第八版分期）；当时仅行*EGFR*基因检测，结果为阴性。初次就诊时吴一龙教授的门诊意见：完善基因检测，同时行辅助化疗。2018年12月6日开始辅助化疗：方案为多西他赛联合卡铂，耐受可；2019年2月13日已完成4周期化疗。补做组织二代测序（2018年12月20日回报）：*EML4-ALK*融合（15.6%），*RICTOR*突变（15.1%）。患者的诊疗过程见图17–2。

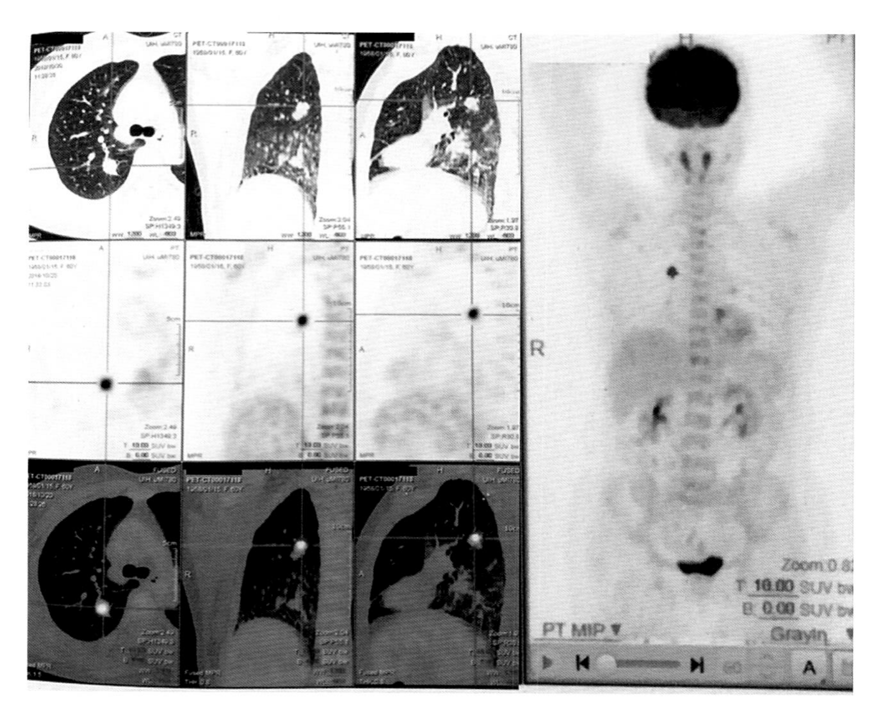

图17-1 术前PET/CT（2018年10月20日）

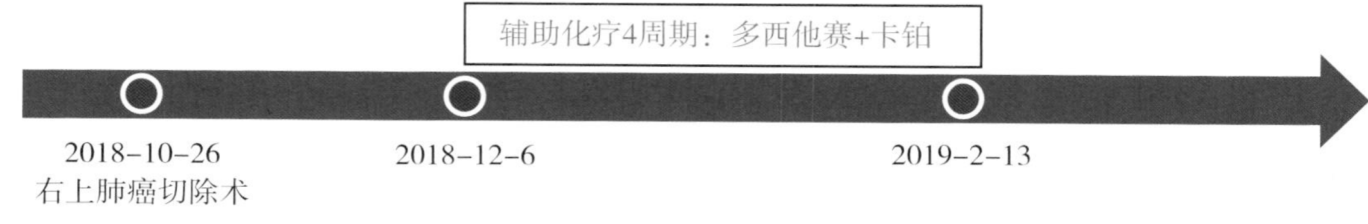

图17-2 患者诊疗过程

2. 讨论要点

下一步的治疗选择：①是否应用*ALK*抑制剂？是否可复制*EGFR*的故事？*EGFR*突变的Ⅱ-ⅢA（N1-N2）期的肺癌患者，手术后靶向辅助治疗优于常规的辅助化疗[1]。②是否行放疗？ⅢA-N2的患者术后放疗的意义是什么？③是否予定期随访？

3. 科室意见

患者已完成4周期术后辅助治疗，尽管患者有*EML4-ALK*融合，但目前（2019年2月）暂无*ALK*抑制剂靶向辅助治疗的证据，故科室意见是定期随访。

4. MDT讨论

问题一：患者是否可入组临床研究？

·潘燚医生：该患者已完成4周期术后辅助化疗，为ⅢA-N2期，可考虑筛选进行CTONG1701术后放疗临床研究。

·杨学宁医生：患者为多站转移的ⅢA期，临床资料基本符合CTONG1701研究的要求，可考虑进行筛选。

证据：CTONG1701研究的全称是“术后放疗在完全切除的ⅢA-N2期非小细胞肺癌患者疗效的前瞻性研究”，是CTONG正在进行的临床研究项目之一。

问题二：驱动基因在术后患者治疗方案上有哪些指导意义？

·吴一龙医生：我认为该患者可考虑术后辅助放疗，但是该患者有*EML4-ALK*融合，而它为常见的驱动基因，*ALK*-TKI靶向辅助治疗有没有价值？ADJUVANT / CTONG1104研究告诉我们[1]，对于*EGFR*突变的Ⅱ－ⅢA（N1－N2）期肺癌患者，手术后靶向治疗优于常规的辅助化疗，那对于*EML4-ALK*融合的ⅢA-N2期肺癌患者是否可以借鉴？这是临床试验未证实的，目前尚无证据支持*ALK*-TKI靶向治疗。

问题三：该患者送检淋巴结术后病理均见癌，是否符合淋巴结清扫标准？

·吴一龙医生：该患者的淋巴结清扫是否符合标准要求？N2的诊断是否不确定？

·廖日强医生：术前PET/CT有无提示淋巴结转移？

·黎扬斯医生：术前PET/CT显示纵隔淋巴结稍增大，但短径均未达到1.5 cm，也未提示糖代谢增高，故术前PET/CT无淋巴结转移的确切证据。

·吴一龙医生：该患者在手术过程中进行了段淋巴结的清扫，只是手术医生没有进一步解剖出来，故病理报告中未提示。既然清扫了肺门淋巴结，气管旁淋巴结，第2、第4、第7组淋巴结，说明这个患者的淋巴结清扫情况符合标准要求。

·廖日强医生：同意您的观点，该患者是R0切除，因术前PET/CT未见淋巴结转移，N2是偶然性的，建议术后行标准辅助化疗。

问题四：免疫治疗为部分患者带来长期获益，是否可考虑术后辅助免疫治疗的临床研究？

·廖日强医生：该患者已完成4周期辅助化疗，是否可考虑筛选术后辅助免疫临床研究？

证据：BR31研究是目前最著名的术后免疫治疗研究之一，全称是“一项关于MEDI4736用于完全切除的非小细胞肺癌辅助治疗的前瞻性、双盲、安慰剂对照、随机分组的Ⅲ期研究”，这项大型临床研究计划全球入组1 300余例患者，预计在2019年10月结束入组，CTONG也参与了这项研究，因术后辅助治疗研究耗时较长，预计入组结束后还要2～3年才能公布结果。全球现在有多个类似研究正在进行，但目前入组情况均落后于BR31研究。

·吴一龙医生：BR31研究是我们中心目前正在进行的唯一的术后辅助免疫治疗，有驱动基因突变的患者能否入组？

·黎扬斯医生：可以，有驱动基因包括*EGFR*突变及*EML4-ALK*融合的患者都可以入组，驱动基因不是限制因素。

·吴一龙医生：没有限制应考虑筛选BR31研究，假如筛选失败可筛选术后放疗研究。

问题五：临床研究开展的思考。

·吴一龙医生：术后放疗研究提示我们要重视以下几个问题。第一，这个项目的进度非常缓慢，必须加快研究的步伐。第二，随着靶向治疗及免疫治疗的发展，肺癌的治疗策略已经发生了很大的改变，有可能这个研究结果出来时又发生了更大的变化。随着临床试验知识的不断增长，原计划3年内完成入组的研究，最后用了10年才完成，这样统计学方面有很大可能已出现偏差，研究的证据强度及可信度会受到很大影响。第三，研究者要清楚，再过1~2年可能会有越来越多的证据显示：对于术后辅助治疗，有驱动基因会推荐靶向治疗，无驱动基因的优选免疫治疗，我们该怎么看待术后放疗这个研究的临床意义。第四，我们马上要启动*ALK*-TKI术后辅助治疗的临床研究，与CTONG1104相似。假如术后靶向辅助治疗要取代辅助化疗，那么将来“辅助化疗+放疗”的治疗模式也很可能会被取代。

5. MDT小结

筛选患者进行BR31术后辅助免疫治疗临床研究，或CTONG1701术后放疗临床研究，优先前者。

6. 后记

患者在外院手术住院期间曾应用“康莱特”，BR31术后辅助免疫治疗临床研究筛选失败。随后，患者进入筛选CTONG1701术后放疗临床研究，这期间因“突发腹痛”在当地医院住院，被诊断为“胆囊结石、胆囊炎”，并行“胆囊切除术”及“康复治疗”，因此错过筛选。现患者定期随访，目前病情稳定，未见复发转移，最近随访时间为2020年11月13日。

7. 吴一龙评论

该病例为*EML4-ALK*融合的ⅢA-N2的肺癌患者，对于其术后治疗的选择，经MDT讨论意见为参加临床研究，但患者因既往用药及胆囊炎错过入组，现定期随访，术后2年余维持稳定。该病例可借鉴的几点如下。

（1）应鼓励患者尽可能多地参加临床研究。临床研究必须经过临床专家反复思考和计算，经过严格的伦理审查才能在临床中开展，患者的利益在临床研究中被放在首位，而并非将患者当作“小白鼠”。患者参加临床研究，可促进科学的发展及新药的研发，最终在临床实践中使患者受益。

（2）对于有标准治疗方式的患者，临床实践应该要以指南或高级别证据的临床研究作为指引。该患者进行手术后分期为ⅢA，术后基因检测为*EML4-ALK*融合，并无足够证据使用*ALK*-TKI进行术后辅助治疗，故在患者筛选临床研究失败后，按指南指引进入定期观察阶段。

（3）对于N2患者术后是否进行辅助放疗，NCCN指南有建议，但几乎所有的前瞻性研究不能得出提高总生存率的结论，而大样本的回顾性研究提示辅助放疗能减少术后复发、转移，故对于该治疗的临床应用经常有争论。2020年ESMO公布了欧洲的前瞻性研究——LungART试验，不管是DFS还是OS，术后放疗均未能给N2患者带来生存获益，由此N2完全性切除患者不需要术后辅助放疗。

参考文献

[1] ZHONG W Z, WANG Q, MAO W M, et al. Gefitinib versus vinorelbine plus cisplatin as adjuvant treatment for stage Ⅱ - ⅢA (N1 - N2) *EGFR* -mutant NSCLC (ADJUVANT/CTONG1104): a randomised, open-label, phase 3 study [J]. Lancet Oncol, 2018, 19 (1): 139-148.

（黎扬斯整理，吴一龙、涂海燕审校）

● 病例18 ●

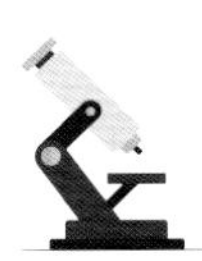

手术后超进展？*EGFR*突变肺腺癌局部治疗后快速进展

导 读：对于*EGFR*敏感突变的肺癌患者，影像学显示缓慢进展，出现耐药基因，经过局部治疗干预后如何选择全身治疗方案？如何在患者治疗过程中预警快速疾病进展？

关键词：*EGFR*；肺腺癌；疾病进展

病例讨论时间：2019年3月13日　　汇报医生：郑明英医生

1. 病历摘要

患者，女性，64岁，无吸烟史，既往有2型糖尿病病史，无肿瘤家族史。PS=3分。患者在2018年4月因咳嗽就诊于外院（缺乏基线影像学资料），肺穿刺活检病理：浸润性腺癌，诊断为右中肺腺癌cT3N2M0，ⅢB期。

肺穿刺组织二代测序（next generation sequencing，NGS）结果显示：*EGFR* L858R，丰度7.46%。血液NGS显示：*EGFR* L858R，丰度10.79%。见表18-1。

患者于2018年5月8日开始厄洛替尼150 mg qd治疗。2018年6月5日我院胸腹增强CT示：右肺中叶外侧段40 mm×25 mm肿块，侧缘胸膜、右肺斜裂、水平裂见牵拉征及小结节突起，右肺下叶前外侧基底段见25 mm×22 mm磨砂玻璃影，左肺上叶前段另见一直径5 mm磨玻璃影。2018年8月15日复查胸腹CT显示右肺中叶病灶稍缩小（与2018年6月5日影像比较缩小10%）。2018年11月30日我院复查PET/CT示：右肺中叶肿块糖代谢增高（与2018年8月15日影像比较增大6%），右肺中叶斜裂胸膜下结节及区域多组稍大淋巴结糖代谢不同程度增高。见图18-1。

2018年12月24日行经胸腔镜右中肺切除术+系统纵隔淋巴结清扫术，术后病理：腺癌，未见明确脉管癌栓，无脏层胸膜侵犯，淋巴结可见癌转移（共2/8，中叶淋巴结0/1，段淋巴结2/4，后肺门淋巴结0/1，隆突下淋巴结0/1，右下气管旁淋巴结0/1），分期pT3N1M0，ⅢA期。

术后肺组织*EGFR*（ARMS法）：*EGFR* L858R突变，T790M阳性。

血液NGS：*EGFR* L858R突变（0.95%），未见T790M 。见表18-1。

患者术后继续厄洛替尼治疗。2019年2月17日患者出现头痛、呕吐，2019年2月26日开始奥希替尼80 mg qd治疗。2019年2月27日胸腹增强CT示：右侧胸腔大量积液，左肺多发结节、右侧胸膜多发结节及肿块，纵隔及右侧肺门淋巴结增大，肝脏、双肾、左侧肾上腺、脾脏多发转移。头颅MRI示：脑实质、脑膜转移。因临床症状无改善，2019年2月28日奥希替尼加量至160 mg qd，症状未见改善，2019年3月3日患者死亡。患者治疗时间轴见图18-2。

表 18-1　患者多次基因检测结果

送检时间	送检标本	检测方法	基因突变结果	丰度
基线	肺组织	NGS	*EGFR* 21L858R	7.46%
基线	血	NGS	*EGFR* 21L858R	10.79%
术后	血	NGS	*EGFR* 21L858R	0.95%
术后	组织	ARMS	*EGFR* 21L858R	
			EGFR T790M	

2018-6-5
厄洛替尼治疗后

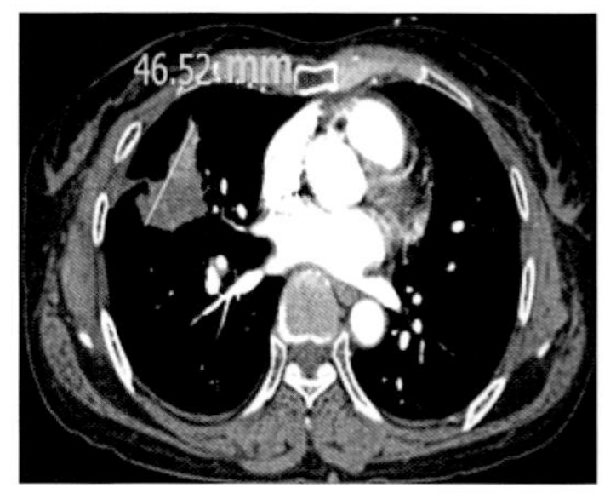

2018-8-15
厄洛替尼治疗后

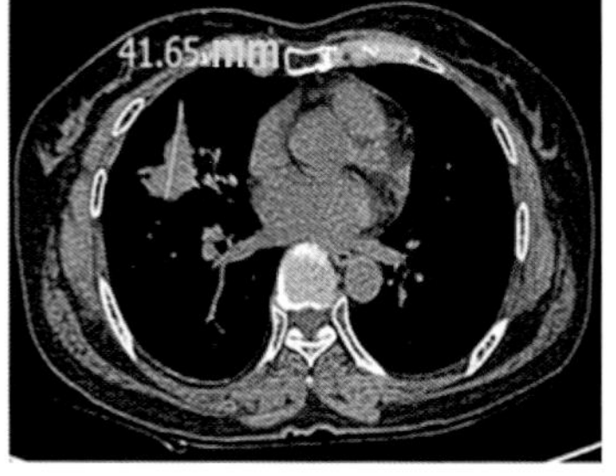

2018-11-30
手术前

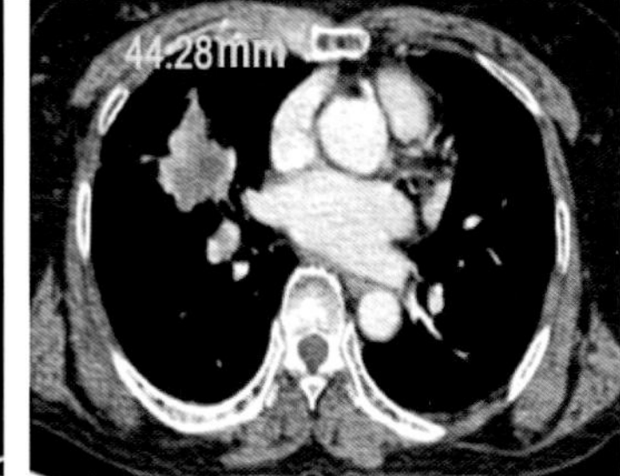

图18-1　各线用药后胸部病灶变化情况

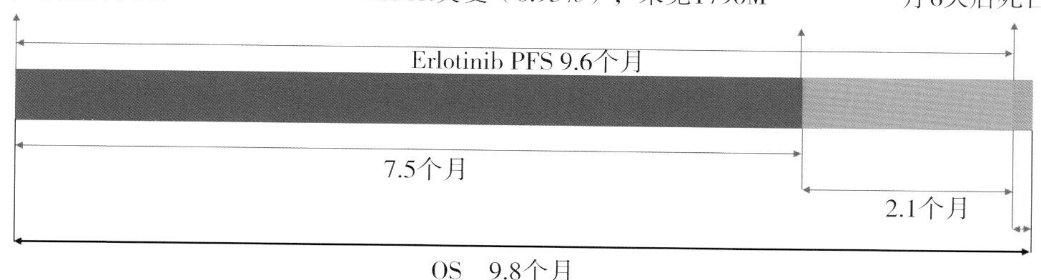

图18-2 患者治疗时间轴

2. 讨论要点

（1）患者术后出现*EGFR*耐药基因，是否应该更换全身治疗方案？

（2）患者术后出现快速疾病进展，是否有更好的监测机制？

3. 科室意见

患者诊断局部晚期肺腺癌合并*EGFR*敏感突变，靶向治疗后原发病灶缓慢增大，经过手术干预后，患者处于无肿瘤间期，虽然组织*EGFR* T790M阳性，但血液NGS检查未见T790M突变，因原发灶已切除，因此建议继续厄洛替尼治疗，未更换治疗方案。

4. MDT讨论

· 郑明英医生：患者诊断为肺腺癌ⅢB期，*EGFR*敏感突变，经过靶向治疗后，在原发病灶缓慢增大的情况下行手术治疗，虽然术后组织标本检测到T790M耐药基因，但血液NGS仅见*EGFR*原发突变，未见T790M。类比于新辅助靶向治疗研究CTONG 1103，术后按原方案继续治疗。

· 潘燚医生：在晚期肺腺癌合并*EGFR*突变患者中，一线*EGFR*酪氨酸激酶抑制剂（EGFR – tyrosine kinase inhibitors，EGFR-TKI）治疗后出现局部进展，推荐局部治疗+继续靶向治疗，出现快速进展的少见。此患者分期未到晚期，靶向治疗后分期考虑为ⅢB期，可手术治疗，经过手术治疗后理应预后更好，但患者在术后两个月出现快速疾病进展，可能要从患者自身生物学特性寻找原因。

证据：CTONG1103[1]研究是第一项对比EGFR-TKI和双药化疗用于ⅢA-N2非小细胞肺癌新辅助治疗的Ⅱ期随机对照研究。研究共纳入72例术前确诊为ⅢA-N2期并*EGFR*突变阳性的患者，随机分成两组，一组接受EGFR-TKI厄洛替尼治疗2周期（42天），另一组采用传统的吉西他滨/顺铂化疗方案治疗2周期（42天），然后进行疗效评估。如果患者手术可切除则再行手术，术后再行厄洛替尼治疗1年或GC方案辅助治疗2个周期。研究结果发现厄洛替尼组的有效率优于吉西他滨/顺铂组合（54% vs 34%），在无疾病生存期方面，厄洛替尼组比对照组显著提高（21个月 vs 12个月）。

《中国临床肿瘤学会（CSCO）原发性肺癌诊疗指南（2018版）》[2]显示，Ⅳ期*EGFR*突变阳性非小细胞肺癌耐药后治疗的基本策略为：根据进展类型分为局部进展型、缓慢进展型、快速进展型。若为局部进展型，推荐继续EGFR-TKI治疗+局部治疗（2A类推荐证据）。若为缓慢进展型，推荐继续原EGFR-TKI治疗（2A类推荐证据）。若为快速进展型，检测T790M突变状态，T790M阳性者，推荐奥希替尼或含铂双药化疗，T790M阴性者推荐含铂双药化疗（1类推荐证据）。可选策略：活检评估耐药基因，根据基因检测结果入组临床试验。

· 钟文昭医生：在临床上我们也会遇见一些肺癌术后快速进展案例，甚至在Ⅰ期患者中也会遇见，目前其背后的机制尚不明确，考虑与这类患者特殊生物学特性相关，需要进一步研究和探索。从患者的基因检测结果未见明确提示，可进一步完善术后组织二代测序检查找寻线索。

· 李伟雄医生：同意钟主任意见，该患者术后出现快速疾病进展，从其临床特点来看，患者基线可疑存在胸膜结节，这可能是一个危险因素，进展时发现其胸膜多发结节。

· 廖日强医生：该患者靶向治疗7个月左右后原发病灶开始缓慢增大，出现T790M耐药基因，比厄洛替尼平均控制时间要短，可能预示患者预后差及快速发展的生物学行为。

证据：厄洛替尼对于携带*EGFR*敏感突变的NSCLC患者，多项临床[3-4]研究显示其一线治疗疗效明显优于化疗，PFS明显获益，在10.4~13.1个月。

· 黎扬斯医生：患者出现快速疾病进展后，奥希替尼治疗未见疗效，可能存在肿瘤异质性，在这个节点血液及组织的基因状态可能有所不同。

· 郑明英医生：同意黎医生意见，患者在疾病后期PS=3分，根据患者一般状态及现有基因状态，奥希替尼治疗是首选。

·钟文昭医生：该病例从治疗决策上来看是符合临床实践的，但是出现了不幸的结局，我们需要在此病例中吸取经验。如何在不同节点选择治疗方式，如何识别快速疾病进展患者，需要我们进一步总结和研究。

5. MDT小结

本例为中期肺腺癌患者，合并驱动基因*EGFR*突变，经过靶向治疗后出现原发病灶缓慢增大，局部治疗手段是可选治疗方案。经根治性手术后患者出现快速疾病进展，目前快速疾病进展机制尚不明确，如何识别快速疾病进展高风险人群，需要进一步研究和探索。

6. 后记

患者死亡。

7. 吴一龙评论

（1）近年来大家关注check-point阻断剂免疫治疗的超进展问题，事实上临床上不管是化疗还是手术治疗或放疗等局部治疗，都可见到治疗后的超进展现象。这一例患者，手术后不到2个月时间出现全面进展包括脑膜转移，应该属于超进展。应该予以关注并对这类超进展进行更为详细的研究，本例有*EGFR*突变包括T790M，EGFR-TKI厄洛替尼和奥希替尼治疗效果不佳是否与此有关？

（2）尽管CTONG1104取得了术后靶向治疗提高DFS的结果，但不能因此就外推应用到其他驱动基因患者的术后辅助靶向治疗上，每一个驱动基因的生物学路径是不一致的，需要更多的研究来回答这个问题。

参考文献

[1] ZHONG W Z，CHEN K N，CHEN C，et al. Erlotinib versus gemcitabine plus cisplatin as neoadjuvant treatment of stage ⅢA-N2 EGFR-mutant non - small-cell lung cancer （EMERGING-CTONG 1103）：a randomized phase Ⅱ study [J]. Journal of Clinical Oncology，2019，37（25）：JCO.19.00075.

[2] 中国临床肿瘤学会指南工作委员会. 中国临床肿瘤学会原发性肺癌诊疗指南：2018版 [M]. 北京：人民卫生出版社，2018.

[3] RAFAEL R，ENRIC C，RADJ G，et al. Erlotinib versus standard chemotherapy as first-line treatment for European patients with advanced EGFR mutation-positive non-small-cell lung cancer (EURTAC): a multicentre, open-label, randomised phase 3 trial [J]. Lancet Oncology，2012，13 (3): 239-246.

[4] ZHOU C，WU Y L，CHEN G，et al. Erlotinib versus chemotherapy as first-line treatment for patients with advanced EGFR mutation-positive non-small-cell lung cancer (OPTIMAL, CTONG-0802): a multicentre, open-label, randomised, phase 3 study [J]. Lancet Oncology，2011，12 (8): 710-711.

（郑明英整理，吴一龙、周清审校）

早中期肺癌病例篇章小结

在肺癌治疗手段多样发展的时代，不同科室的医生不仅应立足于自身专业，还必须不断优化、充实肺部肿瘤综合诊疗的全局观，与其他诊疗科室形成良好的诊疗闭环。本书的经典案例都反映出综合诊疗全局观的重要性，体现出对建立规范的MDT团队的要求。

上述病例的诊疗思维特点整理如下：第一点是“鉴别”，即需要鉴别出每个病例的同质性及异质性。每个病例都有其自身特点，必须在同质性的基础上寻找异质性，并最终形成个体化的治疗方案。第二点是“兼顾”，即兼顾患者的合并症、并发症。当患者存在肺栓塞或者合并其他癌种时，在诊断及治疗上必须充分考虑，找出主要矛盾和次要矛盾，制订出兼顾两者的方案。第三点是“预判”，即根据现有证据，循证地判断疾病发展方向，提出可靠的预案。例如，乙肝病毒被激活或者合并鼻咽癌时的放疗方案时序问题，要在一定时间窗内对病情发展进行合理的预判并提出预案，提高诊疗过程的警觉性。

（吴一龙、钟文昭、张嘉涛）

2

第二部分

晚期肺癌篇

Part Two

第一章

混合病理类型肺癌的治疗选择

• 病例19 •

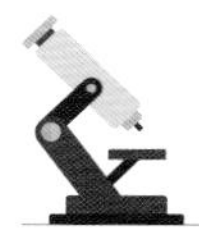

复合型肺癌的诊治策略

导　读：对于*EGFR*突变阳性的腺癌患者，如果病理发现复合有小细胞肺癌成分，该如何治疗？

关键词：*EGFR*阳性；肺腺癌；小细胞肺癌

病例讨论时间：2013年9月17日　　汇报医生：徐崇锐医生

1. 病历摘要

患者，女性，1956年11月出生。患者于2012年年初开始出现咳嗽，因病情持续未缓解至当地医院就诊，2012年12月24日在江门市中心医院检查，胸部CT提示右肺上叶后段肿块，约2.8 cm × 3.2 cm × 3.5 cm，伴右侧肺门及纵隔淋巴结转移，考虑周围型肺癌。2012年12月26日来诊。

既往无高血压、糖尿病病史，无吸烟嗜好，无饮酒嗜好。已婚，配偶、子女体健。2001年曾于中山大学附属第三医院行左上肺叶切除+肺门、纵隔淋巴结清扫术，术后病理报告为支气管平滑肌瘤。其兄曾患肺癌。

月经史：初潮年龄13岁，行经天数5天，间隔天数30天，45岁绝经。其他情况无特殊。

入院查体：神志清醒，浅表淋巴结无肿大，头面部无水肿，Horner征阴性，上腔静脉压迫综合征阴性，Pancoast征阴性，胸廓形态无畸形，胸壁静脉正常、无肿块，肋间隙正常，呼吸运动正常，三凹征阴性，脊柱四肢无畸形，关节无红肿，无水肿，无杵状指。肌力正常，颈无抵抗，乳房检查正常，心尖冲动正常，胸骨无压痛，无肋骨触痛。无皮下捻发感。双侧呼吸音正常，未闻及干湿性啰音，未闻及胸膜摩擦音，心音正常，未闻及心脏杂音，心率88次/分，未闻及心包摩擦音。双肺叩诊无异常，心界不大。病理征阴性，Rossolimo征阴性，Chaddock征阴性，Oppenheim征阴性，脑膜刺激征阴性。

入院后查CEA 14.57 ng/mL、NSE 33.01 ng/mL，非小细胞肺癌相关抗原正常。2012年12月27日行PET/CT检查示：右肺上叶后段占位性病变，大小3.3 cm × 2.7 cm，SUVmax 7.4，并区域多发淋巴结转移，胰腺转移灶大小1.4 cm × 1.4 cm，SUVmax 3.8。2012年12月28日行肺穿刺活检，病理示：（右肺）浸润性腺癌，不完全排除有复合性小细胞癌成分（小梭形细胞成分极少，无法明确）。免疫组化结果：TTF1（+++），Syn（梭形细胞+），CgA（梭形细胞+），Ki67（梭形细胞达50%+）。*EGFR* ARMS显示21外显子L858R突变，FISH法检测*ALK*未见融合。诊断：右上肺腺癌，cT2aN2M1b（胰腺）Ⅳ期，*EGFR* L858R突变。

患者于2013年1月9日开始口服吉非替尼治疗，2013年2月3日胸部CT疗效评价病情稳定，2013年4月15日胸部CT评价病情进展：肺内肿块变化不大，纵隔及右肺门淋巴结转移灶增大，上腔静脉癌栓增大（图19-1）。考虑全面进展，无进展生存期3.2个月。2013年4月15日再次行右上肺肿块穿刺活检，病理提示小细胞癌，免疫组化：Syn（++），CgA（+），CD56（+++），*EGFR* 21外显子L858R点突变（ARMS法），c-MET阴性（IHC）；2013年4月26日纵隔淋巴结穿刺活检示：分化差的癌，考虑为SCLC。

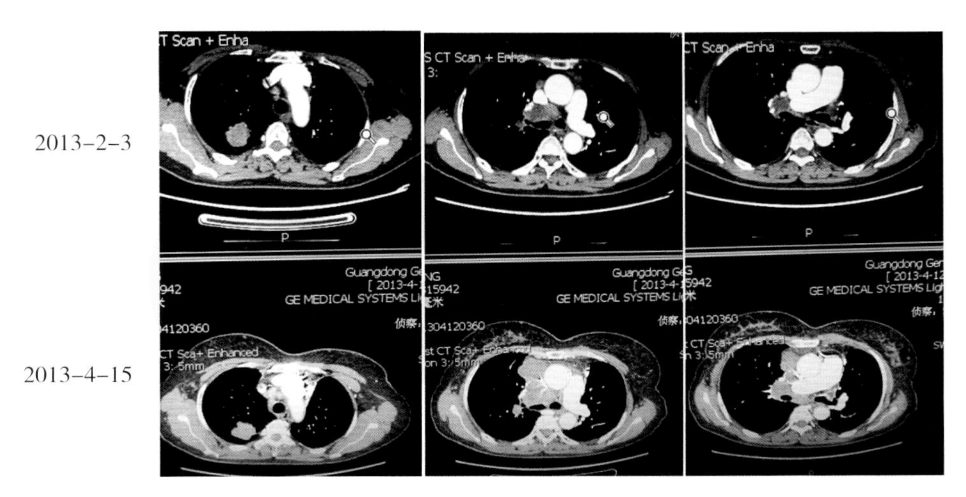

图19-1　吉非替尼治疗前后的CT图像对比

患者于2013年4月27日、2013年5月25日接受伊立替康+顺铂化疗2周期，2013年6月24日胸部 CT评价疗效部分缓解，肺部病灶和纵隔淋巴结都显著缩小。患者2013年6月25日、2013年7月25日继续第3、第4周期伊立替康+顺铂方案化疗；2013年8月14日开始胸部放疗55Gy/25F；2013年8月22日胸部CT 评价疗效部分缓解；2013年8月23日行第5周期伊立替康+顺铂化疗；2013年9月17日结束胸部放疗。

2. 讨论要点

（1）混合有小细胞肺癌成分的EGFR突变腺癌，一线治疗应该选择化疗、靶向治疗还是两者联合？

（2）对于混合型小细胞肺癌如何进行鉴别？

（3）胰腺孤立远处转移如何处理？

3. 科室意见

（1）一线治疗目前考虑选择靶向治疗。

（2）对于混合型小细胞肺癌，除了病理，还需要结合分子分型进行鉴别。

（3）孤立转移病灶在全身治疗基础上可予以局部治疗。

4. MDT讨论

问题一：混合有小细胞肺癌成分的*EGFR*突变腺癌，一线治疗应该选择化疗、靶向治疗还是两者联合？

· 徐崇锐医生：目前患者肺癌诊断明确，EGFR 21外显子突变，下一步的治疗方案该如何选择？

· 周清医生：对于*EGFR*突变患者的一线治疗方法目前仍有争议，化疗和靶向治疗各有优缺点，而该病例的特殊之处在于可能混合有小细胞肺癌（small cell lung cancer，SCLC）成分，因此应该选择化疗还是靶向治疗或者是两者联合呢？目前来看对于突变阳性的患者，更倾向于选择靶向治疗。

证据：IPASS1、EUTAC2、OPTIMAL3等研究的结果均显示对于*EGFR*突变患者一线采用EGFR-TKI治疗，其无进展生存期显著优于化疗。

问题二：病理学上对于混合型小细胞肺癌是如何进行鉴别的？

·颜黎栩医师：患者2012年12月28日进行了第一次活检，右上肺穿刺活检标本中，大部分区域的肿瘤细胞呈腺样改变，滤泡样生长方式，但在视野的边缘有一小部分梭形细胞，占1%～5%，因细胞较少，来源和成分不能确定。免疫组化显示在梭形细胞中神经内分泌相关的蛋白都是阳性，说明有神经内分泌分化。病理诊断是浸润性腺癌（adenocarcinoma，Ad），不完全排除复合有小细胞癌成分。*EGFR*基因检测提示L858R突变，*ALK*基因无断裂。2013年4月19日，该患者在靶向治疗进展后再次做了右肺的穿刺活检，这次的标本可以看到大部分是梭形细胞的成分，细胞核的形态和排列与第一次标本中的梭形细胞成分相似。有少部分区域的细胞呈腺样排列，但非常不典型，而细胞核依旧是梭形细胞的形态。免疫组化显示CD56、Syn都是强阳性表达，CK7在腺癌区域中呈阳性表达，而在梭形细胞区域中是阴性。基因检测的结果也是*EGFR*突变。因此最后的诊断是复合型肺癌，SCLC为主。2013年4月27日患者进行了纵隔淋巴结活检，镜下的形态还是梭形细胞，与2013年4月19日的标本相似，核分裂象更多，并有部分坏死。从免疫组化的表达情况看，在这次（4月27日）的标本中TTF1是阴性，但较上次（4月19日）的标本要强一些，而Ki67在第一次很弱，第二次是阳性，这次的表达介于前两次之间，而神经内分泌的标志物是微弱的阳性，因此这次的SCLC较前一次有所改变。3次病理标本的对比情况见表19-1。

表 19-1　3 次病理标本的对比

对比项	2014-12-28		2014-4-19		2014-4-27	
成分	SCLC	Ad	SCLC	Ad	SCLC	Ad
成分比例/%	<5	>95	95	5	100	0
细胞核	深染	浅染	深染	深染	深染	—
细胞质	极少	粉染、中量	极少	极少、粉染	极少	—
核分裂n/10HPF	3/全片		12		13	—
组织结构	弥漫	腺泡状	弥漫	腺泡状	弥漫	—
坏死	无	无	小灶性	无	片灶性	—
免疫组化						—
CgA	2+	0	1+	3+	部分微弱+	—
SYN	3+	0	3+	2+～3+	部分弱+	—

（续表）

对比项	2014-12-28		2014-4-19		2014-4-27	
CD56			3+	3+		—
Ki67/%	30～40	0～5	70	50	90～95	—
TTF-1	1+	3+	2+	0～1+	0	—
CK7			点状1+	3+	0	—
CAM5.2			2+	3+		—
*EGFR*突变	L858R		L858R		L858R	—

SCLC：小细胞肺癌；Ad：腺癌。

· 吴一龙医生：对于存在*EGFR*突变的复合型肿瘤，最重要的问题就是这个突变是否存在于不同的复合成分中，即突变为纯的突变还是复合突变。ARMS方法检测*EGFR*突变的敏感性非常高，100个细胞中有1个细胞存在*EGFR*突变就可以检测到。而我们目前最好的手段就是通过激光显微切割来明确不同成分的*EGFR*突变状态。

问题三：胰腺孤立远处转移如何处理？

· 徐崇锐医生：患者仅仅有PET/CT发现的胰腺孤立转移灶，尚没有经过病理学确定，在继续化疗的同时是否需要加用放疗以达到更好的疗效？

· 王思云医生：PET和CT的融合图像显示患者腹部的病灶位于胰腺，我们给出的诊断是胰体部结节灶，糖代谢增高，结合病史，考虑右肺癌胰腺转移。不除外原发性胰腺癌的可能，建议临床治疗后随访。经过治疗后，2次复查上腹部CT均显示病灶变化不大。考虑胰腺病灶为肿瘤转移病灶。

· 外院医生一：2个疗程的IP方案化疗后肺部病灶疗效非常好，按理说胰腺病灶如果是转移病灶，应该也有疗效，但事实上却没有，那是否不是转移病灶？

· 吴一龙医生：除了转移还有可能是哪些情况？第一次PET/CT的结果的确表明转移的可能性较大，但经过一段时间的治疗，病灶没有明显的变化，这时候我们需要考虑究竟是不是转移，因为这会影响下一步的治疗决策，如果不是转移，肺部病变可以加用放疗，从而取得更好的疗效。

· 外院医生二：能否行穿刺活检明确病理？

· 陈晓明医生：这个位置可以进行穿刺活检，但穿刺前需要按照胃肠道手术进行准备，包括禁食2～3天等。

· 李伟雄医生：胰腺病灶的性质尚不确定，但对于小细胞肺癌来说，局限期加入放疗可以改善生存，而且放疗的同时化疗仍在进行，不会影响化疗的效果，所以应该进行放疗，同时观察胰腺病灶的变化。

5. MDT小结

该患者为复合型肺癌患者，合并*EGFR*基因突变，一线予以靶向治疗，效果欠佳，再次活检证实有小细胞肺癌成分的存在，按照小细胞肺癌的处理原则予以全身化疗和局部放疗。经过放疗及化疗，治疗告一段落，不需要再予以TKI治疗。待进展后再活检，根据活检结果是否仍为复合型肺癌、是否有突变再考虑TKI的问题。

6. 后记

患者结束胸部放疗后，于2014年1月15日复查胸腹部CT发现胰腺病灶明显增大，于外院行胰腺病灶穿刺活检，病理提示小细胞肺癌。穿刺后出现胰酶升高，外院予以对症治疗，后又出现胰腺巨大囊肿，予以对症处理后好转。2014年3月27日头颅MR发现脑多发转移，予以全脑放疗30 Gy/10 F。2014年8月21日腹部B超示腹腔大量积液。胆红素、转氨酶明显升高，伴神志改变，考虑肝性脑病可能，予以对症处理，患者症状逐渐加重，于2014年8月24日临床死亡。总的诊疗经过如图19-2。

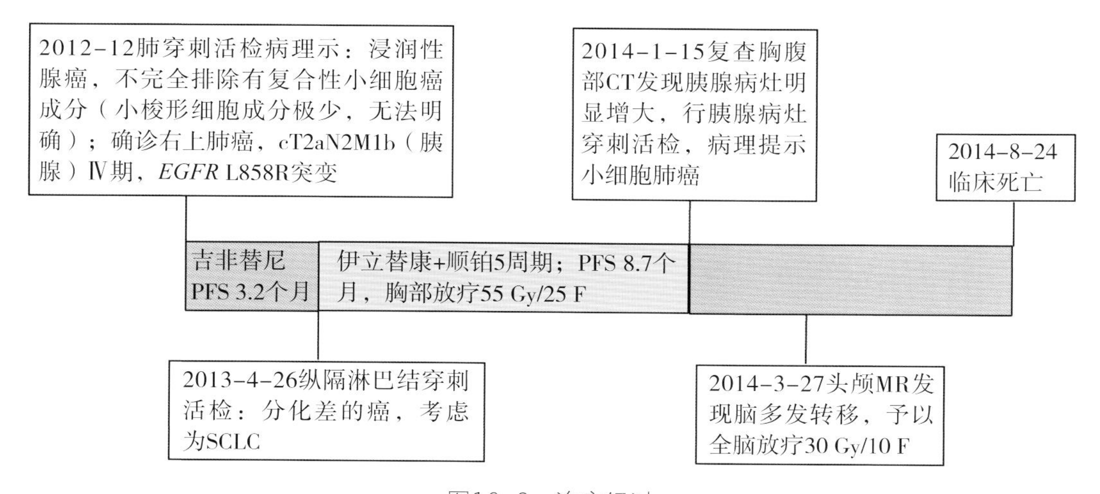

图19-2 治疗经过

7. 吴一龙评论

（1）本病例为带有*EGFR*突变的复合型肺癌，一线单用靶向治疗效果不明显，PFS时间很短，只有3个月。治疗过程中进行了多次病理学检查，可见小细胞癌成分迅速成为主导成分，显然，EGFR抑制剂吉非替尼完全不能控制病情。复合型肺癌要考虑到影响预后的可能是SCLC的成分，因此其一线治疗显然应以化疗为主。

（2）复合型肺癌属于少见病例，不可能有一个随机对照试验来进行研究。这时候大数据的应用就非常重要，可在全球报道的病例中，应用数据挖掘的方法探寻最佳的治疗手段。这不是靠几个人收集几例病例就能解决的，而是需要对来自全球各个国家的所有数据进行整理分析挖掘，这也可能是确定少见病治疗策略的主要解决办法。

参考文献

［1］MOK T S，YI L W，THONGPRASERT S，et al. Gefitinib or carboplatin-paclitaxel in pulmonary adenocarcinoma［J］. N Engl J Med，2009，361（10）：947.

［2］ROSELL R，CARCERENY E，GERVAIS R，et al. Erlotinib versus standard chemotherapy as first-line treatment for European patients with advanced EGFR mutation-positive non-small-cell lung cancer（EURTAC）：a multicentre，open-label，randomised phase 3 trial［J］. Lancet Oncol，2012，13（3）：239-246.

［3］ZHOU C，WU Y L，CHEN G，et al. Erlotinib versus chemotherapy as first-line treatment for patients with advanced EGFR mutation-positive non-small-cell lung cancer（OPTIMAL，CTONG-0802）：a multicentre，open-label，randomised，phase 3 study［J］. Lancet Oncol，2011，12（8）：735-742.

（徐崇锐、康劲整理，吴一龙审校）

● 病例20 ●

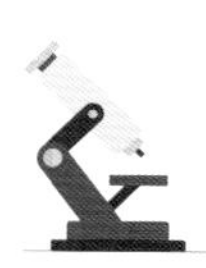

EGFR+混合病理类型患者多线治疗后的选择

导 读：随着对肿瘤异质性研究的深入，临床上对混合病理类型的肺癌有了更多的了解，不同肿瘤成分可能存在不同的基因类型，并且经过治疗后，不同成分的比重会发生变化，甚至某些肿瘤类型可能会消失；还有一类是驱动基因治疗后肿瘤类型的转化，这类肺癌的治疗特别复杂，需要多学科讨论拟定个体化治疗决策。本病例提供的就是一种腺癌合并肉瘤样癌的诊治经过及MDT讨论情况。

关键词：*EGFR*突变；混合病理类型；多线治疗；耐药

病例讨论时间：2017年12月9日　　汇报医生：李安娜医生、陈华军医生

1. 病历摘要

患者，女，65岁，PS=2分，非吸烟者，既往无其他特殊病史。因“确诊肺癌4年余”入院。

患者于2012年11月因“左侧颈部多发淋巴结肿大”在天津总医院首次就诊，行左侧淋巴结穿刺活检，病理提示转移性腺癌，未做基因检测。首诊时诊断：左上肺腺癌cT1cN3M1c（腋窝多发淋巴结）ⅣB期，一线予“GP+重组人血管内皮抑制素”化疗2个周期，疗效评价PD，PFS 1.8个月。2013年1月22日基因检测*EGRF* 19Del，二线厄洛替尼疗效评价PR，PFS=42个月。2016年7月CT提示左上肺原发病灶旁结节，遂行左上肺叶切除术，术后病理提示：左肺上叶结节浸润性腺癌，左肺上叶结节肉瘤样癌。基因检测：*EGRF* 19Del（+）、T790M（+），继续口服厄洛替尼。

2016年12月患者因腰部、左侧髋部疼痛，行MRI检查提示腰椎骨转移，予局部止

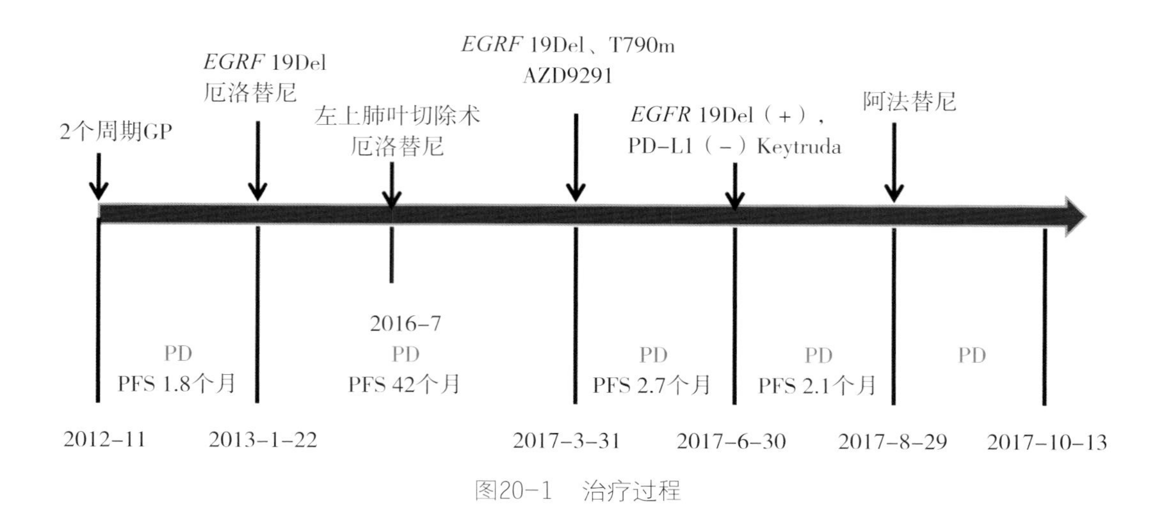

图20-1　治疗过程

痛封闭治疗。2017年3月21日行PET/CT检查示：左肺下叶结节灶1.8 cm×1.8 cm，腰椎骨质破坏伴软组织肿块7.6 cm×6.8 cm，左侧腋窝淋巴结1.3 cm×2.1 cm，考虑转移灶。疼痛数字评分法（numeric rating scale，NRS）8~9分，PS=2分。于2017年3月31日参加临床试验AZD9291试验用药（三线治疗），疗效评价PD（增大34%），PFS=2.7个月。遂行腰骶部骨转移部位放疗。2017年6月30日再次行肺活检，病理提示：（右上肺）恶性肿瘤，免疫组化示：肺肉瘤样癌。NGS：血*EGFR* 19Del（+），丰度 2.2%；组织*EGFR* 19Del（+），丰度12.9%。TMB低，PD-L1（-）。2017年7月18日、2017年8月10日行PD-1阻断剂帕博利珠单抗四线治疗2个周期，疗效评价PD（增大43%），PFS=2.1个月。2017年9月5日阿法替尼40 mg五线治疗，治疗1周出现1度皮疹、消化道反应，治疗45天疗效评价PD（混合疗效，部分缩小）。见图20-1至图20-5。

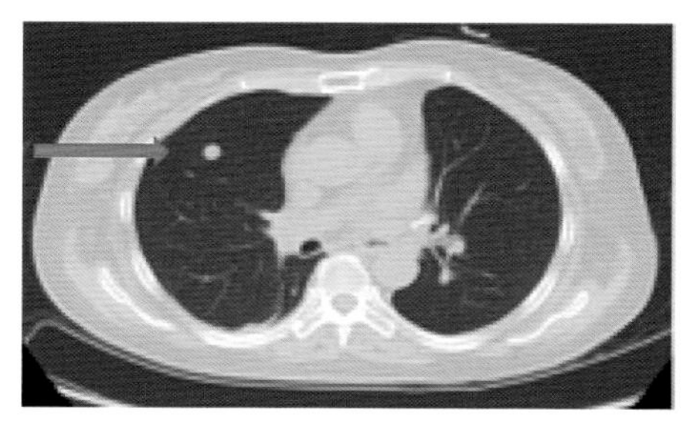

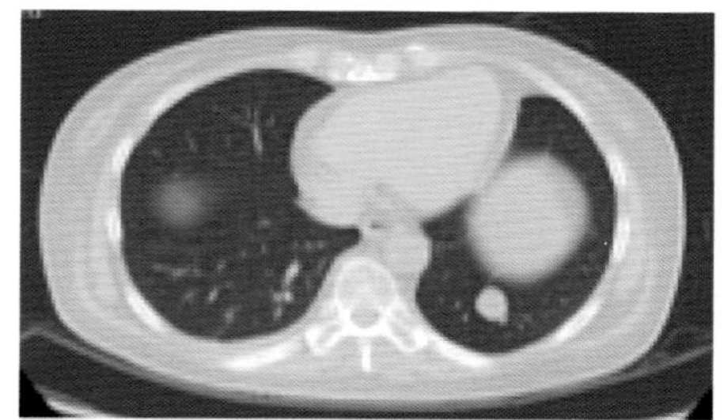

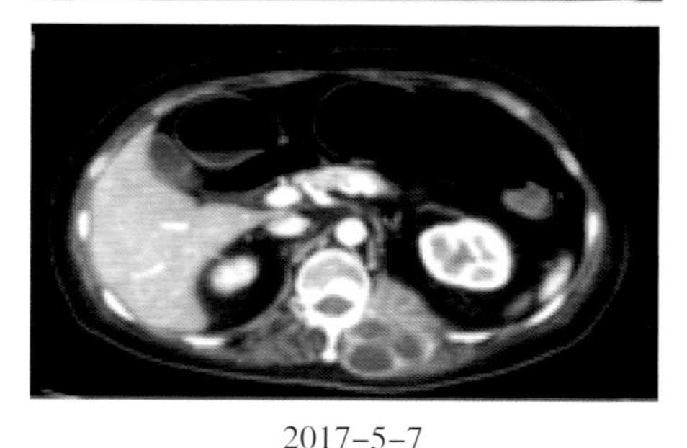

2017-5-7
基线

图20-2　患者治疗过程中的影像学表现（1）

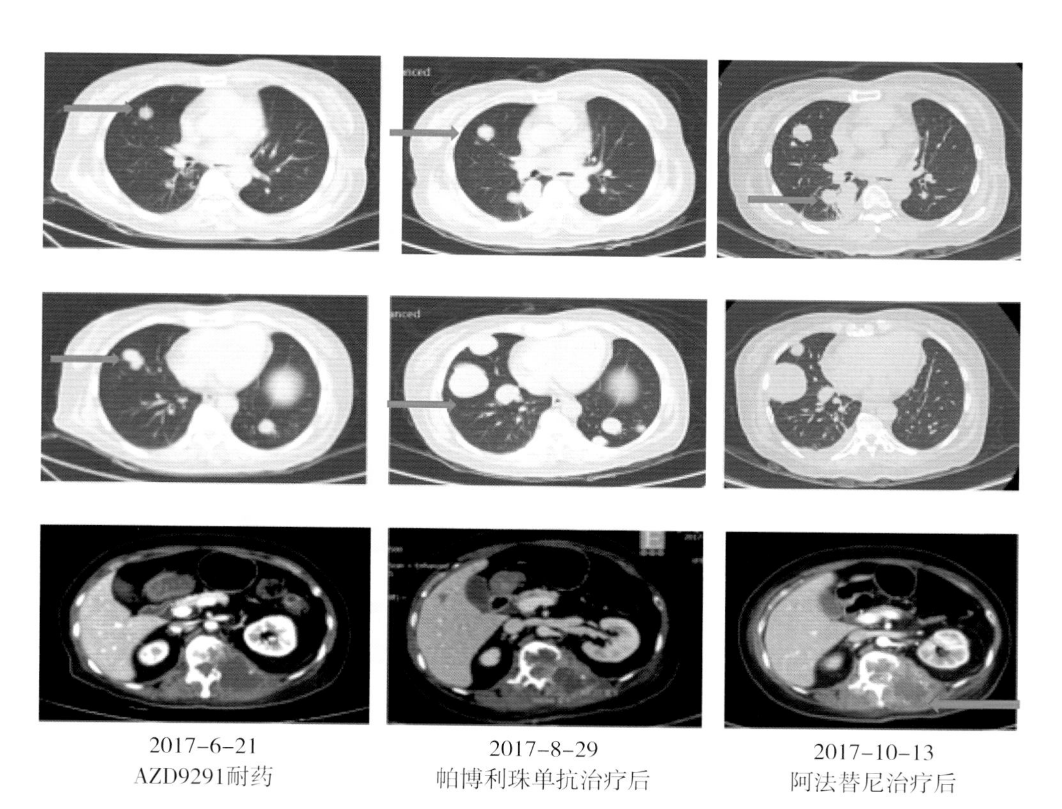

2017-6-21　AZD9291耐药　　2017-8-29　帕博利珠单抗治疗后　　2017-10-13　阿法替尼治疗后

图20-2　患者治疗过程中的影像学表现（2）

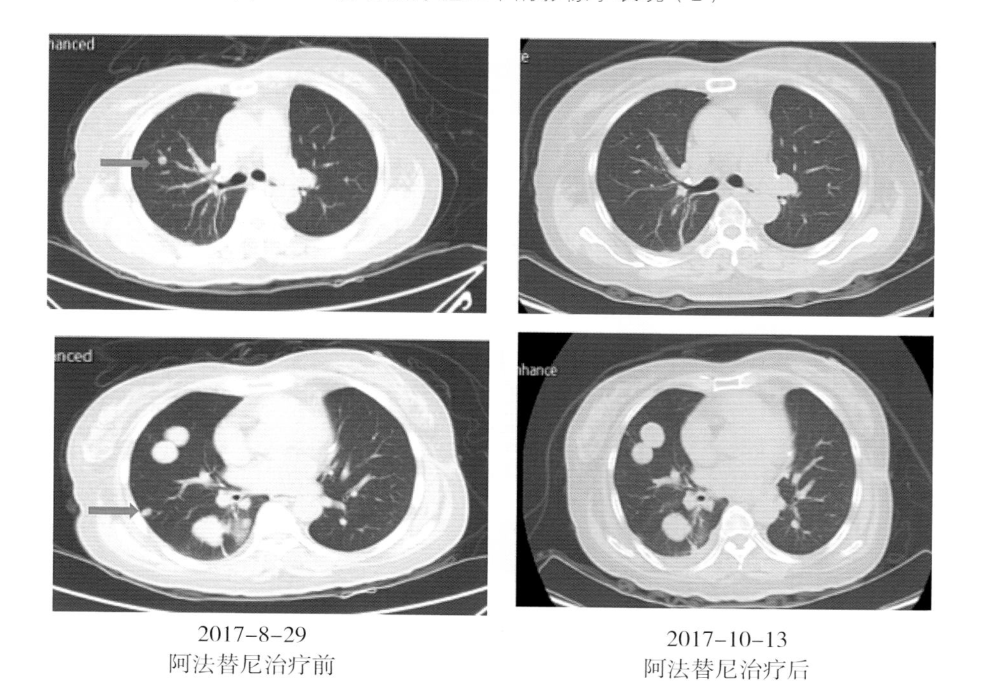

2017-8-29　阿法替尼治疗前　　2017-10-13　阿法替尼治疗后

图20-3　患者治疗过程中的影像学表现（3）

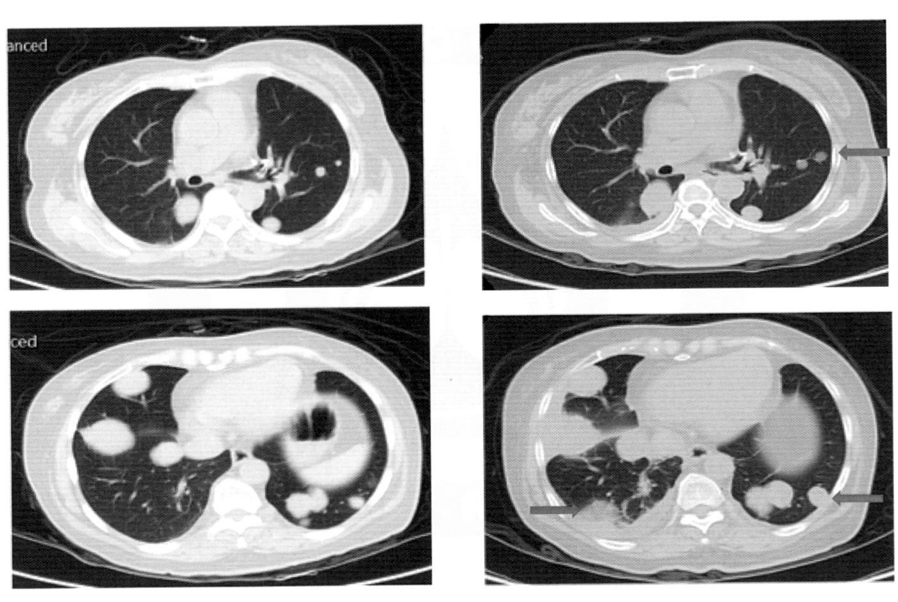

2017-8-29
阿法替尼治疗前

2017-10-13
阿法替尼治疗后

图20-4 患者治疗过程中的影像学表现（4）

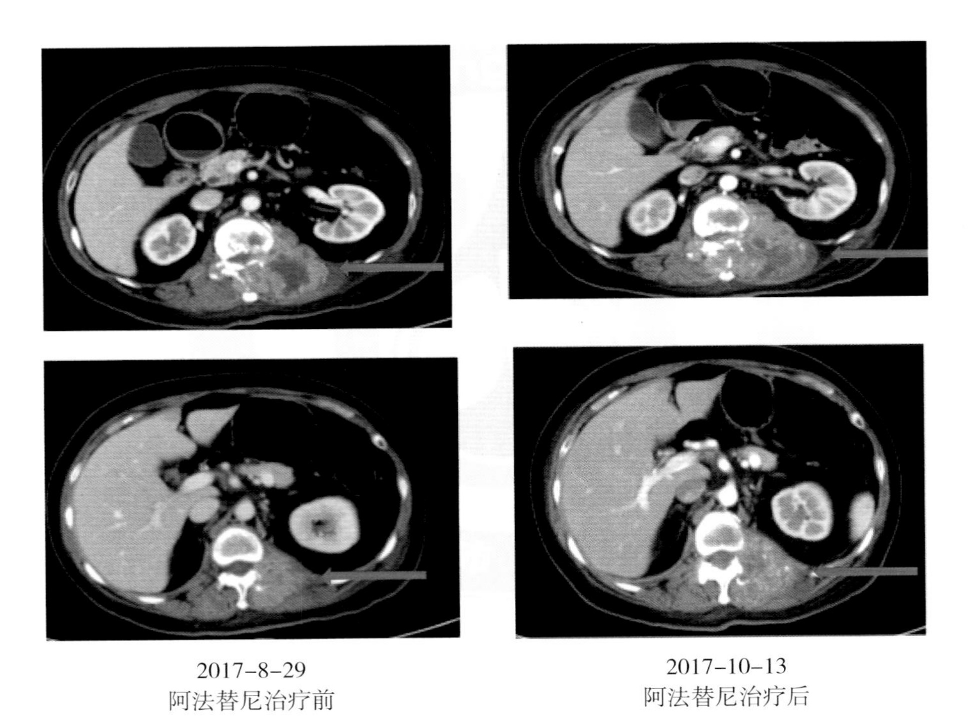

2017-8-29
阿法替尼治疗前

2017-10-13
阿法替尼治疗后

图20-5 患者治疗过程中的影像学表现（5）

2. 讨论要点

下一步如何治疗?

3. 科室意见

患者五线治疗以后，无标准治疗方案，可以考虑靶向治疗联合化疗。

4. MDT讨论

· 李安娜医生：该患者接受EGFR-TKI治疗耐药后出现2种混合癌病理类型，目前考虑是肿瘤异质性引起，而不是腺癌的转化。原因为患者最初手术切除2个肺结节病理提示是2种单纯癌组织成分，而不是混合癌成分。患者在二次肺结节穿刺活检病理提示肉瘤样癌，但给予阿法替尼治疗后部分肿瘤组织缩小，考虑缩小肿瘤组织成分为腺癌。目前患者已经是五线治疗后，PS=2分，但疼痛症状加重。既往治疗中三线治疗后，阿法替尼治疗时可以观察到部分有效。故针对下一步治疗，考虑患者为混合性腺癌，同时存在*EGFR*突变，且既往阿法替尼治疗观察到部分有效，毒副反应为轻度Ⅰ度，而目前已到六线治疗，无标准治疗方案，因此可以考虑靶向治疗联合化疗；病理为腺癌合并肉瘤样癌，故选择紫杉醇联合阿法替尼，间插治疗。

· 杨衿记医生：我们回顾一下既往舒尼替尼对比安慰剂作为三线治疗NSCLC的临床研究，尽管最终试验结果为阴性，但是*EGFR*突变亚组分析是有生存获益的。该患者从未用过抗血管生成治疗，抗VEGF单抗一般需要联合化疗，但小分子抗血管生成治疗可以单药治疗。如果该患者局部治疗联合阿法替尼治疗无效，可以考虑使用舒尼替尼多靶点抗血管生成治疗或者使用针对VEGFR2靶点的阿帕替尼治疗。

· 周清医生：针对该患者的下一步治疗，可以选择紫杉醇联合贝伐珠单抗治疗。因为目前患者PS=2分，为了减轻毒副反应，紫杉醇可以选择每周化疗。另外从影像学检查可以发现椎体骨质破坏明显加重，且患者疼痛症状目前也在加重，因此可联合椎体的局部放射治疗。

· 吴一龙医生：刚才大家提到的“某种药物患者还没有使用过，可以试试”，实际上这并不是精准治疗的概念，还是回到传统的“试错治疗模式”。患者从天津总医院来我院就诊，PS评分一直是2~3分，因而我们没有选择给患者进行化疗，尽管患者从2013年开始一直服用靶向治疗药物已4年多，这个时候化疗应该是一个好的选择。今天的病例汇报缺少一些重要信息：患者的自我感觉、症状。患者使用PD-1治疗仅2个周期，非常短，疗效评价是PD，但是并没有汇报患者治疗后的症状是否改善，缺乏这个非常重要的信息。另外，阿法替尼治疗后部分有效，部分无效，患者治疗后的症状是否改善也没有描述。肿瘤后线治疗非常重要的一个目标是提高患者生活质量，我们每增加一项治疗都需要了解患者治疗后生活质量是否改善。如果该患者使用PD-1治疗后，生活质量越来越差，那证明我们的治疗是没有价值的；如果治疗后虽然疗效评价为PD，但是患者生活质量改善，那证明我们还是达到了一定的治疗目的。刚才汇报病史仅提到使用阿法替尼后评价为PD，混合疗效，部分缩小，但是患者症状、体能状况是改善还是加重，以及PS评分的变化如何均没有提及。患者腰椎椎体压缩明显，腰痛加重可以听取介入科陈晓明主任的意见。另外，患者来我院之前是长期卧床，现在可以坐轮椅，证明治疗对症状的改善还是有一定效果的。

· 杨梅医生：补充下病史。患者于2017年5月做过椎体局部放射治疗，前期使用阿法替尼后自觉症状是较前缓解，最近半个月自觉原来腰痛部位疼痛症状加重，目前NRS疼痛评分是4分。但患者来我院就诊以前是长期卧床，现在经过治疗后可以坐轮椅。

· 陈晓明医生：患者目前可以坐轮椅，考虑椎体压缩应该没有压迫到脊髓，目前腰痛可以通过2个办法来解决，一个是通过血管栓塞，另一个是直接穿刺消融术。从影像学图像可以看到增强明显，范围较广，可以先考虑进行血管栓塞。

· 吴一龙医生：根据大家的讨论，针对该患者下一步的治疗建议如下。考虑患者阿法替尼治疗后部分病灶缩小，且患者由长期卧床到现在可以坐轮椅，生活质量有改善，因此建议继续阿法替尼治疗。陆舜教授曾经报道过多靶点抗血管生成抑制剂呋喹替尼联合EGFR-TKI治疗NSCLC是有一定效果的，我们可考虑加入抗血管生成小分子TKI。

证据：FALUCA研究是一项针对晚期NSCLC患者的多中心、随机、双盲、安慰剂对照的Ⅲ期临床试验，入组527名患者按2：1随机分组，主要研究终点为OS，次要终点为PFS，ORR和DCR，DOR。2018年11月公布的研究结果显示呋喹替尼对比安慰剂没有显著提高患者OS，具体数据尚未公开发表[1]。

5. MDT 小结

本例患者为老年女性，驱动基因阳性晚期肺腺癌，多线治疗过程中出现肿瘤病理类型的变化及基因谱的改变，目前PS=2分，第三至第五线治疗期间肿瘤均为原发耐药，预后不佳。

6. 后记

患者于2017年12月12日起开始贝伐珠单抗+厄洛替尼治疗，1个疗程后，症状无明显改善，遂出院回当地行支持治疗，未再返院，于2018年2月12日死亡。现在回顾当时讨论的经过，发现吴一龙主任谈到“患者使用PD-1治疗仅2个周期，非常短，疗效评价是PD，但是并没有汇报患者治疗后的症状是否改善，缺乏这个非常重要的信息”，如今我们了解到了免疫治疗的假性进展、超进展这些概念，由于免疫治疗的特殊性，临床上获益与否往往早于影像学改变，而后续假性进展概念出来的一个重要判定基础就是患者的症状是否改善，细节值得我们反复推敲[2-3]。另外一点是对于驱动基因突变的患者，是否使用免疫治疗、如何使用，目前仍无定论，从一些研究可以发现，部分*EGFR*突变的患者仍然可能从免疫治疗中获益[4-6]。

7. 吴一龙评论

（1）这位患者在整个治疗过程中有两个节点需要斟酌。第一个节点是2016年12月发现腰椎转移和疼痛，仅行局部封闭止痛，没有行局部放射治疗，可能错失了一个控制病情的机会，3个月后疼痛加剧并局部出现软组织影，证实病情发展迅速。对于*EGFR*突变的患者，疗程中不管是症状的姑息治疗还是病灶的积极控制（如寡转移），局部治疗都应该更为积极地开展。

（2）2017年3月患者出现骨转移伴有软组织影，疼痛激烈，这时候选择参加第三代EGFR-TKI临床试验是否合适？患者于2016年7月发现有T790M突变，从这点看是合适的；但患者同时有肺的肉瘤样癌，即出现病理混合型肺癌，一般而言这不适合参加临床试验。即使在临床实践中，也应检查患者的疾病当下是以哪一类型的肺癌为主，而不是马上开始靶向治疗。在应用奥希替尼短时期内进展后的活检证实，患者没有T790M突变的存在。

参考文献

[1] LU S，CHANG J，LIU X， et al. Randomized，double-blind，placebo-controlled，

multicenter phase II study of fruquintinib after two prior chemotherapy regimens in Chinese patients with advanced nonsquamous non-small-cell lung cancer [J]. J Clin Oncol, 2018, 36 (12): 1207-1217.

[2] KANAZU M, EDAHIRO R, KREBE H, et al. Hyperprogressive disease in patients with non-small cell lung cancer treated with nivolumab: a case series [J]. Thorac Cancer, 2018, 9 (12): 1782-1787.

[3] CHIOU V L, BUROTTO M. Pseudoprogression and immune-related response in solid tumors [J]. J Clin Oncol, 2015, 33 (31): 3541-3543.

[4] MAZIERES J, DRILON A, LUSQUE A, et al. Immune checkpoint inhibitors for patients with advanced lung cancer and oncogenic driver alterations: results from the IMMUNOTARGET registry [J]. Annals of Oncology, 2019, 30 (8): 1321-1328.

[5] GAINOR J F, SHAW A T, SEQUIST L V, et al. EGFR mutations and ALK rearrangements are associated with low response rates to PD-1 pathway blockade in non-small cell lung cancer: a retrospective analysis [J]. Clin Cancer Res, 2016, 22 (18): 4585-4593.

[6] CHEN N, FANG W, ZHAN J, et al. Upregulation of PD-L1 by EGFR activation mediates the immune escape in EGFR-driven NSCLC: implication for optional immune targeted therapy for NSCLC patients with EGFR mutation [J]. J Thorac Oncol, 2015, 10 (6): 910-923.

（李安娜整理，吴一龙、陈华军审校）

病例21

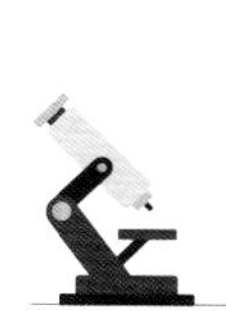

*EGFR*突变型肺腺癌混合大细胞神经内分泌癌，靶向治疗失败后出现病理转化及多基因突变，该如何分析？

导　读：伴有*EGFR*突变的肺癌患者，一线靶向治疗后，其病理类型由混合型（腺癌+大细胞神经内分泌癌）转化为单纯的小细胞癌，此时疾病快速进展，并新发少见的结肠转移，面对如此复杂的病情，该如何选择下一步的治疗方案呢？

关键词：*EGFR*阳性并多基因突变；混合病理类型并转化；肺癌结肠转移

病例讨论时间：2017年12月13日　　汇报医生：林嘉欣医生

1．病历摘要

患者，女，60岁，不吸烟，无肿瘤家族史，PS=1分。因“诊断肺癌1年余，干咳声嘶2个月”就诊。

初诊时，患者因“干咳2月”就诊于当地医院，2016年9月2日行左下肺癌根治术，诊断为左下肺腺癌pT3N1M0 ⅢA期（8th分期标准），*EGFR* 19Del。术后于2016年9月28日至2016年12月6日予4周期的培美曲塞+奈达铂化疗；后复查CEA升高至50 ng/mL，无影像PD证据，于2017年6月20日再予1周期的培美曲塞+奈达铂化疗。

2017年7月26日，患者复查PET/CT示：左肺癌术后，纵隔多发高代谢淋巴结（大者2.8 cm×2.6 cm，SUVmax 12.5），考虑转移，左侧胸膜增厚伴代谢轻微增高，转移待排，左侧少量胸腔积液。DFS=10个月。

2017年8月1日至11月1日于外院予行一线吉非替尼治疗，初始时咳嗽缓解；2017年9月15日开始干咳加重，伴声嘶。2017年10月25日复查胸部CT示双肺散在小结节，左肺门及纵隔多发肿大淋巴结，左侧胸膜增厚，左侧少量胸腔积液。PFS=2个月。

2017年10月30日外周血二代测序，*EGFR* T790M突变弱阳性（0.07%）。

2017年11月10日查PET/CT示：左主支气管周围软组织肿块（5.4 cm × 5.4 cm × 7.2 cm，SUVmax 14.6），区域多发肿大淋巴结，左下胸膜增厚，以上病变糖代谢不同程度增高；右颞叶结节（2.4 cm × 1.9 cm）糖代谢未见增高，考虑左肺中央型肺癌并以上部位多发转移，左侧少量胸腔积液；降结肠局部增厚并糖代谢增高，肠周淋巴结代谢未见异常，不除外结肠癌并肠周淋巴结转移。头颅MR示：右侧颞极异常信号影（20 mm × 26 mm），考虑转移。血液肿瘤指标：CEA 225.32 ng/mL，CYFRA 21-1 14.78 ng/mL，NSE 64.15 ng/mL。

2017年12月4日在外院予脑转移灶伽马刀治疗。治疗经过见图21-1至图21-7，表21-1、表21-2。

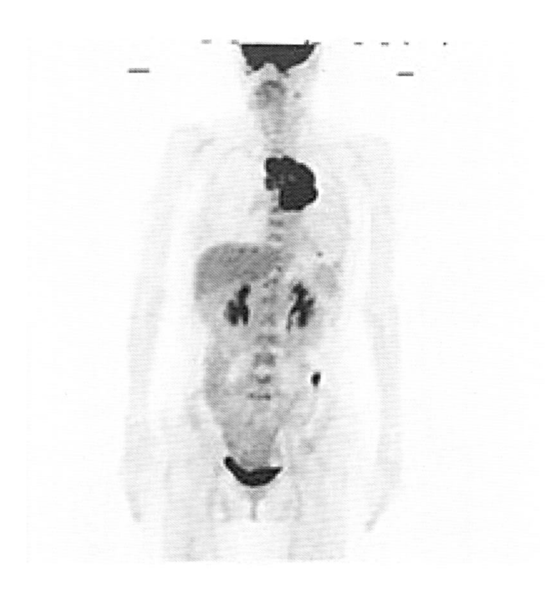

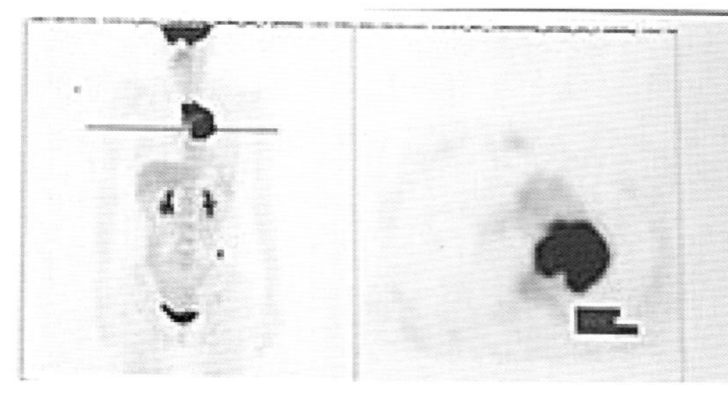
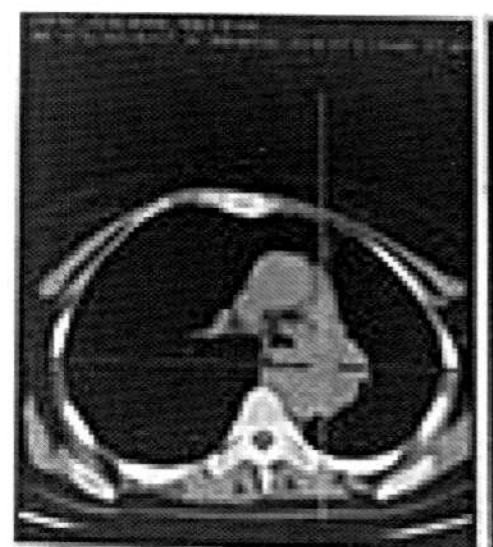
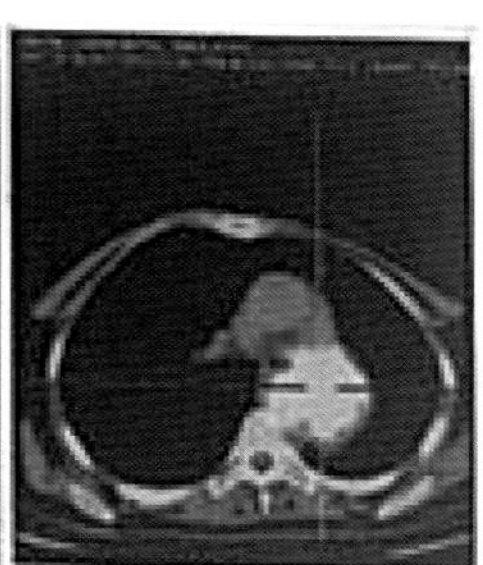

FDG-PET/CT图像

图21-1 2017年11月10日PET/CT检查结果：概况

表 21-1 2017 年 11 月 10 日 PET/CT 检查结果

项目	大小/cm	代谢水平（SUVmax）	转移
原发灶部位			
左主支气管	5.4 × 5.4 × 7.2	14.6	
区域淋巴结分组			
1（低颈部、锁骨上和胸骨颈静脉切迹）	R	/	是
	L	/	
2（气管旁）	R：2.5 × 2.5	5.3	是
	L：2.6 × 2.1	10.6	是
3（血管周围及管后）	A：2.6 × 2.5	5.3	是
	P	/	
4（气管旁下）	R：0.9 × 0.8	5.6	是
	L：边界不清	14.6	是
5（主动脉下）	边界不清	14.6	是
6（主动脉旁）	边界不清	14.6	是
7（嵴下淋巴结）	/		
8（食管周围）	R		
	L		
9（肺韧带）			
10（肺门）			
11 ~ 14（叶间及周围区）			
其他部位			
右侧颞叶	2.4 × 1.9	/	是
左下胸膜	1.2 × 0.7	2.9	是
自身参照			
纵隔血池	2.2（mean：1.7）		
肝脏	2.5（mean：2.0）		
脾脏	1.9（mean：1.6）		
健康人群			
纵隔血池	SUVmax：1.2 ~ 2.6，SUVmean：1.31 ± 0.27		
肝脏	SUVmax：1.6 ~ 3.8，SUVmean：1.87 ± 0.35		
脾脏	SUVmax：1.3 ~ 3.4，SUVmean：1.36 ± 0.29		
备注	“/”：未见增大淋巴结或SUVmax不高于纵隔本底水平		

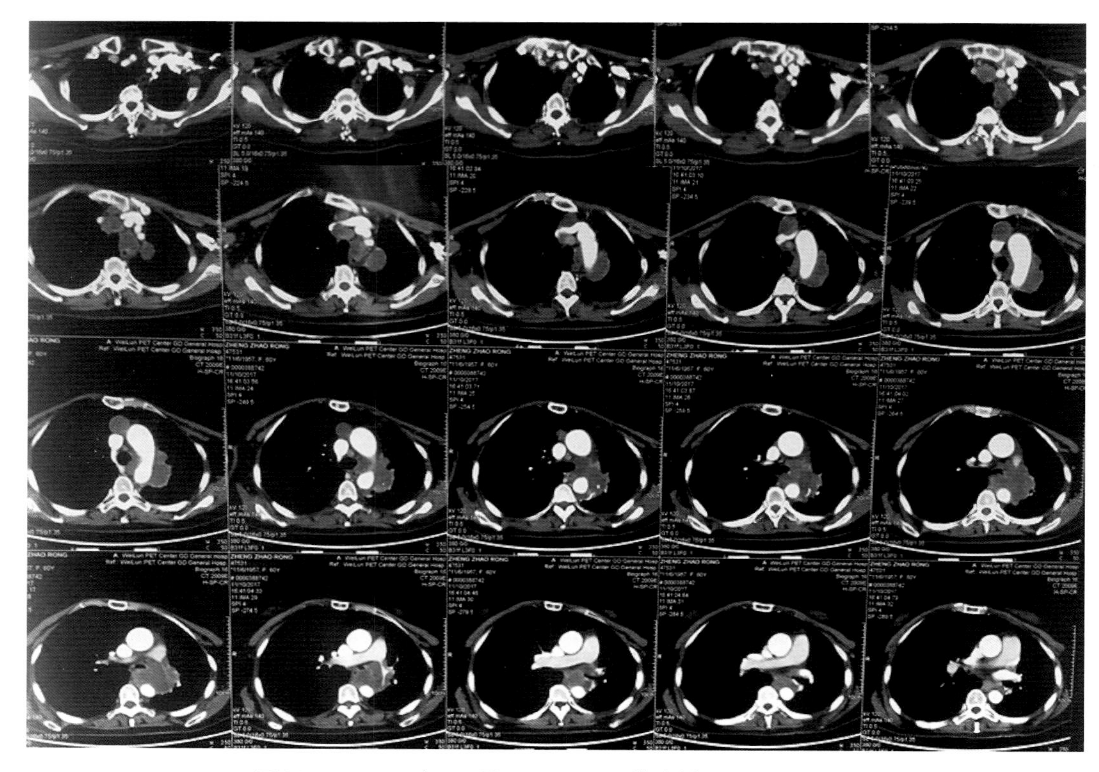

图21-2　2017年11月10日PET/CT检查结果：肺部病灶

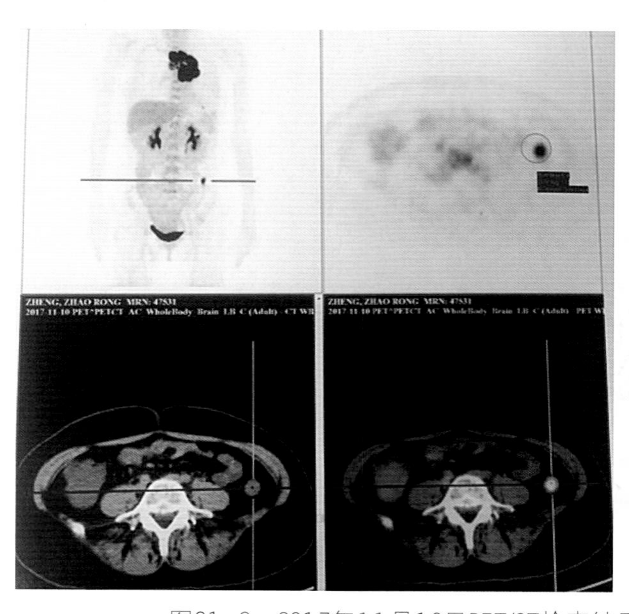

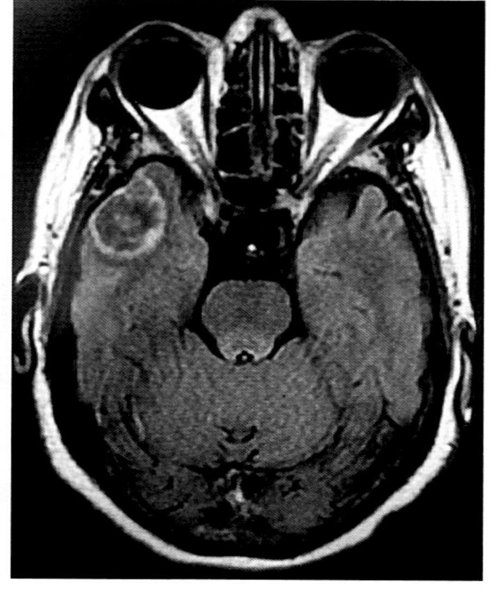

图21-3　2017年11月10日PET/CT检查结果：结肠转移灶及脑转移灶

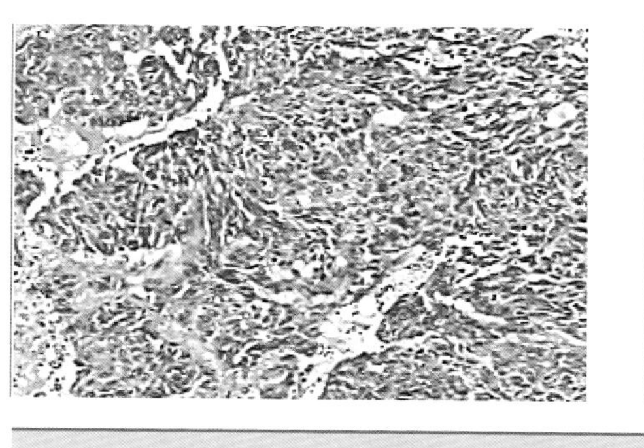
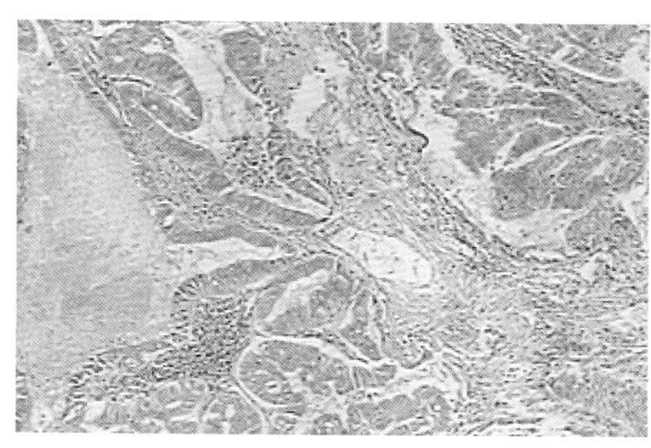

	Syn	CgA	CD56	CK7	TTF1	P63	Ki67
分化差的癌	+	−	+	+	+	−	热点区20%+
腺癌	−	−	−	++	−	−	热点区5%+

图21-4 外院手术标本（肺组织）我院病理会诊示：结合形态及免疫组化结果为复合性癌，腺癌及大细胞神经内分泌癌

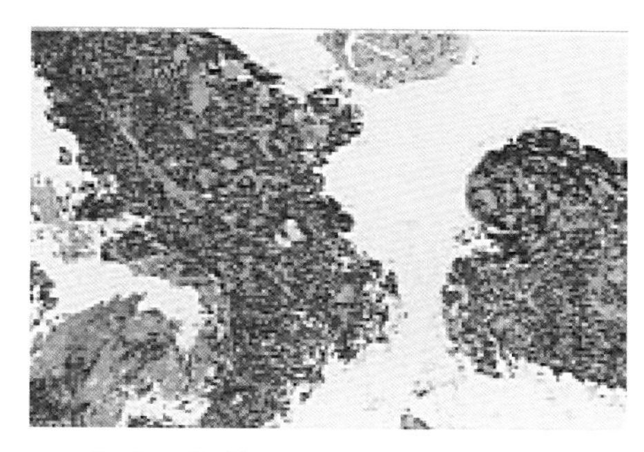
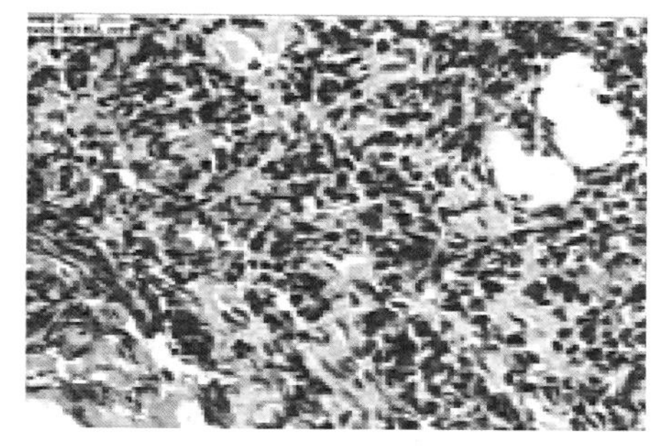

免疫组化结果：肿瘤细胞Syn（++），CgA（−），CD56（−），TTF1（+++），CAM5.2（+++），Ki67（85%+）

图21-5 2017年11月23日我院行EBUS活检，病理示：（左主支气管）高级别神经内分泌癌，结合免疫表型，符合小细胞癌

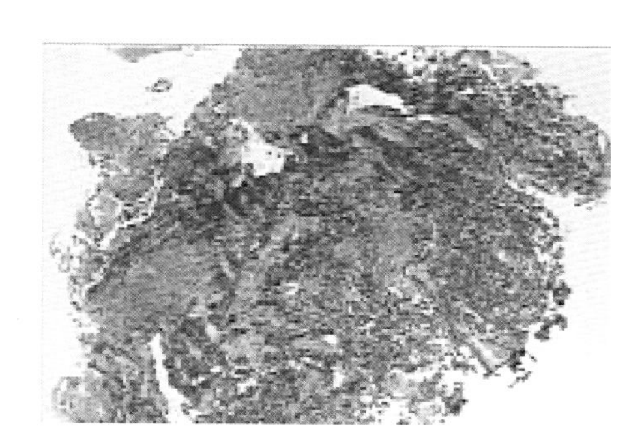
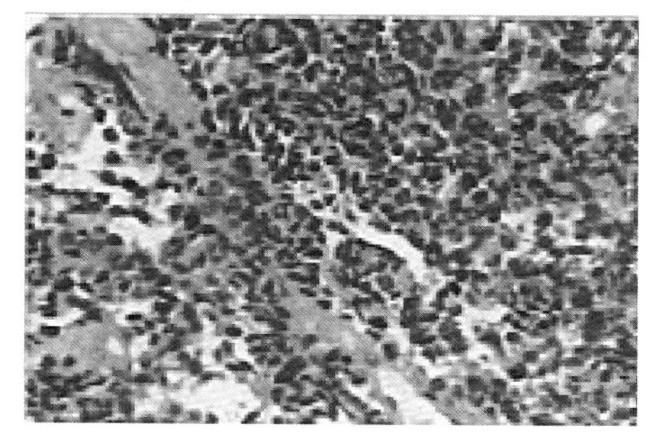

图21-6 2017年11月21日肠镜活检，病理示：（距肛门30 cm）高级别神经内分泌癌，大部分为小细胞癌，小部分不除外为大细胞神经内分泌癌

表 21-2 四份标本的NGS检测结果

基因	变异	血浆丰度	首诊时肺组织丰度	重活检肺组织丰度	新发结肠转移组织丰度
EGFR	第19外显子非移码缺失突变	67.4%	76.6%	52.1%	48.4%
HER2	基因扩增	17.2倍	33.7倍	43.1倍	29.5倍
KRAS	G12A第2外显子突变	—	—	—	0.5%
MYC	基因扩增	14.8倍	30.8倍	42.2倍	28.7倍
NOTCH1	G50W突变	—	—	—	20%
PIK3CA	G118D突变	73.9%	52.5%	65.9%	52.6%
RB1	L670fs缺失移码突变	71%	70.7%	59.4%	60.8%
RB1	单拷贝数缺失	—	单拷贝数缺失	—	—
TP53	K132N突变	1.3%	—	—	—
TP53	R175H突变	84.2%	64.7%	78.6%	74.1%
TP53	单拷贝数缺失	—	单拷贝数缺失	—	—

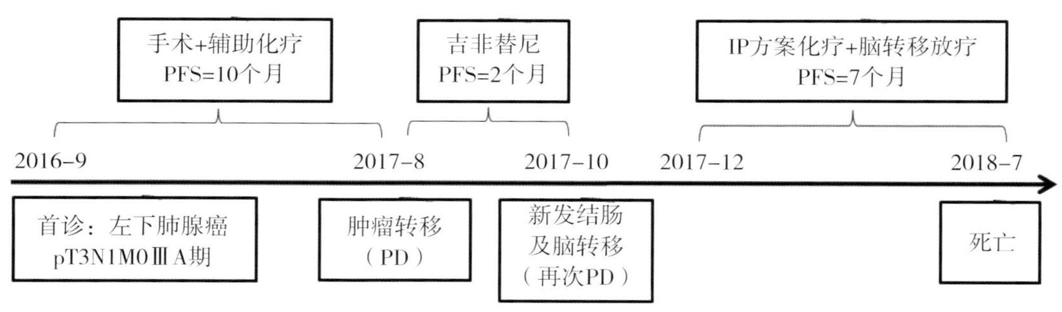

图21-7 患者诊疗经过

2. 讨论要点

下一步的治疗计划是什么？

3. 科室意见

予IP方案（伊立替康+顺铂）化疗。

4. MDT讨论

· 林嘉欣医生：患者的情况比较特殊，初诊为腺癌合并大细胞神经内分泌癌，耐药后转化为小细胞癌，并一直伴随着*EGFR*突变，同时还发现另一驱动基因*KRAS*突变。我查阅了相关文献，均无类似的病理类型及基因谱如此复杂的病例。少见病理类型合并*EGFR*突变的相关文章均是首诊时为单一病理类型的个案报道，并无病理类型的转化。其中包括两类[1-6]：一类是大细胞神经内分泌癌合并*EGFR*突变；另一类是小细胞癌合并*EGFR*突变。其中部分患者用了TKI后有效，但是没有后续的随访数据及PFS的情况。

· 钟文昭医生：我曾遇到有一例CTONG1103临床研究患者，首诊时小标本活检病理示腺癌，在新辅助靶向治疗之后，手术病理结果示大细胞神经内分泌癌。我也查过文献，确实只有个案报道。这种类型应该跟小细胞肺癌转化很类似。针对该患者，应该鉴别一下，她初治时是大细胞神经内分泌癌，后来转化为小细胞癌，还是原来就是混合病理类型。这类患者的共同特点是，即使驱动基因阳性，其靶向治疗的效果也比较差，或出现快速耐药，因为这类患者的肿瘤异质性大，同时恶性程度较高。将这种混合病理类型的肿瘤细胞显微切割分别检测基因，若同时有*EGFR*突变，则可以认为是刚开始同质上是*EGFR*突变，然后分成了两群细胞，一群分化成腺癌，另一群分化成大细胞神经内分泌癌。随着治疗的进行，这两种不同细胞的成分、丰度会此消彼长。

证据：CTONG1103临床研究[7]是一项全国多中心、随机对照Ⅱ期临床试验，旨在对比厄洛替尼和传统含铂双药作为ⅢA-N2期非小细胞肺癌（NSCLC）新辅助治疗的疗效及安全性。研究发现，靶向治疗组和化疗组的ORR分别为54.1%和34.3%，PFS分别为21.5个月和11.4个月（HR=0.39；95%CI：0.23~0.67；P<0.001）。两组的主要病理学缓解率分别为9.7%和0。

· 黄婕医生：我赞同钟主任的意见。该患者的基因检测结果都是典型的小细胞肺癌突变谱，而且患者对EGFR-TKI原发性耐药。因此，该患者的病变可能不是*EGFR*起主导作用，而是更多依赖小细胞的基因突变。根据目前患者的基因检测结果，猜测其TMB可能会比较高。现在对于小细胞肺癌，国外指南里面已经有免疫治疗，所以如果条件允许的话，该患者可以尝试免疫治疗。

· 林嘉欣医生：暂时没有检测PD-L1、TMB。

· 吴一龙医生：首先，基因检测要规范、统一，这样有助于指导治疗。其次，这个病例比较复杂。以前我们只做*EGFR*检测，现在需要完善的基因检测越来越多。从患者4份标本的基因检测结果看，我们会产生疑问，是肠癌转移到肺？还是肺癌转移到肠？还是双原发？在这种情况下，不能只依靠病理区分，我们可以通过基因检测协助判断。这里有两个矛盾。第一，患者的结肠病灶检出*EGFR* 19外显子缺失。理论上，原发肠癌出现*EGFR*缺失的非常少见，这里应该判断是肺癌的结肠转移，但是该患者的结肠病灶同时检测到*KRAS*突变，*KRAS*突变在肺癌、肠癌中均常见，但是两次肺活检组织中均未发现*KRAS*突变。假如肺癌同样有*KRAS*突变，那么哪个是真正的驱动基因？患者疾病进展后，重活检组织的病理却提示小细胞肺癌，这种情况非常复杂。我们尝试过EGFR-TKI的靶向治疗，失败了，两个月即新发进展。刚才提到免疫治疗，对于*EGFR*突变患者，单药免疫治疗也不能解决问题。第二，目前这种情况已经没有更好的标准治疗方案。到现在（2017年）为止，小细胞肺癌免疫治疗证据最充分的是PD-L1抑制剂联合CTLA-4抑制剂，在亚组分析中可以看到有一定的效果，应用单药PD-L1抑制剂基本上会失败。只是联合用药费用昂贵，需要慎重考虑。

· 钟文昭医生：肠腔内转移吗？

· 林嘉欣医生：PET/CT示降结肠局部增厚且糖代谢增高，肠周淋巴结代谢未见异常。肠镜活检病理示小细胞癌。以上结果提示肺癌结肠转移。

· 周清医生：可不可以化疗联合贝伐珠单抗？贝伐珠单抗对肠癌、肺癌都有效。肿瘤有没有压迫到血管？

· 钟文昭医生：这种体积较大的实体肿瘤通常对化疗药物不敏感。

· 杨衿记医生：我同意钟主任的观点。*JAMA Oncol*发表的研究显示，凡是多个基因驱动的肿瘤，如果靶向治疗没效，则预后较差。我猜想免疫微环境有可能作为治疗靶点。

· 吴一龙医生：如果认为没有标准治疗，提供一个可以尝试的方法就是联合抗细胞凋亡的药物——西达苯胺或依维莫司。依维莫司对所有的神经内分泌肿瘤均有一定效果。

· 林嘉欣医生：患者目前明确转化为小细胞癌，或者混合癌以小细胞为主，考虑小细胞癌对化疗敏感，是否可先予化疗？同时考虑到肠转移灶与原发灶的基因谱不完全一致，有可能*KRAS*在肠转移中起主导地位，若肠转移灶对化疗无效，是否可以再予局部放疗缓解症状？

· 吴一龙医生：尽管患者是*EGFR*突变患者，又是小细胞肺癌，但在EGFR-TKI失败的情况下，应该选择双药化疗，如果无效，再尝试依维莫司。现在越来越多的试验证实，联合抗凋亡药物有一定疗效。患者病情较复杂，无标准治疗，我们需要逐步根据不同的情况综合考虑。

5. MDT小结

本例为晚期*EGFR*突变的混合病理类型肺癌患者，一线靶向治疗后快速进展，重活检提示腺癌混合大细胞神经内分泌癌转化为小细胞肺癌，同时伴有复杂的多基因突变。患者肿瘤异质性强，并同时出现*EGFR*、*KRAS*等驱动基因阳性，难以区分起主导作用的基因，目前无标准治疗，先根据其最新的主要病理类型（小细胞癌）予二线化疗（伊立替康+顺铂）。其后，根据疗效评价情况调整治疗方案，逐步尝试，探索此类罕见病例的个体化治疗方案。

6. 后记

患者于2017年12月15日至2018年6月22日予IP方案（伊立替康+顺铂）行6个周期的化疗，最佳疗效PR（–51%），Ⅱ度呕吐，Ⅰ度腹泻。2018年7月16日行胸腹CT增强检查，对比2018年5月7日的CT检查结果，胰腺呈低密度病灶，不除外转移，肺部病灶与前相仿。头颅MR示右侧颞极病灶，考虑转移瘤，较前稍增大。PFS=7个月。患者未行进一步治疗，后于2018年8月2日离世。

7. 吴一龙评论

对于复杂的混合型肺癌，尤其是具有神经内分泌成分的大、小细胞肺癌，尽管有*EGFR*突变，但首选治疗应该是具有广谱抗癌作用的化疗而不是靶向治疗。

参考文献

［1］OKAMOTO I，ARAKI J，SUTO R，et al. EGFR mutation in gefitinib responsive small–cell lung cancer［J］. Ann Oncol，2006，17（6）：1028–1029.
［2］ZAKOWSKI M F，LADANYI M，KRIS M G，et al. EGFR mutations in small–cell lung cancers in patients who have never smoked［J］. N Engl J Med，2006，355（2）：213–215.
［3］DE PAS T M，GIOVANNINI M，MANZOTTI M，et al. Large–cell neuroendocrine carcinoma of the lung harboring EGFR mutation and responding to Gefitinib［J］. J Clin Oncol，2011，29（34）：e819–e822.

[4] FUKUI T, TSUTA K, FURUTA K, et al. Epidermal growth factor receptor mutation status and clinicopathological features of combined small cell carcinoma with adenocarcinoma of the lung [J]. Cancer Sci, 2007, 98 (11): 1714-1719.

[5] AROLDI F, BERTOCCHI P, MERIGGI F, et al. Tyrosine kinase inhibitors in EGFR mutated large-cell neuroendocrine carcinoma of the lung? a case report [J]. Case Rep Oncol, 2014, 7 (2): 478-483.

[6] SHIAO T H, CHANG Y L, YU C J, et al. Epidermal growth factor receptor mutations in small cell lung cancer a brief report [J]. J Thorac Oncol, 2011, 6 (1): 195-198.

[7] ZHONG W Z, CHEN K N, CHEN C, et al. Erlotinib versus gemcitabine plus cisplatin as neoadjuvant treatment of stage ⅢA-N2 EGFR-mutant non-small-cell lung cancer (EMERGING-CTONG 1103): a randomized phase II study [J]. J Clin Oncol, 2019, 37 (25): JCO.19.00075.

（林嘉欣整理，吴一龙、涂海燕审校）

病例22

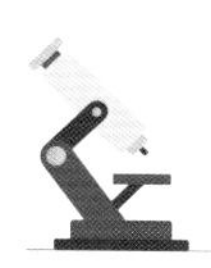

*KIF5B-RET*融合的肺腺鳞癌患者术后胸壁转移的治疗决策

导　读：*KIF5B-RET*融合的肺腺鳞癌患者术后1年出现手术引流口处转移，是选择局部治疗干预还是全身治疗？局部干预是放疗、手术还是其他手段？这个病例的MDT讨论及其治疗决策的优化值得我们去探索。

关键词：*KIF5B-RET*融合；肺腺鳞癌；术后胸壁转移

病例讨论时间：2018年1月25日　汇报医生：黎扬斯医生

1. 病历摘要

患者，男，75岁， 不吸烟，无肿瘤家族史，PS=1分；2016年12月15日于福建龙岩医院行右上肺肺癌根治术，术后诊断为右上肺腺鳞癌pT2bN0M0 ⅡA期（7th），术后行4周期辅助化疗。患者于2017年12月发现右胸壁手术引流口处新发结节，2017年12月19日于厦门大学附属中山医院行胸壁结节穿刺活检，术后病理为腺鳞癌，评估为疾病进展，更新诊断为右上肺腺鳞癌cT0N0M1a（胸壁结节）Ⅳa期（7th）；无病生存期12个月。对胸壁结节组织进行二代测序检测，结果为：*PIK3CA* p.E545K（26.0%），*KIF5B-RET*（17.9%）。患者于2017年12月在外院行胸部CT平扫，双肺未见明确病灶。

现患者右胸壁结节的大小约3.7 cm × 2.8 cm，位于术后引流口处，外院双肺CT未见明确病灶。此外，患者头颅MRI见一处并不典型的结节，增强没有强化，请影像科医生反复阅片后考虑为软化灶，且患者无头痛、头晕、肢体乏力等神经症状。

2. 讨论要点

下一步治疗方案：

（1）如何进行局部治疗干预？选择放疗、手术还是其他手段？

（2）是否进行全身治疗？选择标准化疗还是RET-TKI靶向治疗？

3. 科室意见

根据2018年最新NCCN指南，术后胸壁结节复发转移，建议先以局部治疗为主，再进行全身治疗。科室的意见是行局部放疗加全身治疗，全身治疗方案是标准化疗加上抗血管生成药物。脑部病灶暂时不考虑为转移灶，继续密切观察。

4. MDT讨论

问题一：如何选择术后胸壁结节复发转移的局部治疗方式？

· 杨衿记医生：目前暂无证据提示患者合并有其他病灶，故认为是局部复发灶，是否可考虑局部放疗？剂量该如何制定？

· 李伟雄医生：这个胸壁结节不是皮下转移，是手术引流口相关的术后种植，预后与皮下转移不同。该胸壁结节治疗上可选择局部根治性放疗，大剂量治疗效果更优，至少要做到60 Gy，生物剂量70 Gy更优，要进行20次以上才合适。

· 吴一龙医生：这个放疗能否做大分割？

· 李伟雄医生：可以进行大分割，不过这个胸壁结节具有一定张力，有破裂的高风险，可能带来皮肤感染、伤口难以愈合等不良后果。

· 杨衿记医生：外科医生能否对胸壁结节进行扩大切除，术中进行冰冻看切缘是否干净，如果没有问题可以达到根治治疗；如果切缘有肿瘤细胞，术后再追加放疗，这样的方案是否可行？

· 杨学宁医生：胸壁结节可考虑手术切除，但结节基底部有可能无法完全切掉，外院的CT不够清晰，需完善PET/CT检查，明确病灶范围。

· 涂海燕医生：体格检查时发现该结节基底部比较宽，且皮肤下面也能触到硬块。

· 吴一龙医生：了解病灶的范围及深度是制订下一步治疗方案的关键，需进一步完善相关影像学检查。

·李伟雄医生：我同意手术切除，如果有需要再追加放疗。

·杨衿记医生：同意李主任观点，不进行手术而直接放疗的话，如果放疗过程中出现结节破裂，后果会很严重。局部手术治疗，可避免结节破裂带来的问题。

·吴一龙医生：若是没有他处转移，手术切除范围可以尽量大，再进行皮瓣移植。

·杨学宁医生：手术治疗可改善生存质量。先完善PET/CT检查，术中尽可能扩大切除范围，可考虑切除部分肋骨，有残留再进行放疗。

问题二：全身治疗方案是否应该尽早应用？方案该如何选择？

·涂海燕医生：如果手术后再进行放疗，全身治疗是否要考虑应用？方案该如何选择？尽管患者有*RET*融合，但目前（2018年1月时）无支持一线应用RET-TKI的足够证据，所以全身治疗建议选择标准化疗加抗血管生成药物方案。

证据：2016年发表在*Lancet Oncology*上的卡博替尼治疗*RET*融合NSCLC的研究中，ORR是28%，对于*KIF5B-RET*融合的患者，卡博替尼的中位PFS是5.5个月，OS是9.9个月[1]。另外在2017年发表在*Ann Oncol*上的凡德他尼治疗*RET*融合NSCLC的研究中，ORR是18%[2]。还有一篇报道是凡德他尼治疗*RET*融合NSCLC的日本研究，*KIF5B-RET*融合的10例患者的中位PFS只有2.9个月[3]。而2018年最新的NCCN指南，对存在*RET*融合的晚期NSCLC并未推荐*RET*靶向药物作为一线治疗药物。

·吴一龙医生：经过讨论，大家均认为需完善PET/CT检查，明确肿瘤侵犯的情况，争取根治性手术治疗，然后再决定行放疗还是全身治疗。

5. MDT小结

完善PET/CT检查，明确肿瘤侵犯的情况，争取根治性手术治疗，再决定行放疗还是全身治疗。

6. 后记

患者于2018年2月1日行PET/CT检查示：右上肺癌术后，右肺门术区软组织结节糖代谢增高，大小约1.2 cm × 1.0 cm，SUVmax 7.9，考虑为局部肿瘤复发；右侧胸膜弥漫不均匀增厚，可见数个小结节及一软组织肿块影，肿块大小约3.7 cm × 2.6 cm，SUVmax 14.5，考虑多发转移瘤。患者胸壁结节肿胀明显，有破溃的高风险，严重影响患者生活质量，因此于2018年2月5日行右下胸壁转移瘤切除术，术后病理示低分化腺癌。

患者更新诊断为晚期肺腺癌，筛选一线免疫治疗临床研究，因“肌酐清除率不达标”筛选失败。患者接受一线治疗，因既往病理为腺鳞癌，方案定为贝伐珠单抗+吉西他滨+卡铂，最佳疗效为部分缓解，2018年10月26日评估疾病进展，PFS=7个月。

二线治疗：多西他赛单药化疗4个周期，2019年2月18日评价为疾病进展，PFS=3.5个月。

三线治疗：入组阿维鲁单抗（Avelumab）临床研究，2019年3月1日至2019年4月4日行免疫治疗——阿维鲁单抗单药治疗，2019年4月9日复查CT评价为疾病进展，但考虑患者有临床获益，按方案要求继续阿维鲁单抗治疗，2019年7月19日复查CT示肿瘤继续增大，且患者症状加重，遂退出临床研究。

四线治疗：安罗替尼4个疗程，2019年11月7日评估疾病进展，PFS=3.5个月。

五线治疗：患者多线治疗后，既往基因检测*KIF5B-RET*融合，2019年11月28日入组BLU-667临床研究，咳嗽一度明显改善，但2020年1月初开始咳嗽、气促加重，乏力明显，对症治疗改善不明显，评估肿瘤进展，于2020年1月17日离世。总生存时间37.6个月（患者诊疗过程见图21-1）。

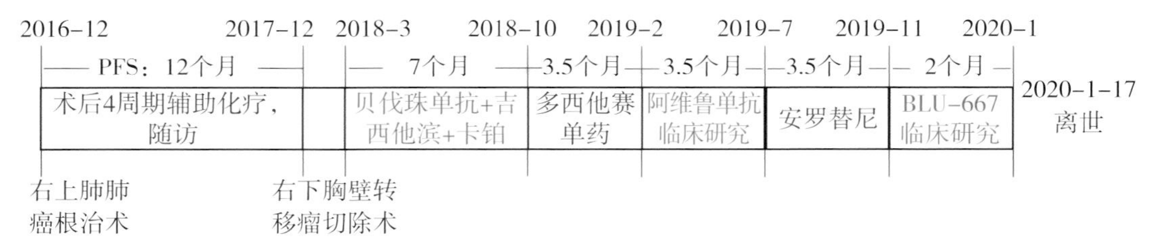

图22-1 患者诊疗过程

7. 吴一龙评论

患者为*KIF5B-RET*融合的肺腺鳞癌，术后1年出现手术引流口处转移及胸膜转移，经局部手术治疗及多线全身抗肿瘤治疗，总生存时间为37.6个月。可总结的几点如下。

（1）患者术后1年手术引流口处转移，胸壁结节肿胀明显，有破溃的高风险。在局部治疗方法的选择上，选择手术的优点是如果能完整切除则治疗更为彻底，更重要的是手术可获取组织做更多的研究。本例手术结果是提高了患者的生活质量，为后续全身治疗做了准备。

（2）患者手术时的病理类型是肺腺鳞癌，而术后1年手术引流口处转移瘤病理为低分化腺癌，后续全身治疗方案应该尽可能兼顾腺癌及鳞癌成分，选择广谱药物。

（3）尽管患者为*KIF5B-RET*融合，因经济及药物的不可及等因素，患者五线治疗时才应用RET抑制剂，一度呈现非常好的临床获益，而后肿瘤进展快速，患者离世，未能行再活检以明确BLU-667的耐药机制。对于有驱动基因突变的晚期肺癌患者，前线使用特异性的靶向药物对OS有明显的影响。

参考文献

［1］DRILON A，REKHTMAN N， ARCILA M，et al. Cabozantinib in patients with advanced RET-rearranged non-small-cell lung cancer: an open-label，single-centre，phase 2，single-arm trial［J］. Lancet Oncol，2016，17（12）：1653-1660.

［2］LEE S H，LEE J K，AHN M J，et al. Vandetanib in pretreated patients with advanced non-small cell lung cancer-harboring RET rearrangement: a phase Ⅱ clinical trial［J］. Ann Oncol，2017，28（2）：292-297.

［3］YOH K，SETO T，SATOUCHI M，et al. Vandetanib in patients with previously treated RET-rearranged advanced non-small-cell lung cancer （LURET）：an open-label，multicentre phase 2 trial［J］. Lancet Respir Med，2017，5（1）：42-50.

（黎扬斯整理，吴一龙、涂海燕审校）

第二章

EGFR 治疗耐药后的治疗方案选择

病例23

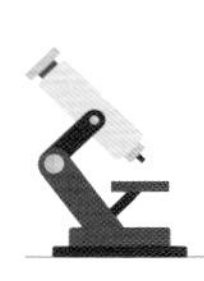

一例*EGFR*突变晚期肺腺癌多线治疗后出现多个共存基因

导　读：对于*EGFR*突变阳性的腺癌患者，如果在治疗过程中出现其他的共存基因，如*MET*、*BRAF*等的异常，该如何治疗呢？

关键词：*EGFR*阳性；肺腺癌；共存基因；混合疗效

病例讨论时间：2019年1月2日　汇报医生：康劲医生

1．病历摘要

患者，女性，43岁，从不吸烟，无肿瘤家族史，PS=1分。2017年3月28日因“腰部疼痛2月”入院。患者于2017年1月摔倒后出现腰部疼痛，2017年3月27日平扫CT示：左下肺肿块，考虑周围型肺癌；平扫MRI示：多发椎体骨质破坏。2017年3月31日于我院行CT引导下经皮肺穿刺活检术，病理示：左下肺浸润性腺癌，基因检测示：*EGFR* 19Del（ARMS法），确诊为左下肺周围型腺癌cT2N1M1c（多发椎体骨）ⅣB期。

2017年4月17日开始一线吉非替尼治疗，并行腰椎姑息性放疗，最好疗效为部分缓解，肿瘤缩小41%；2017年11月28日复查胸+上腹增强CT及头颅增强MRI示全面进展

（肺、脑、脑膜），PFS=7.4个月。

2017年12月4日行腰椎穿刺术，脑脊液二代测序（next generation sequencing，NGS）示：*EGFR* 19Del。

2017年12月8日开始二线培美曲塞联合贝伐珠单抗治疗，共4个周期，2018年3月19日复查胸+上腹增强CT及头颅增强MRI示双肺、肝、脑部进展，疗效评价为疾病进展［（progression disease，PD）（+38%）］，PFS=3.4个月。

2018年3月23日行肝脏穿刺活检术，肝肿瘤组织NGS示：*EGFR* 19Del，T790M突变，*EGFR*扩增［拷贝数（copy number，CN）=3.2］，*MET*扩增（CN=3.4）；外周血NGS检查示：*EGFR* 19Del，T790M突变。

2018年4月2日开始三线奥希替尼治疗，2018年4月27日复查胸+上腹部增强CT示肝脏病灶局部进展，肺原发灶缩小，PFS=0.8个月。

此时，外周血NGS示：*EGFR* 19Del，*EGFR*扩增（CN=2.8），*MET*扩增（CN=4.5）。

2018年5月25日开始四线奥希替尼联合伯瑞替尼（口服小分子MET酪氨酸激酶抑制剂）治疗，2018年6月25日复查胸+上腹增强CT及头颅增强MRI示肝脏病灶进展，肺部病灶缩小，颅内多发转移瘤较前缩小，脑干见新发灶，PFS=1个月。

2018年6月25日行腰椎穿刺术，脑脊液未见肿瘤细胞，脑脊液ctDNA的NGS检测也未见有临床意义的基因突变。

2018年6月28日开始五线奥希替尼联合多西他赛（40 mg/qw）治疗，共8次、4个周期，最好疗效评价为疾病稳定（stable disease，SD），肿瘤缩小6%。2018年11月14日复查胸+全腹增强CT及头颅增强MRI示全面进展（脑、双肺、胸膜、多发骨、肝、肝门区和腹膜后多发淋巴结），PFS=4.5个月。

2018年11月16日行头颅伽马刀治疗。外周血NGS示：*EGFR* 19Del，*EGFR*扩增（CN=2.5），*MET*扩增（CN=3.7），*BRAF* V600E突变。多次基因检测结果详见表23-1，各线用药后胸部病灶变化情况详见图23-1。

2018年11月20日开始六线紫杉醇+卡铂+贝伐珠单抗+阿特珠单抗治疗，已完成2个周期，目前PS=1分，有临床获益，等待疗效评估。总的治疗经过见图23-2。

表 23-1 患者多次基因检测结果

送检时间	送检标本	检测方法	基因突变结果	拷贝数
2017-3-31	肺组织、血浆	ARMS	*EGFR* 19Del	
2017-11-29	脑脊液	NGS	*EGFR* 19Del	

（续表）

送检时间	送检标本	检测方法	基因突变结果	拷贝数
2018-3-22	肝组织	NGS	*EGFR* 19Del、T790M	
			*EGFR*扩增	3.2
			*MET*扩增	3.4
2018-3-22	血浆	NGS	*EGFR* 19Del、T790M	
2018-8-21	血浆	NGS	*EGFR* 19Del	
			*EGFR*扩增	2.8
			*MET*扩增	4.5
2018-8-21	脑脊液	NGS	未见有临床意义的基因突变	
2018-11-20	血浆	NGS	*EGFR* 19Del	
			*EGFR*扩增	2.5
			*MET*扩增	3.7
			BRAF V600E突变	

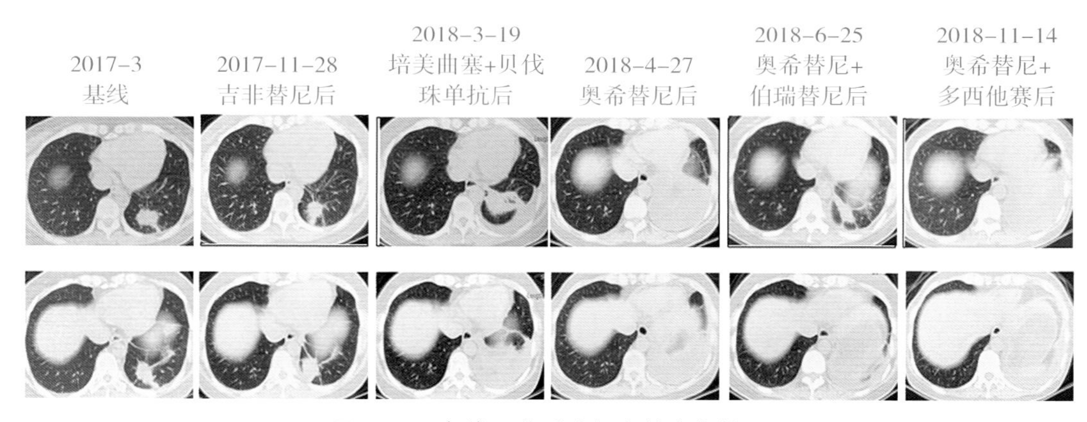

图23-1　各线用药后胸部病灶变化情况

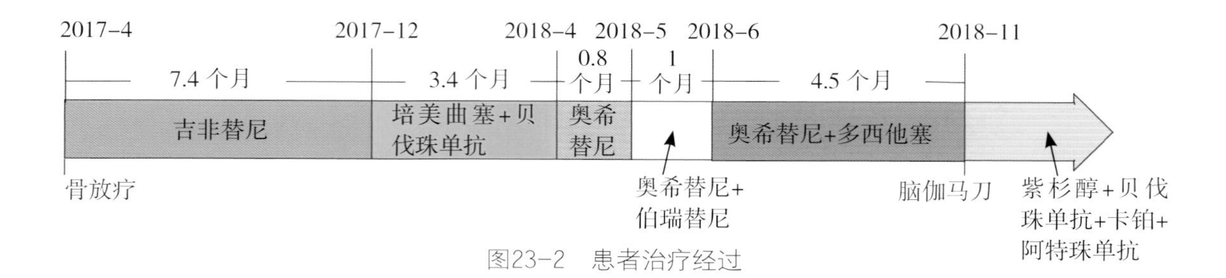

图23-2　患者治疗经过

2. 讨论要点

（1）为什么针对靶点的精准治疗疗效不一？

（2）整个诊疗过程的经验和教训。

（3）若再次进展，下一步该如何诊治？

3. 科室意见

（1）患者体内肿瘤异质性强，多次治疗后均出现混合疗效，导致治疗棘手。

（2）整个诊疗过程是规范的。

（3）目前该患者已经过多线治疗，无标准治疗方案，若再次进展，建议行奥希替尼联合安罗替尼抗肿瘤治疗，同时予最佳营养支持治疗。

4. MDT讨论

问题一：对于*EGFR*阳性的腺癌患者，一线治疗为吉非替尼，二线标准治疗方案是什么？

·吴一龙医生：对肿瘤患者各线治疗进行疗效评价时，有两项指标不能忽视，一是每阶段的PS评分，二是每种治疗手段的临床获益。做出临床决策时，必须清楚疾病每个阶段的标准治疗方案，在标准治疗的基础上，结合患者具体情况做出相应的调整。本病例中，一线治疗为吉非替尼，PFS=7.4个月，最好疗效PR，病灶缩小41%，进展时表现为全面进展，此时二线标准治疗方案是什么？

·杨衿记医生：晚期肺腺癌患者，驱动基因为*EGFR*突变，一线一代EGFR酪氨酸激酶抑制剂（EGFR-tyrosine kinase inhibitors，EGFR-TKI）治疗后全面进展，脑脊液NGS未见T790M突变，推荐含铂双药化疗。但该患者当时拒绝使用铂类（害怕脱发等毒性），拒绝参加临床试验，所以二线治疗选择了培美曲塞联合贝伐珠单抗治疗。

证据：《中国临床肿瘤学会原发性肺癌诊疗指南（2018版）》[1]显示，Ⅳ期*EGFR*突变阳性非小细胞肺癌耐药后治疗的基本策略是根据进展类型分为局部进展型、缓慢进展型、快速进展型。若为局部进展型，推荐继续EGFR-TKI治疗+局部治疗（2A类推荐证据）。若为缓慢进展型，推荐继续原EGFR-TKI治疗（2A类推荐证据）。若为快速进展型，检测T790M突变状态：T790M阳性者，推荐奥希替尼或含铂双药化疗；T790M阴性者，推荐含铂双药化疗（1类推荐证据）。可选策略：活检评估耐药基因，根据基因检测结果入组临床试验。

· 陈华军医生：患者二线治疗PFS为3.4个月，结束第2周期时肺部及脑部病灶稳定，肝结节稍增大，当时决定继续两周期培美曲塞联合贝伐珠单抗治疗后复查CT，如果肝结节继续增大，行穿刺送基因检测。

问题二：对于*EGFR*阳性的腺癌患者，一线治疗为吉非替尼，二线培美曲塞加贝伐珠单抗进展后的标准治疗方案是什么？

· 吴一龙医生：二线治疗后进展，此时的标准治疗是什么？

· 康劲医生：NGS提示T790M突变，三线应选择奥希替尼。

· 吴一龙医生：NGS示*EGFR* 19Del，T790M突变，选择奥希替尼是正确的，但本例中T790M出现的时机有待考证。*EGFR* T790M是一代EGFR-TKI最常见的耐药机制，该患者一线TKI耐药后脑脊液中T790M阴性，经二线化疗后血浆中发现T790M，考虑该突变首次出现的时间应该是在一线TKI耐药后，但当时只进行脑脊液NGS检测，并未行血浆NGS检测，因而无法验证。

· 黎扬斯医生：脑脊液基因谱不同于外周血和组织。本例患者一线吉非替尼耐药后出现全面进展，此时单一的脑脊液NGS无法反映患者的全身状态，结合血浆NGS会更有助于诊断。针对T790M的检测，血浆的检出率在一定程度上比脑脊液高，但也受到进展部位的影响。

证据：脑脊液上清循环游离DNA（circulating free DNA，cfDNA）具有独特的基因谱，可作为液体活检的重要途径。吴一龙团队[2]发现*EGFR* T790M在脑脊液循环肿瘤细胞中的检出率远低于颅外病灶，可能与颅内EGFR-TKI浓度低及T790M的空间异质性相关。另一方面，对于*EGFR*驱动的非小细胞肺癌脑膜转移的患者，血脑屏障阻碍颅内病变的cfDNA释放到血浆，因而相比于血浆cfDNA，脑脊液cfDNA更能反映颅内的基因谱，可用于动态监测脑膜转移的肿瘤负荷[3]。

问题三：奥希替尼原发耐药的原因是什么？

· 吴一龙医生：事情发展到这里，三线奥希替尼PFS只有0.8个月，原因是什么？

· 杨衿记医生：患者三线治疗前外周血和肝组织NGS提示T790M突变，经过奥希替尼治疗后再次进展，此时外周血T790M消失，这是奥希替尼的耐药机制之一，也是预后不良的指标。此次进展表现为肺部病灶缩小，肝病灶增大增多、部分缩小，推测为不同部位肿瘤的异质性引起。肺部及肝脏部分病灶缩小，可能是这部分病灶中存在*EGFR* 19Del和T790M突变，没有*MET*扩增，所以病变得到控制，但在肝其他病灶中，既有T790M突变，同时伴随*MET*扩增、*EGFR*扩增，表现为原发耐药，所以奥希替尼PFS较短。因为是混合疗效，可考虑继续服用奥希替尼，同时对肝部病灶进行局部治疗，但肝有多个病灶，不适合使用微创或消融术，所以加上MET抑制剂伯瑞替尼。

证据：美国哈佛大学Dana Faber癌症研究所[4]2018年在*JAMA Oncol*上发表的论文中提到，伴T790M突变的患者使用奥希替尼进展时，外周血cfDNA NGS检测T790M突变消失的患者中位至治疗中断时间（time to treatment discontinuation，TTD）显著短于T790M突变存在的患者。作者进一步对AURA研究中的患者进行回顾性分析，外周血NGS检测发现T790M突变消失的患者显示出更短的PFS，即T790M突变消失的患者会出现早期耐药，从而验证了上述结果。

关于肿瘤异质性和混合疗效，钟文昭等[5]对180例有配对组织标本的*EGFR*突变肺腺癌患者进行*EGFR*直接测序，并进行分组比较分析，最终得出亚洲肺腺癌患者中*EGFR*存在突变异质性，以多发肺结节患者比例最高，这可能是出现混合疗效，即肿瘤对靶向治疗的反应存在差异的原因。

· 吴一龙医生：奥希替尼治疗后T790M消失，分为两种情况。①如果患者有临床获益，病灶维持稳定或缩小，此时T790M消失，这部分患者预后是好的；②在疾病进展的过程中出现T790M消失，则预后不良。

· 张一辰医生：奥希替尼PFS只有0.8个月，属于原发耐药，耐药机制主要有以下几种。①*EGFR* T790M的丰度，如果丰度很低，进展时出现T790M消失，那可以考虑T790M的亚克隆是一个发挥次要作用的亚克隆；②共存突变，本患者使用奥希替尼前肝组织NGS存在*EGFR*扩增、*MET*扩增，这可以解释为什么获益时间这么短。而*EGFR*扩增和*MET*扩增同时存在时不能单纯考虑*MET*扩增是一个更占优势的耐药机制，可以通过荧光原位杂交技术（fluorescence in situ hybridization，FISH）鉴别。治疗上可考虑采用双分子抗体联合奥希替尼，但目前仅限于临床试验。

问题四：耐药后NGS回报*EGFR*扩增和*MET*扩增，该如何看待？

·杨衿记医生：同意张医生的观点，补充一点，目前诊断*EGFR*扩增和*MET*扩增均通过NGS和FISH，并没有进行蛋白质印迹法等蛋白表达检测，因而无法判断产生突变或扩增的蛋白是否活化，哪些基因突变真正起作用。建议临床上标本足够时，加做蛋白质表达相关检测，这在针对性选择靶向药物上更具指导意义。

·吴一龙医生：同意两位的观点，但需注意到在判断是否存在*MET*扩增和*EGFR*扩增时NGS报告的可信度。*MET*扩增目前在国际上并没有标准的定义，不能单纯根据检测公司的NGS报告做出临床决策。同样的问题，*EGFR*扩增拷贝数多少才有临床意义，目前也暂无定论。回到本例中，此时患者*MET*扩增、*EGFR*扩增是否为耐药机制，是以哪一个为主，还是共同驱动，不得而知，同意尝试性加入伯瑞替尼，但可以看到，奥希替尼联合伯瑞替尼在四线治疗中几乎没有发挥作用，PFS只有1个月。那五线为何仍使用奥希替尼，联合多西他赛？

·陈华军医生：主要有以下两个原因。①四线治疗进展后脑脊液NGS未见突变靶点，PS评分在0~2分，已经过培美曲塞化疗，下一线选择多西他赛单药化疗是标准治疗，改成每周方案可减少化疗不良反应；②患者肿瘤异质性明显，使用奥希替尼之后有临床获益，咳嗽减少，肺部和脑部病灶均缩小，所以继续使用，再加上广谱的单药化疗。

·杨衿记医生：此时的基因组学证据是不完整的，脑脊液NGS未见突变，没有加做血浆NGS加以验证。

问题五：如何看待IMpower150方案在*EGFR*阳性患者后线治疗上的价值？

·吴一龙医生：从此处看，患者应用奥希替尼从三线治疗开始，持续到五线治疗，部分病灶控制良好，所以奥希替尼的PFS不能只算0.8个月，PFS短是因为肿瘤异质性的存在，对其疗效造成干扰。多西他赛化疗联合奥希替尼4.5个月后全面进展，六线治疗选用紫杉醇+卡铂+贝伐珠单抗+阿特珠单抗的理由是什么？

·陈华军医生：参考了IMpower150临床研究的结果。

证据：IMpower150[6]是一项多中心、开放性、随机、对照的Ⅲ期临床研究，探索了化疗+抗血管生成+免疫检查点抑制剂用于晚期非鳞癌NSCLC一线治疗的疗效和安全性评估。研究设置了阿特珠单抗+卡铂+紫杉醇、贝伐珠单抗+卡铂+紫杉醇、阿特珠单抗+贝伐珠单抗+卡铂+紫杉醇三个亚组，研究结果为阿特珠单抗+贝伐珠单抗+卡铂+紫杉醇显示了更长的PFS和OS，具有统计学意义。该研究特别强调：对于*EGFR/ALK*阳性的患者，必须在标准靶向治疗失败后并满足其他条件时才可以入组。

·吴一龙医生：这里面存在几个问题，解读IMpower 150的研究结果要谨慎。①这是一个亚组分析，样本量小；②针对*EGFR*突变的患者，无法分辨是抗血管生成药物起效还是免疫药物起效；③后续IMpower 130、132研究发现去除贝伐珠单抗之后，疗效并无差别；④对于阿特珠单抗，目前主推的针对肝转移和/或*EGFR*突变的疗效并不明显。相比于目前六线的方案，我更倾向于奥希替尼联合西妥昔单抗，这两个药联合使用时可以把胞内胞外*EGFR*受体所有通路全部阻断。从目前临床经验看，无论是疗效还是耐受性，对一个经过多线治疗的患者都是值得尝试的。

杨衿记医生：患者最后一次外周血NGS中出现*BRAF* V600E突变，此处有无意义？

吴一龙医生：在进化树中，此时出现的*BRAF*突变只是旁支，*EGFR*扩增和*MET*扩增更早出现，所以应更关注*EGFR*扩增和*MET*扩增的问题。另外，补充几点：①一个好的临床医师，一个好的科学家，必须具有怀疑精神、批判精神、分析精神，青年医生在成长过程中应重视这方面的训练和思考。目前大多数医生过度相信NGS报告，这是不恰当的，所有的NGS报告必须结合临床批判地去看待，必须经过临床验证才能相信。②如何解读一个临床研究。只有大型的Ⅲ期临床试验，才有可能改变我们的临床实践，只根据临床试验的亚组分析，仍不足以支撑临床实践的改变，它只是提供了参考的方向。应谨慎解读每个研究结果，不能本末倒置。③越是复杂的患者，治疗线数越多，基因谱越复杂，越应该拿出来讨论，这也是多学科综合治疗及循证医学的意义和魅力所在。

5. MDT小结

本例为晚期肺腺癌患者，有*EGFR*驱动基因突变，整个治疗过程中出现肿瘤的不断进化及基因谱的不断改变，已经过六线治疗，目前初步评估存在临床获益，后续需继续追踪该患者病情，及时反馈，如果未来再次出现新的基因组学改变，再进行针对性的讨论和治疗。

6. 后记

患者完成2个周期紫杉醇+贝伐珠单抗+卡铂+阿特珠单抗化疗后，疗效评估为SD（-12%）。2019年1月15日、2019年2月13日继续行第3、第4周期化疗，2019年3月12日复查头颅MRI及胸+全腹增强CT提示进展（颅内病灶明显增多、增大，双肺转移灶多、稍增大）。PFS=3.7个月。患者PS=2分，行腰椎穿刺术，脑脊液未见肿瘤细胞。脑脊液NGS示：*EGFR* 19Del，*MET*扩增（CN=3.1），*EGFR*扩增（CN=14.5）。外周血NGS示：*EGFR* 19Del，*BRAF* V600E突变。请示吴一龙院长后，于2019年3月28日开始七线阿法替尼治疗，2019年4月24日复查胸及上腹平扫CT提示双肺转移灶明显增多、增大，肝多发转移瘤病灶较前明显增大，疗效评价为PD，PFS=0.9个月，按照MDT讨论结果，2019年4月25日开始阿法替尼联合西妥昔单抗治疗，2019年5月5日复查胸部正侧位片初步评估肺部病灶无明显变化，患者临床症状同前，PS=2分，返当地医院对症支持治疗，后于2019年5月25日离世。总生存时间约26个月。

7. 吴一龙评论

这个病例是有*EGFR*突变的患者，治疗过程可以说是中规中矩，但患者总生存时间约26个月，治疗效果并不是很理想。有几点值得注意。

（1）目前多项探索性研究提示共突变和肿瘤进化是影响治疗效果的重要因素，这一病例在初始治疗后1年检测到了多项基因异常包括*cMET*和*EGFR*扩增。但基线仅做了几个基因的PCR检查，因此，本病例的多基因改变是基线就存在还是快速进化而来的？不得而知。如果有可能，基线的多基因检测很有必要。

（2）对NGS报告的基因扩增，其临床意义究竟如何？需要进一步研究。本病例根据NGS提供的*cMET*扩增结果加用MET抑制剂，结果不理想。对*cMET*扩增还需进一步研究其定义、方法学和临床意义。

（3）病例对治疗出现混合疗效，如何评价混合疗效，应该列为临床需要解决的重要问题。

参考文献

［1］中国临床肿瘤学会指南工作委员会. 中国临床肿瘤学会原发性肺癌诊疗指南：2018版. V1［M］. 北京：人民卫生出版社，2018.

[2] JIANG B Y, LI Y S, GUO W B, et al. detection of driver and resistance mutations in leptomeningeal metastases of NSCLC by next-generation sequencing of cerebrospinal fluid circulating tumor cells [J]. Clin Cancer Res, 2017, 23 (18): 5480-5488.

[3] LI Y S, JIANG B Y, YANG J J, et al. Unique genetic profiles from cerebrospinal fluid cell-free DNA in leptomeningeal metastases of EGFR-mutant non-small cell lung cancer: a new medium of liquid biopsy [J]. Ann Oncol, 2018, 29 (4): 945-952.

[4] OXNARD G R, HU Y, MILEHAM K F, et al. Assessment of resistance mechanisms and clinical implications in patients with EGFR T790M - positive lung cancer and acquired resistance to Osimertinib [J]. JAMA Oncol, 2018, 4 (11): 1527-1534.

[5] CHEN Z Y, ZHONG W Z, ZHANG X C, et al. EGFR mutation heterogeneity and the mixed response to EGFR tyrosine kinase inhibitors of lung adenocarcinomas [J]. Oncologist, 2012, 17 (7): 978-985.

[6] SOCINSKI M A, JOTTE R M, CAPPUZZO F, et al. Atezolizumab for first-line treatment of metastatic nonsquamous NSCLC [J]. N Engl J Med, 2018, 378 (24): 2288-2301.

（康劲整理，吴一龙、陈华军审校）

病例24

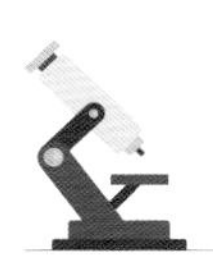

一例EGFR-TKI原发耐药肺腺癌患者多线治疗后的方案选择

导　读：对于晚期*EGFR*敏感突变的肺癌患者，目前治疗策略已经日臻成熟。但对于EGFR-TKI原发耐药、多线治疗后出现多基因改变的患者，如何选择最佳治疗方案？

关键词：*EGFR*突变；*cMET*扩增；原发耐药；PD-L1

病例汇报时间：2017年11月29日　　汇报医生：胥冰菲医生

1. 病历摘要

患者，女性，52岁，从不吸烟，无肿瘤家族史，PS=1分。2016年3月24日患者因“头痛、头晕6月”入院，2016年3月25日行CT引导下肺穿刺活检，病理结果示（左下肺）非小细胞癌，免疫组化支持肺腺癌。临床诊断：左下肺腺癌cT3N3M1b（脑），ⅣA期，*EGFR* 19Del（ARMS法），MET阳性 100%×3+（IHC法）。

一线入组易吡替尼临床试验，于2016年4月1日开始服药，2016年4月28日复查胸部增强CT提示：左肺病灶及纵隔淋巴结较前增大，2016年4月29日复查头颅增强MRI提示：原顶叶病灶增大，额叶新发病灶，疾病进展。

二线接受含铂双药化疗：2016年5月17日至2016年7月23日共接受4个周期的培美曲塞+卡铂化疗，最佳疗效为PR。2个周期的培美曲塞维持治疗后疾病进展，PFS=5个月。

2016年11月11日患者再次入院行CT引导下肺穿刺活检，病理结果示腺癌。基因检测结果示：*EGFR* 19Del（ARMS法），*cMET* 70%肿瘤细胞拷贝数CN>8（FISH法），*cMET* 14外显子未见突变（DNA测序），PD-L1阳性60%×2+40%×1（SP142，IHC法）。三线接受克唑替尼治疗，于2016年12月开始服药，最佳疗效为PR，2017年3月于华侨医院行头颅病灶伽马刀治疗。2017年7月患者出现咳嗽、气促等症状，2017年8月18日复查胸部CT提示疾病进展，PFS=9个月。

2017年8月25日患者行第三次肺穿刺活检，病理结果示腺癌，NGS检测结果示*EGFR* 19Del（丰度54.76%），*TP53*突变（丰度19.23%），*EGFR*扩增（CN=5.77）。四线接受阿法替尼治疗，于2017年10月13日开始服药，1个月后患者出现神情淡漠、行动迟缓等症状，2017年11月11日复查胸部CT提示：纵隔淋巴结明显缩小，但左肺病灶明显增大，评价为疾病进展。

2017年11月14日患者入院行第四次肺穿刺活检，病理结果示腺癌，NGS检测结果示：*EGFR* 19Del（丰度67.05%），*TP53*突变（丰度24.80%），*EGFR*扩增（CN=8.81），*cMET*扩增（CN=2.9）。头颅增强MRI示颅内多发脑转移，于2017年11月24日开始全脑放疗。患者各线用药后胸部病灶变化情况见图24-1，颅内病灶变化情况见图24-2。患者治疗经过见图24-3。

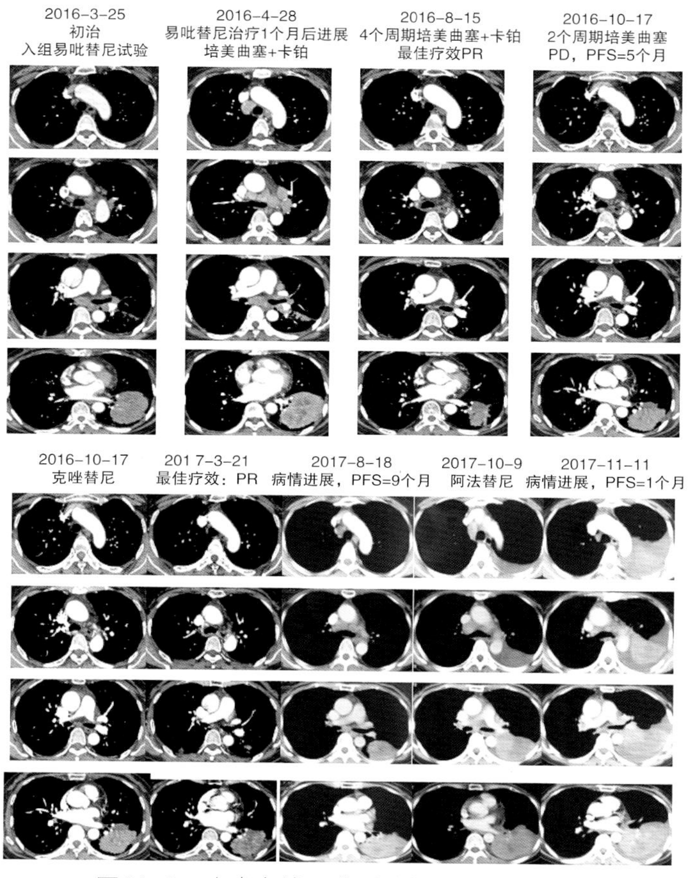

图24-1 患者各线用药后胸部病灶变化情况

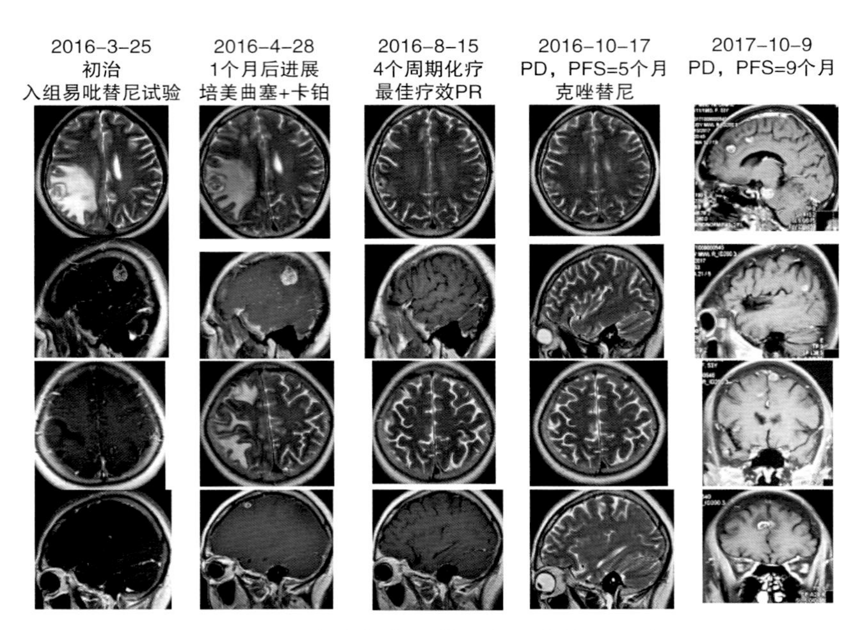

图24-2　患者各线用药后颅内病灶变化情况

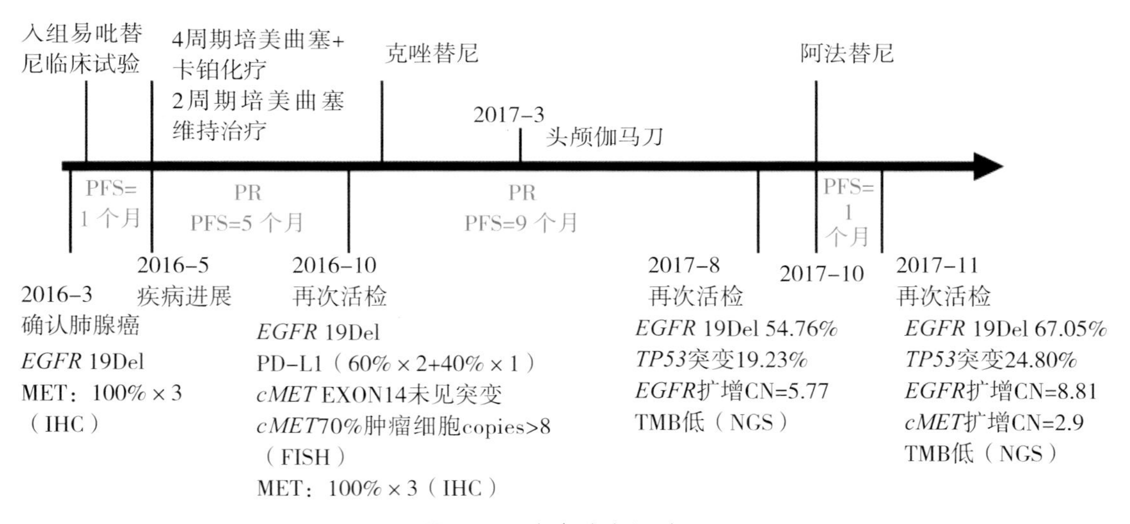

图24-3　患者治疗经过

2. 讨论要点

（1）患者同时存在*EGFR*突变和*cMET*扩增，是否可以考虑双靶向治疗？

（2）患者既往已接受过EGFR-TKI和MET-TKI治疗，目前肿瘤耐药，PD-L1高表达，是否可以考虑免疫治疗？

3. 科室意见

（1）患者应用阿法替尼治疗1个月后纵隔淋巴结明显缩小，考虑EGFR-TKI有一定疗效；既往克唑替尼治疗效果良好，提示*cMET*通路活化；患者同时存在*EGFR*通路和*cMET*通路的活化，可以考虑双靶向治疗。

（2）虽然具有驱动基因突变的患者免疫治疗疗效不佳，但本例患者PD-L1高表达，如靶向药物无效，可以尝试免疫治疗。

4. MDT讨论

问题一：患者PD-L1高表达，是否可以考虑免疫治疗？

· 汪斌超医生：目前患者肿瘤的分子生物学特性主要有3个，即*EGFR*通路激活、*cMET*通路激活和PD-L1高表达。首先，根据患者病史，我认为*EGFR*通路所占分量并不是太大，*cMET*所占分量相对较大，因为EGFR-TKI基本无效，而克唑替尼的PFS达9个月。现在克唑替尼停药不到两个月的时间，回归到*cMET*通路有点早，所以是否可以尝试一下PD-1抑制剂，毕竟患者PD-L1高表达。

证据：Keynote-024[1]是对比帕博丽珠单抗（Pembrolizumab）与含铂双药化疗用于既往未接受治疗的晚期、*EGFR/ALK*阴性、PD-L1表达大于50%的非小细胞肺癌疗效的Ⅲ期大型随机对照临床研究，主要终点PFS为10.3个月 vs 6个月，可显著延长患者PFS，提示PD-L1表达大于50%、驱动基因阴性的晚期非小细胞肺癌患者能够从帕博丽珠单抗治疗中获益。

· 杨衿记医生：有两个值得注意的地方。第一，患者四线治疗用阿法替尼之后出现了混合疗效，原病灶增大，纵隔淋巴结缩小。第二，患者PD-L1强表达，PD-L1的强表达是治疗后导致的还是基线水平即存在的？PACIFIC研究显示，同步放化疗后用德瓦鲁单抗维持治疗会延长患者PFS，另外也有文献报道，放疗可能会增强肿瘤的免疫原性，使得免疫治疗取得更好的疗效。放疗科的同行们对这个看法有什么补充？

证据：PACIFIC研究[2]是一项随机、双盲、安慰剂对照的多中心Ⅲ期临床研究，研究发现，在接受标准的含铂方案同步放化疗后使用PD-L1单抗德瓦鲁单抗维持治疗，对比安慰剂组，可延长PFS达11.2个月（16.8个月 vs 5.6个月）。

· 李伟雄医生：一方面，一般认为SBRT单次剂量大于8 Gy能够增强免疫反应，因为大剂量照射以后肿瘤崩解，产生大量新抗原，从而增强了免疫反应；但另一方面，放疗本身会抑制免疫反应。这是一个矛盾的点。目前已经有临床研究的数据报道，在免疫治疗之前接受放疗能够提高免疫治疗的疗效[3]，但放疗的具体方式、剂量等还没有相应的研究。

证据：基于Keynote 001临床研究的一项分析[3]发现，既往接受过放疗的晚期NSCLC患者相比于从未接受过放疗的患者更能从帕博丽珠单抗治疗中获益，PFS：4.4个月 vs 2.1个月，OS：10.7个月 vs 5.3个月。两组患者3级以上不良反应发生率无明显差异。

· 李安娜医生：有驱动基因突变的患者，一般来说，免疫治疗的效果不好。这个患者考虑以*cMET*驱动为主，比较特殊。*cMET*和免疫的相关性在于，*cMET*参与免疫反应的调节，MET-TKI和PD-1抑制剂的联合应用可以增强疗效，但是这只是实验室数据，没有临床数据[4]。*cMET*阳性的患者，其PD-L1表达水平比*cMET*阴性的患者要高，这有可能是*cMET*在通过肿瘤微环境影响PD-L1的表达，但这只能证明其表达的相关性，并不能证明疗效的相关性。我们有一个病例是这样，*cMET*扩增，应用MET抑制剂原发耐药后出现PD-L1高表达，改用免疫治疗后取得很好的效果，但是这是一个*cMET*不活化、不驱动的状态。这个病例的*cMET*处于驱动状态，免疫治疗会不会表现出相似的疗效？我们没有证据。虽然从理论上来说，双抑制可能有效，但考虑到经济上的压力，我不建议联合应用MET-TKI和PD-1抑制剂。

证据：一项临床前研究[4]发现，在小鼠肿瘤模型中，抑制*cMET*能够抑制免疫治疗过程里中性粒细胞向肿瘤组织内的反应性募集；而在缺乏*cMET*抑制的情况下，被募集至T细胞炎症微环境中的中性粒细胞会迅速获得免疫抑制特性，抑制T细胞的功能。因此，联合使用MET抑制剂可能会增强肿瘤免疫治疗的疗效。

· 刘思阳医生：在免疫治疗中，肿瘤微环境有四种分类，即PD-L1阳性/CD8阳性，PD-L1阴性/CD8阳性，PD-L1阳性/CD8阴性，PD-L1阴性/CD8阴性。其中PD-L1阳性/CD8阳性的患者，免疫治疗效果比较好。在我收集的数据中，*EGFR*突变或*ALK*重排患者的PD-L1及CD8阳性比例很低。我们有一个*EGFR*突变的患者，CD8 50%+、PD-L1阳性，免疫治疗的效果达到了PR，PFS有5.2个月。我们收集了7个*EGFR*突变的患者，只有这一例患者是有效的。

· 周清医生：我不支持免疫治疗，驱动基因突变的患者，其免疫治疗疗效都不好。我们看到过相关的临床研究，*EGFR*突变阳性的患者不能从免疫治疗中获益。

证据：一项Ⅱ期临床研究[5]探究了*EGFR*突变、PD-L1阳性、未接受过TKI治疗的晚期NSCLC患者接受帕博丽珠单抗治疗的疗效。结果提示帕博丽珠单抗对*EGFR*突变、PD-L1阳性（包括PD-L1表达≥50%）、既往未接受过TKI治疗的晚期NSCLC患者疗效欠佳，说明免疫治疗并不是这类患者合适的选择。

问题二：患者同时存在*EGFR*突变和*cMET*扩增，是否可以考虑联合靶向治疗？

· 周清医生：这个患者接受易吡替尼治疗时效果不好，接受阿法替尼治疗时表现出混合疗效，这可能与*EGFR*扩增有关。关于这个患者，有三方面考虑：第一个是*EGFR*突变本身占的权重可能不大，所以肿瘤进展很明显；第二个是*cMET*扩增，MET抑制剂治疗后的获益明显，但是现在克唑替尼刚刚耐药，停药时间不长；第三，*EGFR*的扩增拷贝数很高，CN大于8。所以对于这个患者，能不能在阿法替尼基础上加一个针对*EGFR*扩增的药物？

· 杨衿记医生：从整个过程来看，患者主要存在*EGFR*突变和*cMET*扩增，*cMET*扩增占主导，所以EGFR-TKI的疗效比较差，而克唑替尼治疗有效。克唑替尼治疗之后，*cMET*扩增的克隆细胞群体在减少，后期出现了*TP53*突变、*EGFR*扩增的克隆群。到底这些基因的变异是在同一个细胞内存在，还是单独形成了一个克隆群？目前暂无法判断。

· 周清医生：这个患者存在多种基因改变，理想化状态是针对*EGFR*扩增、*EGFR*突变、*cMET*扩增的药物都用，但这样的话药物的不良反应较大，患者难以承受。

· 杨衿记医生：这个患者尽管后来用克唑替尼有效，但是基线没检测*cMET*是个遗憾。目前已经没有标准治疗方案，那么，什么治疗是家属可以接受的、哪个方案最优，可能还是有争议的。所以，目前需要补充基线的PD-L1、*cMET*水平，完善此次活检的PD-L1、*cMET*检测，然后再行讨论治疗方案。

5. MDT小结

本例为*EGFR*敏感突变的肺癌患者，但对EGFR-TKI原发耐药，基因状态复杂，在经历四线治疗后已无标准治疗方案，需进一步完善相关指标的检测，根据结果再制订下一步治疗方案。

6. 后记

完善患者各阶段*cMET*、PD-L1水平检测。

（1）基线：*cMET*可见扩增（FISH，计数100个肿瘤细胞，30%肿瘤细胞c-met信号>10），PD-L1（SP142）阳性 10%×2+60%×1。

（2）化疗耐药后再活检：*cMET*可见扩增（FISH，70%肿瘤细胞拷贝数≥8），PD-L1（SP142）阳性60%×2+40%×1。

（3）克唑替尼耐药后再活检：*cMET*可见扩增（FISH，计数100个肿瘤细胞，c-met信号均拷贝数>6），PD-L1（SP142）阳性 5%×2+50%×1。

（4）阿法替尼耐药后再活检：*cMET*可见扩增（FISH，计数100个肿瘤细胞，10%肿瘤细胞c-met信号呈小簇样扩增，平均拷贝数>6），PD-L1（SP142）阳性80%×2，CD3表达小于10%。

患者*cMET*持续扩增，提示*cMET*通路持续活化，PD-L1虽然也呈高水平表达，但CD3表达水平低，综合考虑后建议行奥希替尼联合沃利替尼双靶向治疗，患者于2017年12月20日开始服药，最佳疗效为PR，每2个月定期复查，2020年9月10日复查胸部CT维持PR，目前仍在服药。

7. 吴一龙评论

这个病例是*EGFR*敏感突变的肺癌患者，但对EGFR-TKI原发耐药，治疗过程复杂，目前OS超过4年，治疗效果良好。有几点值得注意。

（1）对于*EGFR*敏感突变但EGFR-TKI原发耐药的患者，寻找原发耐药的原因成为影响治疗方案制订的关键因素，此时基线的基因状态非常重要；本例患者基线时即存在*cMET*扩增，这可能是EGFR-TKI原发耐药的重要原因。

（2）存在多个驱动基因改变的患者，难以针对所有基因改变用药，需要根据患者基因谱的特点及既往用药的疗效进行综合判断，使治疗方案的选择有的放矢。

（3）对于驱动基因阳性的患者，即使PD-L1高表达，也应优先推荐靶向药物。

参考文献

[1] RECK M，RODRÍGUEZ-ABREU D，ROBINSON A G，et al. Pembrolizumab versus chemotherapy for PD-L1-positive non-small-cell lung cancer [J]. N Engl J Med，2016，375（19）：1823-1833.

[2] ANTONIA S J，VILLEGAS A，DANIEL D，et al. Durvalumab after chemoradiotherapy in stage III non-small-cell lung cancer [J]. N Engl J Med，

2017，377（20）：1919-1929.

[3] SHAVERDIAN N，LISBERG A E，BORNAZYAN K，et al. Previous radiotherapy and the clinical activity and toxicity of pembrolizumab in the treatment of non-small-cell lung cancer: a secondary analysis of the KEYNOTE-001 phase 1 trial [J]. Lancet Oncol，2017，18（7）：895-903.

[4] GLODDE N，BALD T，VAN DEN BOORN-KONIJNENBERG D，et al. Reactive neutrophil responses dependent on the receptor tyrosine kinase c-MET limit cancer immunotherapy [J]. Immunity，2017，47（4）：789-802.

[5] LISBERG A，CUMMINGS A，GOLDMAN J W，et al. A phase II study of pembrolizumab in EGFR-mutant，PD-L1+，tyrosine kinase inhibitor naive patients with advanced NSCLC [J]. J Thorac Oncol，2018，13（8）：1138-1145.

（胥冰菲整理，吴一龙、汪斌超审校）

病例25

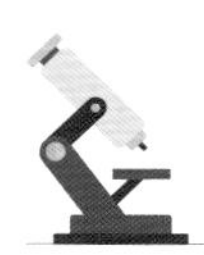

一例*EGFR*突变晚期肺腺癌伴脑膜及浆膜转移

导　读：对于晚期*EGFR*敏感突变的肺癌患者，目前治疗手段已经很成熟，但如果在一线治疗后就出现凶险的脑膜转移，该如何选择治疗方案呢？

关键词：*EGFR*阳性；肺腺癌；脑膜转移；浆膜转移

病例讨论时间：2019年3月20日　汇报医生：康劲医生

1. 病历摘要

患者，女性，63岁，非吸烟者。家族史：大哥因肝癌过世。患者于2018年5月28日因“胸闷、胸痛、气促6月”入院，PS=1分，2018年5月29日行PET/CT示：右肺中叶结节，区域多发增大淋巴结，右侧胸膜多发结节，T4椎体及右侧坐骨骨质病变，糖代谢不同程度增高，考虑右肺癌并以上部位多发转移；右侧胸腔少量积液。2018年5月30日于我院行经内科胸腔镜胸膜活检术，病理结果示：转移性腺癌。确诊时胸膜组织、胸腔积液及外周血行二代测序检测，均提示该患者存在*EGFR* L858R突变。患者被诊断为右中肺腺癌cT4N2M1c（胸膜、T4椎体及右侧坐骨），ⅣB期（8th）。

患者于2018年5月30日开始一线埃克替尼治疗，2018年6月至11月每月接受唑来膦酸4 mg治疗。最好疗效评价为部分缓解，肿瘤缩小37.5%。自2018年12月底起，患者诉偶有1度头晕，易恶心，易饿，未特殊处理。2019年1月9日复查胸部平扫CT示右肺中叶肺癌，与2018年11月12日的CT相比，无明显变化。右侧胸膜增厚，大致同前。T4、T6、T8椎体见圆形透亮影及不规则高密度影，考虑转移瘤，与前相仿。患者1度头晕的症状未缓解，2019年1月中旬新发每日3度呕吐，颈部伴有僵硬感。患者此时入院，

2019年1月17日查头颅增强MR+血管MRA示：左侧额叶局限性脑膜强化，不除外转移可能，请结合临床随访。2019年1月21日行腰椎穿刺术，颅内压为195 mmHg。脑脊液病理：可见异型细胞，高疑为癌细胞。该患者一线埃克替尼治疗的PFS=7.5个月。一线埃克替尼治疗前后的基因检测结果对比见表25-1。

表 25-1　患者一线治疗前后基因检测结果对比

送检时间	送检标本	检测方法	基因突变结果	丰度/拷贝数
2018-5-28	胸腔积液	NGS	*EGFR* L858R	56.70%
			EGFR 扩增	3.58
2018-5-28	血浆	NGS	*EGFR* L858R	1.47%
2018-6-4	胸膜组织	NGS	*EGFR* L858R	6.56%
2019-1-22	血浆	NGS	*EGFR* L858R	0.51%
2019-1-22	脑脊液	NGS	*EGFR* L858R	66.02%
			*EGFR*扩增	3.7
			TP53 V172G	82.66%
			*CDKN2A*拷贝数缺失	0.3

经科室讨论后，患者同意筛选AZD3759临床试验并成功入组，2019年2月2日开始二线AZD3759 250mg bid治疗。患者服药期间因3度腹泻，自2019年3月4日起改用AZD3759 200 mg bid治疗，3度腹泻消失。服用AZD3759药物6周后，患者于2019年3月18日复查头部增强MR示：对比2019年1月17日的MRI，原左侧额叶局限性脑膜强化区基本消失。2019年3月18日同时复查胸+全腹增强CT示：右肺中叶肺癌，与2019年1月31日的CT相比，无明显变化。右侧胸膜增厚，右侧胸腔少量积液，大致同前。T4、T6、T8椎体改变，考虑转移瘤，与前相仿。上中腹部肠系膜、腹膜改变，考虑多发转移可能性大。盆腔少量积液。患者服药6周，持续有1度的头晕头痛和恶心，呕吐从3度降至2度。

总体而言，患者二线使用AZD3759治疗6周，出现混合疗效：肺部稳定。脑膜强化灶基本消失，上中腹部肠系膜、腹膜改变，考虑多发转移可能性大。盆腔少量积液。患者目前已经历的诊疗经过见图25-1，目前症状为1度头晕头痛、1度恶心、2度呕吐。患者使用AZD3759治疗后腹膜病灶变化见图25-2。

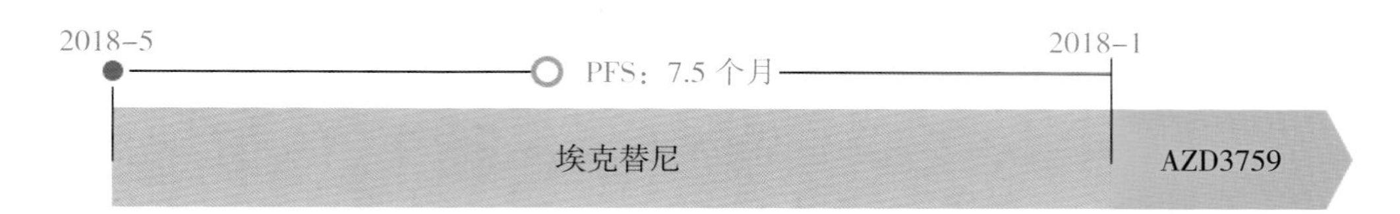

图25-1 患者治疗经过

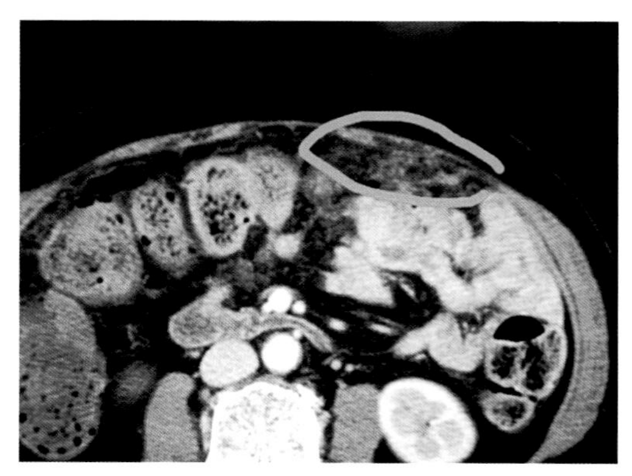

AZD3759治疗前

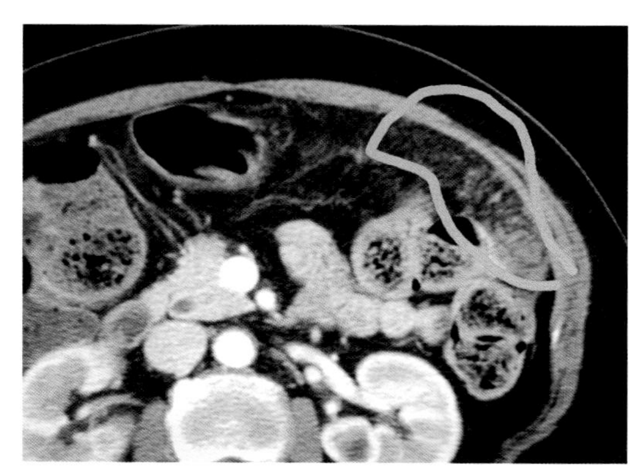

AZD3759治疗后

图25-2 患者AZD3759治疗前后腹膜病灶变化

2. 讨论要点

（1）患者目前能否被评估为疾病进展而出组？

（2）若出组，下一步该如何诊治？

3. 科室意见

（1）患者目前二线AZD3759治疗后出现混合疗效，腹膜进展伴少量盆腔积液，总评应考虑病情进展。患者应该出组。

（2）出组后，建议患者入院完善腰椎穿刺术，行血浆和脑脊液基因检测，若脑脊液和血浆无*EGFR* T790M突变，则行培美曲塞+卡铂+贝伐珠单抗治疗；若有*EGFR* T790M突变，则行奥希替尼治疗。

4. MDT讨论

问题一：浆膜病变在什么情况下可作为靶病灶？在什么情况下可作为非靶病灶？

· 谢淑飞医生：我来讲解一下该患者用药前后的CT、MR片子。1月17日（AZD3759治疗前）头颅MR增强窗下，可以看到明显异常强化的信号，其他地方没有，结合患者肺癌病史，当时报了不排除脑膜转移，其实对于影像学来说已经是高度怀疑。现在同样的地方病灶已经消失了。我也和影像学神经组专家讨论过原来有的脑膜病变是否一定是转移灶。现在回过头来说，其实也不能太肯定，此处的脑膜病变有可能是当时药物的反应，不能肯定服药前的脑膜增强病灶一定是转移灶。

我们再看一下CT的变化，肺部病变、骨头转移病变基本上是不变的。现在可以来看一下患者的腹部转移灶（图25-2），可以看到腹膜上有明显的异常结节，有腹水，腹壁上呈现网饼状改变，这是比较典型的恶性肿瘤浆膜腔的表现，结合患者的肺癌病史，首先考虑肺癌转移病灶，而且这种病变服药前后都存在，患者服药后腹膜、网膜转移病灶范围轻度增大，病变也有增多的趋势，是不是属于非靶进展，不太好评价，我认为非靶病灶不能评价为进展。

· 吴一龙医生：现在的讨论非常精彩，把之前的结论完全推翻了。

· 杨衿记医生：我有一个问题，我们一般讲腹膜、胸膜、脑膜的癌性病变属于非靶病灶，但是局灶型的可测量范围超过1 cm的，我依然认为是靶病灶。所以她的病灶，是在腹膜也好肠系膜也好，连续可测量范围都超过1 cm，这些病灶有可能是靶病灶，如果靶病灶进展了，几处综合一起考虑还是进展，所以腹膜的病灶不应该判断为不可评价的非靶病灶。

· 周清医生：但是腹腔网膜的病变，会不会因为腹腔肠蠕动而导致位置和形态变化比较大？我们这次看到的病灶，下一次可能因为肠蠕动而出现角度变化，进而影响靶病灶的大小？

· 谢淑飞医生：这种情况是会出现的，但是就像杨主任说的，要测的时候我们要选定一个靶病灶，一般选靠近结肠的病灶，因为结肠比较固定，这样测出来的病灶误差会比较小。我们可以看到目前的病灶呈现增大、增长的表现。但是作为影像学医生来讲，腹膜病灶如果要作为靶病灶的话，我们要求病灶大于1.5 cm，比较肯定的一点是，小于1.5 cm的病灶随着肠的移动测出来的结果是非常不准的。因此我认为患者应该归为非靶进展。

·周清医生：这个患者有没有临床获益？

·康劲医生：头痛症状有减轻，还是1度。

·吴一龙医生：有没有腹痛？

·康劲医生：一直都没有腹痛。

·吴一龙医生：综合患者目前的临床证据，患者原来没有腹部症状，腹部病灶没有多大变化，脑膜病灶消失了，而且患者是有临床获益的，我认为该患者尚不能评价为疾病进展。相反，如果该患者原来持续有腹痛，现在越来越加重，就应该考虑是腹膜病灶进展引起的腹痛，这个时候就应该考虑疾病进展而退出临床试验了。

·康劲医生：但是现在患者有呕吐。

·吴一龙医生：呕吐症状可能是脑膜转移引起的，也可能是药物的不良反应。

·杨衿记医生：综合患者的影像学资料，患者的脑膜病灶是消失的，这个时候我们是不是可以行腰椎穿刺看看脑脊液中的细胞学变化呢？

·吴一龙医生：腰穿是可以考虑做的，脑脊液细胞、基因谱更能反映患者的颅内病变。但是还有一个问题我们需要考虑，AZD3759这个药物的特殊之处是该药物的颅内血药浓度要比颅外高，从另外的一个角度来讲，是不是就意味着这个药物对颅外的病灶控制不良呢？

·周清医生：我觉得现在可以重新阅片，回顾当初基线的情况。实际上当时腹腔是有病灶的，可以在疗效评价表上补充一个非靶病灶，因为那个腹膜的病灶的形态不好估计。但是对于非靶病灶的评价一定要有一个度，达到明显增大才可以认为疾病进展。患者目前的腹部病灶还达不到明显增大的程度，而且症状也没有加重，头痛、呕吐等脑转移的一些症状是有改善的，脑膜转移病灶是消失的。所以目前对于患者的疗效评价要加上腹膜这个非靶病灶（基线的时候漏掉了这个病灶）。综合以上资料，目前患者的疗效评价为非靶进展，整体上稳定，我建议继续研究药物的治疗，下次再评价。

·陈华军医生：患者在基线的时候有恶心、呕吐，用了AZ3759 250 mg bid之后，出现3度呕吐和腹泻，我们当时报SAE可能与药物有关，药物减量后，患者的腹痛消失了，但还有1度恶心、2度呕吐，现在考虑是胃肠道反应，还是跟药物有关。

问题二：能否从分子水平评估病情的进展？

·外院医生一：我觉得还是要谨慎一点，我知道吴一龙院长对肿瘤标志物不怎么看重，但是我们内科医生还是比较看重的，这个患者在最严重的时候CEA 205.2 ng/

mL，最好的时候降到57.2 ng/mL，现在又上升了，达到199.7 ng/mL，这类患者出现腹部转移的话往往是腹膜转移或者是肠系膜淋巴结转移，大多数患者要么没有症状，要么出现梗阻，以腹痛、呕吐、便秘等表现为主，目前患者主要症状是恶心、呕吐，没有腹痛，但是癌症患者长期服用止痛药可能掩盖了腹痛症状，再加上患者吃了AZD3759的不良反应也是呕吐，因此我比较担心的是，不良反应、止痛药等掩盖了我们对于腹腔症状的评估，6周时间会不会过长，这是我担心的地方。

· 杨衿记医生：6周随访时间是临床研究的要求。但是如果在此过程中怀疑症状加重的话，可以对临床试验患者提早检查，不用担心。

· 外院医生二：根据患者目前的临床证据也无法准确判断病情是否进展。请问，张绪超教授，能否从分子水平判定患者是否进展？

· 张绪超研究员：现在判断这种进展，就是根据分子浓度跟真正的疾病负荷的相关性，严谨来讲还很缺乏数据，虽然片子数据告诉我们相关性是存在的，但这么大的病灶，从1 cm变成1.3 cm，评价分子浓度的变化是不是真的很大，现在没有确定的数据。

· 吴一龙医生：脑膜转移分子的变化，是我们这边非常重要的一个研究方向，我们有一个小组专门在研究这个，现在已经取得了不小的成果，我们第一次告诉大家脑脊液可以用ctDNA来诊断脑膜转移，而且脑脊液与外周血的分子基因谱完全不一样，这些差别意味着什么？我们正在做一些分类，一步步往前做，期待不久的将来出结果。

证据：脑脊液上清循环游离DNA（cfDNA）具有独特的基因谱，可作为液体活检的重要途径。吴一龙团队[1]发现*EGFR* T790M在脑脊液循环肿瘤细胞中的检出率远低于颅外病灶，这可能与颅内EGFR-TKI浓度低以及T790M的空间异质性相关。另外，对于*EGFR*驱动的非小细胞肺癌脑膜转移的患者，血脑屏障可阻碍神经系统cfDNA释放到血浆，因而相比于血浆cfDNA，脑脊液cfDNA更能反映颅内的基因谱，可用于动态监测脑膜转移的肿瘤负荷[2]。

· 康劲医生：我补充一下最新的病史，家属说患者AZD3759基线的时候出现右上腹痛，用曲马多每天两次治疗，可以缓解。

· 吴一龙医生：现在呢？

· 康劲医生：现在也还有类似的症状。

· 吴一龙医生：腹痛不能说明什么，建议患者不退出临床试验，继续观察。

5. MDT小结

本例*EGFR*敏感突变患者，一线埃克替尼治疗进展后进入AZD3759临床研究，讨论的焦点在于当时有脑膜转移的影像学改变，后来又消失了，这能否推翻影像学证明是脑膜转移的证据？下一步做腰穿后，进一步检测脑脊液，如果这时候脑脊液已经没有癌细胞了，是不是证明癌症有缓解，是不是证明药物对颅内效果比较好？对于腹膜病灶，之前的影像学证明这个病灶是存在的，我们认为是非靶病灶，这时候病灶稍微增大，应该是Non-PD/Non-CR的状态，所以建议患者继续服药。

6. 后记

该患者继续服用研究药物 5 天后出现腹痛、呕吐，当地医院胸片提示不全肠梗阻，考虑疾病进展，退出临床试验。予收入院禁食禁水、营养支持等对症治疗，并行腰穿送脑脊液、血浆等液体活检，血浆NGS提示T790M突变，2019年4月1日开始予奥希替尼抗肿瘤治疗。奥希替尼PFS为2.5个月，最佳疗效为SD，患者头晕头痛、恶心呕吐症状加重，考虑脑膜转移进展，入院后行腰椎穿刺，可以在脑脊液中找到癌细胞，患者脑膜进展明确，予培美曲塞、卡铂联合贝伐珠单抗治疗1个周期后症状无明显好转，2019年7月4日重新开始序贯奥希替尼80 mg bid，培美曲塞、卡铂联合贝伐珠单抗治疗共6个周期，贝伐珠单抗维持治疗2个周期，最好疗效为SD，PFS为5.8个月。2020年1月患者再次脑膜进展，2020年1月17日开始研究药物四代EGFR-TKI TQB3804 30 mg bid治疗。治疗无效，患者于2020年1月31日过世。

7. 吴一龙评论

这个病例是*EGFR*突变的患者，以胸腔积液起病，一线埃克替尼治疗后，脑膜转移，二线AZD3759治疗后，腹膜转移，脑膜症状加重。该患者转移部位以浆膜为主。三线化疗联合奥希替尼，PFS仅5.8个月。该患者整个治疗过程规范，但脑膜转移凶险，总体OS约为19个月。

有几点值得注意：

（1）对于可疑脑膜转移的患者，腰穿是非常必要的，脑脊液上清cfDNA更能反映颅内基因谱，其对指导治疗、监测疗效、反映病情都很有帮助。

（2）对于浆膜的病灶应作为靶病灶还是非靶病灶，是根据病灶具体的可连续测量范围、形态、移动度等因素共同决定的，年轻医生把握不准的时候，应该发起多学科讨论，共同商量。

（3）对于把握不准的病变，可以通过观察来进一步判定是否进展。如果下一次随访明确进展了，进展时间应该从怀疑的那一次开始算起，即通过追溯方法来确定进展与否。

参考文献

[1] JIANG B Y，LI Y S，GUO W B，et al. detection of driver and resistance mutations in leptomeningeal metastases of NSCLC by next-generation sequencing of cerebrospinal fluid circulating tumor cells [J]. Clin Cancer Res，2017，23（18）：5480-5488.

[2] LI Y S，JIANG B Y，YANG J J，et al. Unique genetic profiles from cerebrospinal fluid cell-free DNA in leptomeningeal metastases of EGFR-mutant non-small cell lung cancer：a new medium of liquid biopsy [J]. Ann Oncol，2018，29（4）：945-952.

（康劲整理，吴一龙、陈华军审校）

病例26

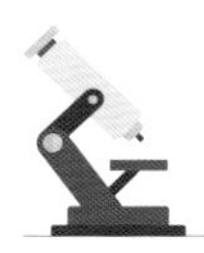

多线靶向治疗后耐药的选择

导　读：*EGFR*突变肺癌是上天赠送给东方人的“礼物”，发现*EGFR*突变阳性的患者总是会让医患双方松一口气，因为在治疗上还有广阔的天地。但是EGFR-TKI耐药后的选择才是真正的考验。大家可以从本案例中一窥*EGFR*耐药后个体化、精准化治疗的魅力所在。

关键词：*EGFR*突变；肺腺癌；多线治疗；耐药

病例讨论时间：2018年1月28日　　汇报医生：李安娜医生

1. 病历摘要

患者，女性，62岁，PS=1分，非吸烟者。2012年11月6日因发现右侧锁骨上淋巴结肿大半年，行PET/CT检查发现右肺结节，行右上中肺叶切除术+肺门、纵隔淋巴结清扫术，术后诊断：右上肺浸润性腺癌，*EGFR* 19Del。术后1个月，患者右锁骨上淋巴结再次增大，行淋巴结活检，病理检查为转移性腺癌，诊断：右上肺腺癌rT0N3M0 ⅢB期。给予4个周期GC化疗，同时行胸部纵隔+右锁骨区放疗（60 Gy/30 F），PFS为10.3个月。2013年10月18日开始接受二线厄洛替尼治疗，最佳疗效PR（缩小40%），PFS为26个月。2015年12月23日发现疾病进展，行左肺病灶穿刺提示浸润性腺癌，基因检测为*EGFR* 19Del（+），T790M阳性。2016年2月27日开始三线奥希替尼治疗，最佳疗效为 PR（缩小38%）， PFS为11.6个月。2017年2月3日患者再次进展，进行右肺穿刺，病理为腺癌。基因检测发现*EGFR* EXON 19Del，MET-IHC检测过表达，H-score：100%×3+；MET-FISH检查发现95%的肿瘤细胞呈簇状扩增。于2017年2月20日开始四线克唑替尼治疗，1个月后评价疗效为PR，服药后3个月再次评价疗效，患者表现为混合疗效，左肺病灶进展，右肺病灶稳定。左肺病灶穿刺行基因检测发现T790M突变，于是开始五线治疗，采用克唑替尼联合奥希替尼治疗。2017年10月19日再次复查CT，左肺病灶依然保持疗效，右肺部分病灶较前明显增大，疗效评价为PD。2017年10月30日右肺结节穿刺，NGS基因检测为*EGFR* EXON 19Del，*cMET*扩增（拷贝数7.7）。外周血NGS检测发现*EGFR* EXON 19Del，T790M突变，C797S突变（与T790M突变呈顺式突变）。见图26-1至图26-3。

		2012-10-8	2015-12-23	2017-2-03	2017-3-31	2017-10-19
		右肺（组织）	左肺（组织）	右肺（组织）	左肺（组织）	（NGS）
EGFR	19Del	+	+	+	+	+
	T790M	−	+	+	+	+
	C797S	−	−	−	−	血浆+
MET	IHC	−	−	+，H-score，100%×3+		右肺组织+
	FISH	−	−	+，95%的肿瘤细胞呈簇状扩增		右肺组织+

图26-1　治疗过程中的基因状态变化

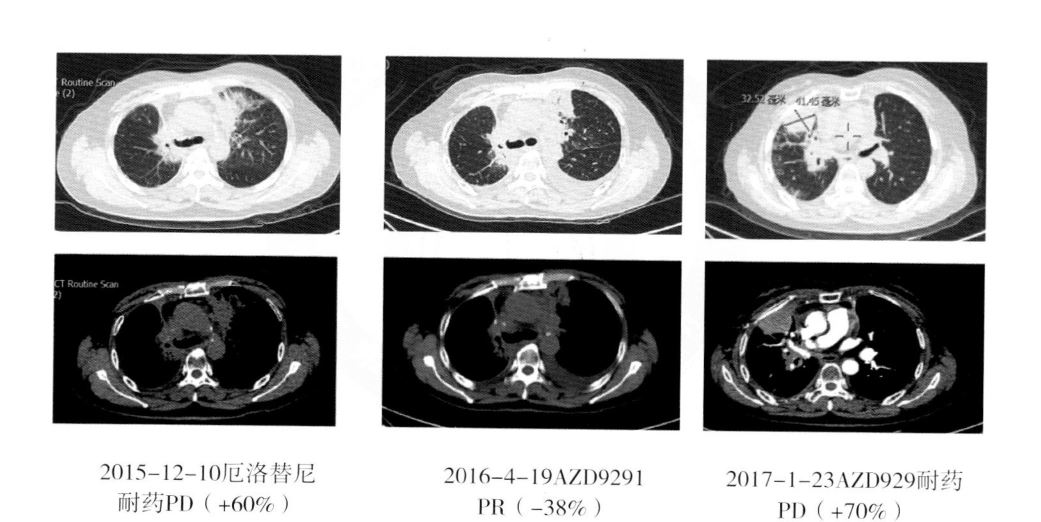

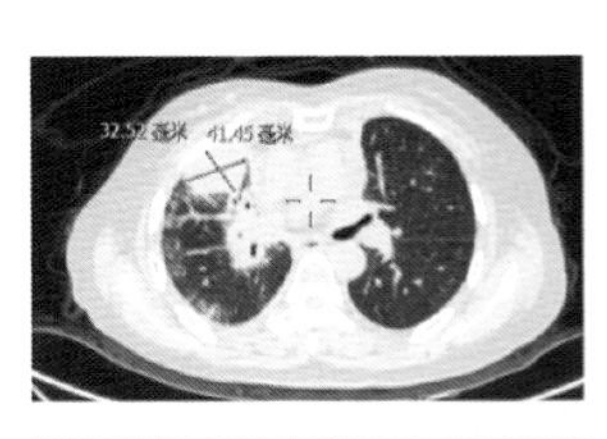
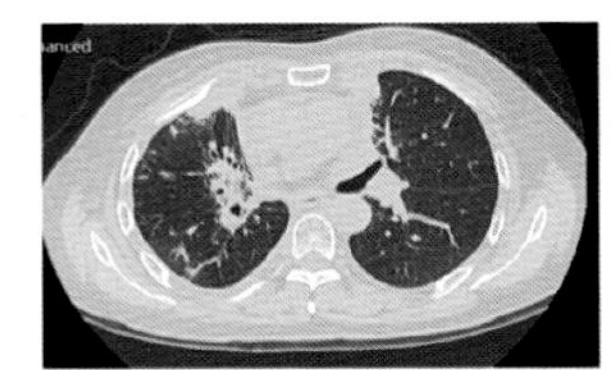
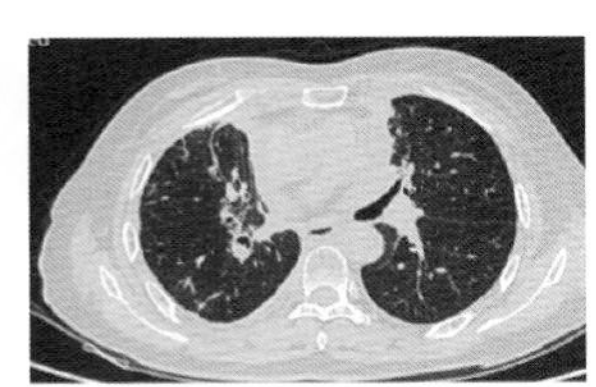
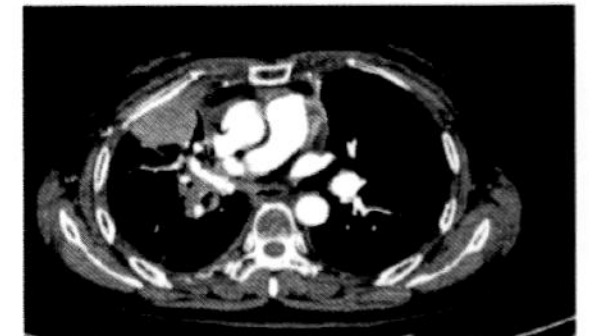
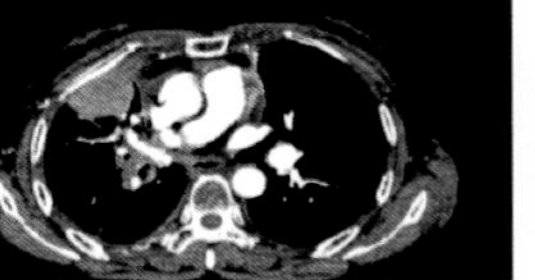
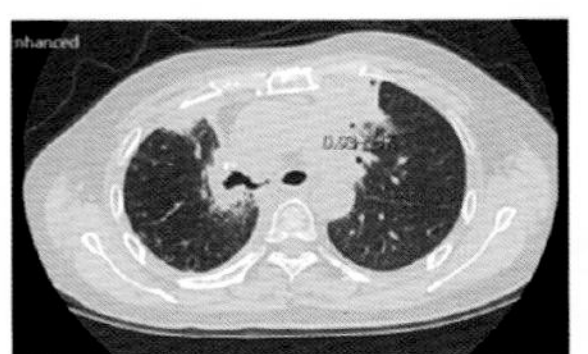
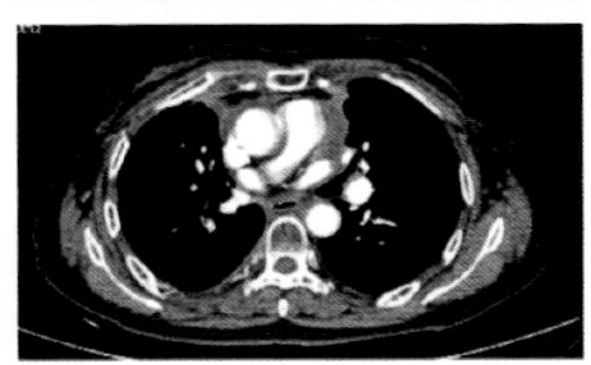

2017-1-23

2017-3-25克唑替尼
PD（+31%）

2017-5-19
奥希替尼+克唑替尼
SD（-18%）

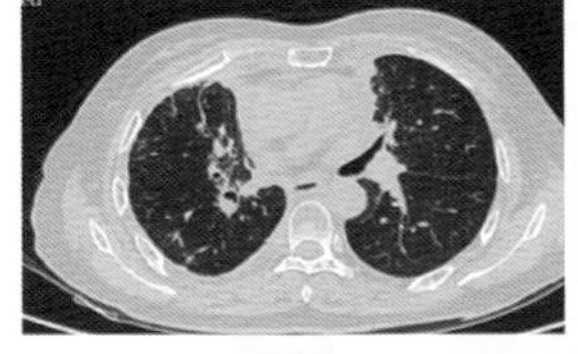
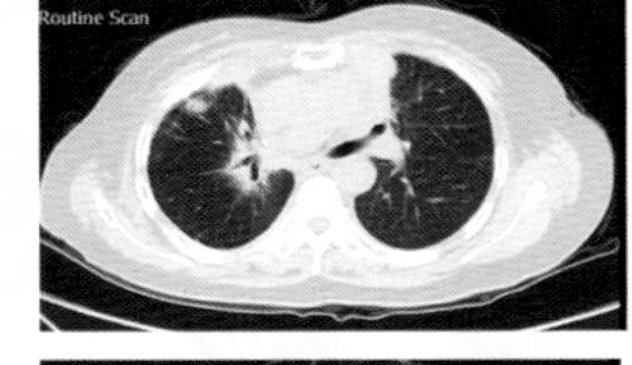
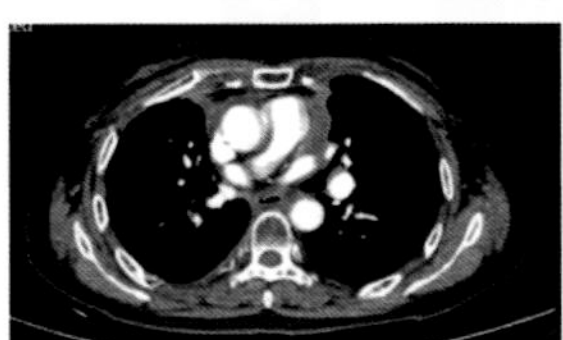
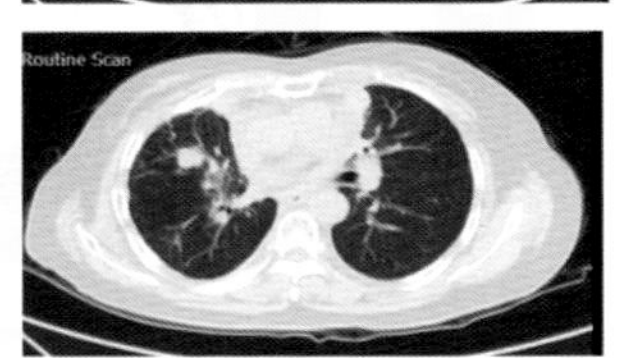

2017-5-19
奥希替尼+克唑替尼
SD（-18%）

2017-10-19
奥希替尼+克唑替尼
PD

图26-2　治疗过程中的影像学变化

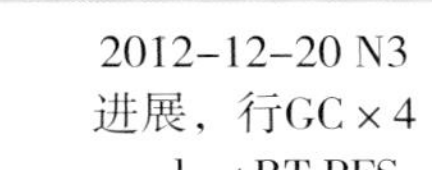
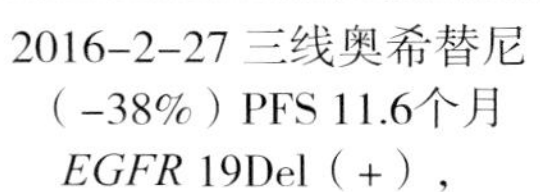
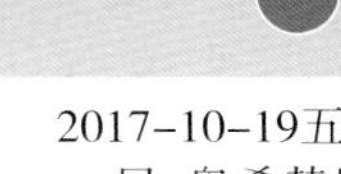

2012-11-06诊
断肺癌术后
PFS 1个月

2012-12-20 N3
进展，行GC×4
cycles+RT PFS
10.3个月

2013-10-18
二线erlotinib PR
（-40%），PFS 26个月
EGFR 19Del（+）

2016-2-27 三线奥希替尼
（-38%）PFS 11.6个月
EGFR 19Del（+），
T790M（+）

2017-2-20 四线克唑替
尼 PR PFS 3个月后混后
疗效部分增大部分缩小；
EGFR 19Del（+），T790M
（+），MET 100%+++

2017-10-19五线克唑替
尼+奥希替尼，PD
EGFR 19Del（+），
T790M（+），MET
100%+++

图26-3　患者治疗经过

2. 讨论要点

患者下一步的治疗方案是什么?

3. 科室意见

患者目前评价为EGFR-TKI治疗后全面进展，PS=1分，建议给予化疗。

4. MDT讨论

· 陈华军医生：该患者病程较长，回顾最初的病历书写，患者在手术时已经怀疑有锁骨上淋巴结转移，但手术时没有确诊，术后1个月发现锁骨上淋巴结再次增大。结合临床试验的病历记录规范，如第一次我们对某个病灶有怀疑，下次复查时确认了这个病灶进展，那么在记录进展时间时应该以第一次怀疑的时间为准。因此，这个患者第一次手术属于不完全切除，在病历书写时需要注意。

· 李安娜医生：该患者是一个*EGFR*突变经过多线治疗的患者，总体而言，患者的治疗效果是比较好的。目前，患者属于靶向治疗耐药后，我们需要明确进展的模式，结合患者有新发的病灶，并出现症状加重，既往接受TKI治疗的时间大于6个月，目前评价为TKI治疗后全面进展。结合目前患者的基因状态，没有合适的靶向药物可以选择，但患者一般状态仍较好，PS=1分，因此推荐给予双药化疗。

· 杨衿记医生：这个病例我们做了很多工作，是值得仔细复习的病例，这个患者的治疗过程，可以称得上是精准治疗的典范。但目前患者是不是属于靶向治疗后的全面进展，还值得讨论。从疗效评价来看，患者属于TKI治疗后的混合疗效，右中肺出现新发病灶，伴咳嗽症状加重，左肺和颅内病灶稳定。是否可以按照局部治疗的模式来，在原来的TKI基础上加上微创的局部治疗。另外，大家对T790M、C797S顺式和反式突变有何考虑?

· 王震医生：目前对于*EGFR* T790M和C797S反式突变，全球有2例病例报道，其中1例来自我们中心，这类患者接受一代和三代EGFR-TKI的联合治疗后有效，但疗效持续不长。我们中心在*Journal of Thoracic Oncology*上报道的病例，患者取得了PR的疗效，但PFS只有3个月，为什么这类患者疗效持续时间不长，未来还需要更多的探索。这个患者在一代和三代EGFR-TKI联合治疗进展后，PS较差，给予1个周期的紫杉醇联合贝伐珠单抗治疗后，PS评分好转，后续接受标准的紫杉醇+卡铂+贝伐珠单抗治疗，6个周期化疗后，接受了10个周期的贝伐珠单抗维持治疗，PFS为8个月，总体而言治疗效果还是不错的。今天我们讨论的这个病例，是*EGFR* T790M和C797S顺式突变，这类患者接受目前的TKI治疗无效，还是建议考虑化疗。

证据：笔者跟随吴一龙教授出诊期间，有些患者从Memorial Sloan Kettering Cancer Center看病回来感慨道：美国的医生说美国*EGFR*突变的患者较少，对这种EGFR-TKI耐药的经验少，建议回中国治疗。2017年，王震医生全球首次在临床上证实了一代联合三代EGFR-TKI可以克服C797S反式突变[1]。2019年再次在*Journal of Thoracic Oncology*上新发了该患者的后续完整治疗[2]。

· 杨衿记医生：对于这个病例大家的意见还是比较一致的，推荐采用化疗。

5. MDT小结

*EGFR*基因驱动的女性肺腺癌，多线靶向治疗后多重耐药，经历了T790M突变、*MET*扩增、T790M与C797S顺式突变的耐药机制演化，分析整个耐药经过在当时的条件下，也只有化疗一个选择了。如果放在今天，随着最新的双抗药物、第四代靶向药物以及免疫治疗的出现，这类患者也许会有新的选择。

6. 后记

MDT讨论后，患者于2018年1月9日起行培美曲塞+贝伐珠单抗化疗，疗效评价为SD，PFS=6个月，2018年8月11日死亡。这是一个典型的EGFR耐药模式的病例，应用一代EGFR-TKI 进展后出现T790M突变的耐药模式[3]，应用三代TKI后出现*MET*扩增旁路活化[4-5]，*EGFR* T790M和C797S顺式突变[6-7]。这个病例中关于*MET*的活化以及三代EGFR-TKI耐药机制的探讨都值得深思。王震主任的一个病例二次发表在*Journal of Thoracic Oncology*，讲的就是奥希替尼治疗后针对反式C797S的治疗，联合第一代靶向药物有效，这个靶点被抑制后可转换为顺式再次耐药[1-2]。

7. 吴一龙评论

（1）这个病例从2012年11月诊断为ⅢB期肺癌到2018年8月死亡，生存时间接近6

年，从2013年10月演变为晚期之后一直采用靶向治疗生存也近5年。最关键是基本依据基因检测结果进行精准治疗，因此效果较好。

（2）顺式和反式C797S的确定和治疗，*cMET*扩增的判定和治疗都是成功的尝试，对这些进行系统总结和成文，会给别人的治疗以启发。可以这样说：临床问题处处是“瑰宝”，就等有心人去发现。

参考文献

[1] WANG Z，YANG J J，HUANG J，et al. Lung adenocarcinoma harboring EGFR T790M and in trans C797S responds to combination therapy of first- and third-generation EGFR TKIs and shifts allelic configuration at resistance [J]. J Thorac Oncol，2017，12：1723-1727.

[2] WANG Z，WU Y L. Re-emerging C797S in trans and rechallenge of osimertinib with Erlotinib [J]. J Thorac Oncol，2019，14：e81-e82.

[3] MOK T S，WU Y L，AHN M J，et al. Osimertinib or platinum-pemetrexed in EGFR T790M-positive lung cancer [J]. N Engl J Med，2017，376：629-640.

[4] ENGELMAN J A，ZEJNULLAHU K，MITSUDOMI T，et al. MET amplification leads to gefitinib resistance in lung cancer by activating ERBB3 signaling [J]. Science，2007，316：1039-1043.

[5] ORTIZ-CUARAN S，SCHEFFLER M，PLENKER D，et al. Heterogeneous mechanisms of primary and acquired resistance to third-generation EGFR inhibitors [J]. Clin Cancer Res，2016，22：4837-4847.

[6] THRESS K S，PAWELETZ C P，FELIP E，et al. Acquired EGFR C797S mutation mediates resistance to AZD9291 in non-small cell lung cancer harboring EGFR T790M [J]. Nat Med，2015，21：560-562.

[7] YU H A，TIAN S K，DRILON A E，et al. Acquired resistance of EGFR-mutant lung cancer to a T790M-specific EGFR inhibitor: emergence of a third mutation（C797S）in the EGFR tyrosine kinase domain [J]. JAMA Oncol，2015，1：982-984.

（李安娜整理，吴一龙、陈华军审校）

病例27

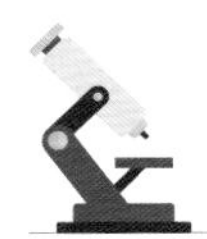

Ⅳ期患者综合治疗后原发灶进展的治疗决策

导 读：肿瘤转移瘤数目有限且具有特异性转移器官的转移称为寡转移（oligometastases），通常定义为≤5个转移/复发的病灶。肿瘤患者接受靶向治疗后，大多数病灶控制良好的情况下仅有个别病灶出现进展，我们称之为寡进展（oligoprogression），已有相当多的证据显示局部治疗手段对于寡转移、寡进展的病例可明显获益，但如何评价病灶是否为寡进展？用什么样的方式进行局部治疗？仍有许多细节值得探讨。

关键词：寡转移；寡进展；ctDNA

病例讨论时间：2019年3月8日　　汇报医生：董嵩医生

1. 病历摘要

患者，男性，76岁，吸烟指数30包/年，已戒烟20年，无肿瘤家族史，曾行直肠肿物切除并造口术（交界性肿瘤），痛风多年，PS=1分。2018年7月因“步态不稳”至当地医院就诊，头颅MR示颅内占位性病灶（图27-1），后转至某医院神经外科就诊，PET检查示右上肺肿物，大小约29 mm×27 mm，SUVmax13.0，伴右气管旁淋巴结高代谢，最大径约14 mm，SUVmax 11.1，右枕部肿瘤，考虑为转移瘤，后行颅内肿瘤切除术。术后诊断：右上肺腺癌cT2aN2M1b（脑）ⅣB期，*EGFR EXON 19*缺失。2018年8月起口服厄洛替尼治疗，最佳疗效为PR（22 mm×16 mm），治疗期间定期复查，2019年1月复查胸部CT示右上肺病灶较前略增大，未见明确纵隔肺门淋巴结增大（图27-2）。患者目前治疗史如图27-3。

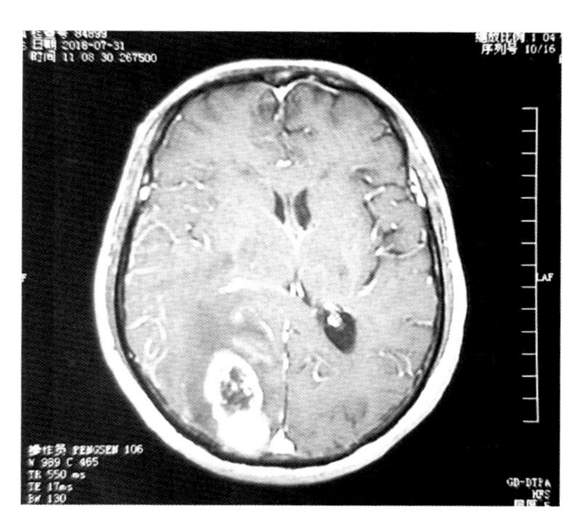

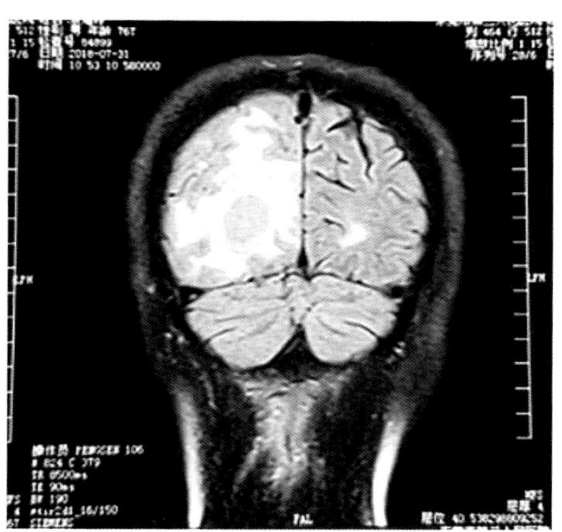

图27-1 确诊时脑MR

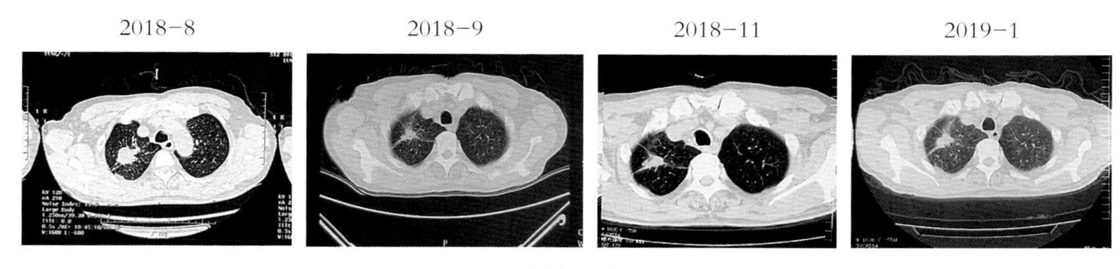

图27-2 服用厄洛替尼前后的胸部CT变化

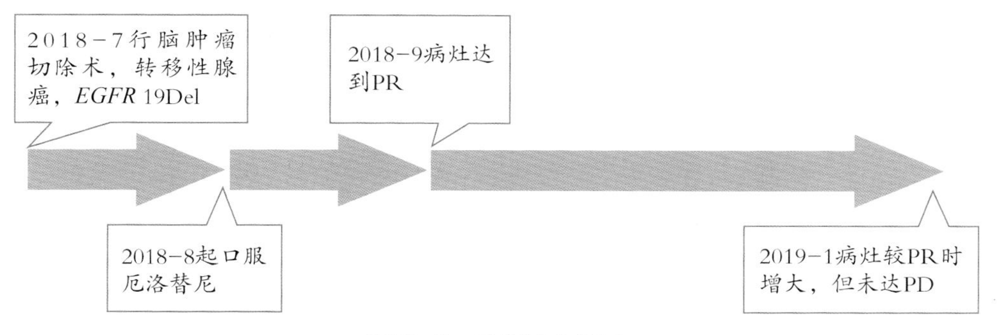

图27-3 患者诊疗经过

2. 讨论要点

（1）目前能否认为是病情进展？

（2）是否需要给予局部治疗？

（3）局部治疗的时机和方式如何选择？

3. 科室意见

（1）患者接受靶向治疗后原发灶较前略增大，尚没有达到PD的标准。

（2）完善全身检查后再决定是否进行局部治疗。

（3）在已经确定病灶有增大趋势的情况下，局部治疗可尽早进行。患者病灶位于右肺尖部，优先考虑手术楔形切除寡进展病灶。

4. MDT讨论

问题一：目前是否认为病情进展?

· 聂强医生：患者口服厄洛替尼7个月，虽然从图片来看肿瘤有增大的趋势，但是按照RECIST标准目前尚未达到PD。

· 吴一龙医生：在讨论这个问题之前，先说一个大家非常关注的问题，即新辅助治疗能否提高OS。事实上，目前的临床研究想证明这个问题是很困难的，因为在疾病复发后，后续治疗可能带来太多的影响因素，治疗方案越多样化，新辅助方案在影响患者总的生存期方面的权重就越小，这样的情况在一些生存期较长的肿瘤治疗领域尤为明显。所以FDA在2018年提出两个新的终点疗效评价指标用于新药上市前的评估[1]。一个评价指标是无远处转移的生存率（metastasis free survival，MRF），目前已经批准用于前列腺癌治疗方案的效果评价，但在别的瘤种中应用尚需要更多证据。FDA的官方意见认为，DFS和MRF如果要用于预测其他肿瘤，前提条件是DFS可以预测OS，目前仅在乳腺癌中证明较长的DFS往往预示着更长的OS，但在肺癌领域，DFS尚不能反映OS的差异。另一个评价指标是微小残留病灶（minimal residual disease，MRD），FDA推荐评价MRD的技术主要是通过液体活检检测ctDNA，这一指标在血液肿瘤的疗效评价中已经得到应用，在实体肿瘤疗效评价方面也日益受到重视。在疗效评价方面，靶向药物和免疫治疗药物用于新辅助治疗时，用CT检查作为评价手段的可靠性不及PET/CT，肿瘤最大径结合SUV值更能够反映残余肿瘤实际的大小和活性。所以对于这个病例，建议采用PET/CT进行疗效评价，同时进行外周血ctDNA的NGS检测，最后再综合评价是否存在病情进展。

问题二：对于这例Ⅳ期的病例，是否有局部治疗的意义？

· 聂强医生：按照RECIST标准患者目前尚未达到PD，现在进行局部干预是否过早？

· 廖日强医生：目前患者纵隔未见明确淋巴结增大，颅内病灶已切除。从外科的角度看，如果没有淋巴结的转移，局部治疗的指征还是比较明确的。

· 董嵩医生：患者脑部手术前PET示右下气管旁淋巴结高代谢（SUVmax11.0），虽然没有经病理确认淋巴结性质，但靶向治疗后右下气管旁淋巴结缩小，纵隔淋巴结转移的诊断还是成立的，对于N2的病例，加入局部治疗的意义可能有限。

· 涂海燕医生：患者在治疗前是N2阳性，且有远处器官转移的Ⅳ期肺腺癌，加入局部治疗有可能提高PFS，但是否有证据确认可以延长OS？

证据：目前尚无完全针对原发灶寡进展病例的局部治疗研究，但是可以参考针对寡转移病例的局部治疗的相关研究。2018年*JTO*发表的研究将寡转移的病例分为三组：对寡转移病灶全部给予局部治疗组（all-LAT group），对寡转移灶或原发灶给予局部治疗组（part-LAT group），不给予局部治疗组（non-LAT group）。三组的OS分别为40.9个月、34.1个月、30.8个月（$P<0.001$）[2]。2019年6月发表在*JCO*的前瞻性研究给出了证据，寡转移的Ⅳ期患者中，给予局部治疗组OS达到41.2个月，而对照组只有17.0个月，$P=0.017$[3]。作者认为，对于寡转移病灶建议给予局部治疗，而且应该尽早施行局部治疗，一旦进展后可能就没有机会再进行局部治疗了。2020版的CSCO肺癌临床指南指出，对于寡进展的病例也可参考上述证据，建议给予局部治疗+原有的靶向药物继续治疗[4]。

· 杨学宁医生：对局部病灶的治疗时机的把握实际上就是把病灶当作寡残留还是寡进展来进行处理的问题。目前患者的病灶已经比最佳疗效时增大，如果需要局部干预，在病灶相对较小的时候进行可能效果更好。

· 吴一龙医生：这个病例目前脑转移灶已切除，靶向治疗后仅出现原发灶的进展，符合寡进展的定义，虽然没有达到RECIST标准的进展，但已经可以看到这样的趋势。因此，首先需要明确，对于寡进展病例，现有的证据支持哪些治疗方案？目前特别针对寡进展病例的临床研究不多，多数研究是同时纳入了寡转移和寡进展这两类病例，已有的多项回顾性分析和个别的前瞻性研究证实，对于寡转移和寡进展病灶的局部干预可以提高长期生存率，所以对此类病灶的局部治疗作为标准治疗已经被写入各大主流的临床指引。对于寡转移的两个常见部位——脑和肾上腺，相关的证据最为充分，而对骨和肝脏等器官转移的证据尚不足。该病例治疗前表现为单发的脑转移和单站的纵隔淋巴结转移，目前仅表现出原发灶的进展，所以给予局部治疗是有价值的。

问题三：局部治疗的方式如何选择？

· 廖日强医生：优先建议手术切除寡进展病灶，这样一方面可以切除有进展趋势的原发灶，另一方面可以取得组织进行基因检测，以指导后续治疗。

· 潘燚医生：这个患者有两个特点。①Ⅳ期治疗后局部进展；②76岁高龄。如果全面检查确认仅有原发灶的进展，那么局部治疗是必要的，但必须考虑到治疗带来的损伤，从放疗的角度而言，对于小于3 cm的病灶，SBRT可以达到与手术相似的治疗效果，且病灶位于上叶，出现Ⅲ度以上放射性肺炎的概率为1%~4%。手术的优势在于可以取得肿瘤组织进行基因检测，但随着检测技术的发展，外周血基因检测的准确性越来越接近肿瘤组织，如果能采用外周血NGS检测联合放疗的模式，那么既可以治疗寡进展病灶，也可以明确相关基因的信息，对患者而言这是较好的选择。

· 吴一龙医生：这个病例首先局部切除了脑部的寡转移灶，经过EGFR-TKI治疗后又出现了原发灶的进展，如果排除了其他的新发转移，也可以认为是寡进展，局部治疗仍然有相当的价值，而具体方案选择的根据主要是N2的性质，如果是单站N2，手术干预可以更积极提前一些。如果患者拒绝手术，可以考虑进行放疗，但上述这些证据并不完善，治疗前要完成两项检查：①全身的PET/CT检查；②外周血NGS检测。

5. MDT小结

本例为脑转移灶寡转移切除术后，原发灶寡进展的单站N2的Ⅳ期病例，给予局部治疗进行干预的证据是充分的，经过讨论，大家在治疗方式和治疗时机问题上达成一致，完善检查后可以对原发灶进行局部治疗，首选的方式是手术治疗。

6. 后记

“横看成岭侧成峰”，对于转移或复发的非小细胞肺癌患者，除了判断是否存在转移或复发，更需要认清是什么类型的转移或复发，从不同的角度去看待，可能治疗的选择截然不同。这个患者首先诊断为寡转移，靶向治疗后又出现寡进展。在这次MDT讨论后我们对患者进行了全身PET检查，除原发灶以外，未见其他转移病灶，外周血基因检测示*EGFR* 19外显子缺失，同时存在20外显子T790M突变，患者高龄且之前经历过直肠及颅脑两次大手术，因此拒绝再行肺叶切除术，而于2019年4月12日至21日进行了寡进展病灶的放疗（56 Gy/7 F），术后1个月复查CT示右上肺较放疗前略缩小（从27 mm × 19 mm缩小至23 mm × 15 mm），后改为口服奥希替尼，2020年6月出现颅内新发病灶，再次给予脑放疗（24 Gy/3 F），2020年10月复查示肺内病灶无明显改变，无其他新发转移。

7. 吴一龙评论

（1）Ⅳ期肺癌的局部治疗包括手术和放射治疗，早期患者更多采用围手术期全身治疗是目前肺癌临床治疗的一个鲜明特点，这就要求各个专业的肿瘤医生应具备更广泛的知识，多学科MDT也日见重要。

（2）有基因突变的脑转移患者，是否需要先手术干预值得考虑。我们已清楚不管有没有症状，脑转移的放射治疗都可以后推，同样地，属于局部治疗的外科手术也可以后推，这更有利于观察各个转移病灶对靶向治疗的反应，也可避免对一些快速进展患者进行不必要的局部干预，当然我们需要更多的证据。

参考文献

［1］BEAVER J A，KLUETZ P G，PAZDUR R，et al. Metastasis-free survival: a new end point in prostate cancer trials［J］. N Engl J Med，2018，378（26）：2458-2460.

［2］XU Q，ZHOU F，LIU H，et al. Consolidative local ablative therapy improves the survival of patients with synchronous oligometastatic NSCLC harboring EGFR activating mutation treated with first-line EGFR-TKIs［J］. J Thorac Oncol，2018，13（9）：1383-1392.

［3］GOMEZ D R，TANG C，ZHANG J，et al. Local consolidative therapy *vs.* maintenance therapy or observation for patients with oligometastatic non-small-cell lung cancer：long-term results of a multi-institutional，phase II，randomized study［J］. J Clin Oncol，2019，37（18）：1558-1565.

［4］中国临床肿瘤学会指南工作委员会. 中国临床肿瘤学会原发性肺癌诊疗指南：2020［M］. 北京：人民卫生出版社，2020.

（董嵩整理，吴一龙审校）

病例28

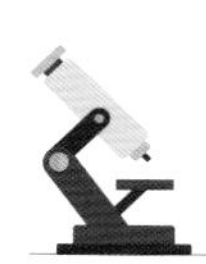

缓慢进展型晚期非小细胞肺癌与时俱进的治疗策略——EGFR-TKI的使用及无治疗间期

导　读：晚期肺癌中，部分患者疾病进展缓慢，此类患者的治疗方式往往十分具有挑战性，在肿瘤逐步进展的过程中，治疗的策略及药物的使用应该如何选择？晚期患者有可能像早期患者那样存在无治疗间期吗？

关键词：非小细胞肺癌；缓慢进展；无治疗间期

病例讨论时间：2021年2月3日　　汇报医生：林俊涛医生

1. 病历摘要

患者，男性，55岁，既往吸烟，15包/年，戒烟6年，PS=0。主诉：左上肺腺癌切除及治疗后6年余。

患者于2014年11月体检时发现左上肺两结节，长径分别约2.5 cm及1.5 cm，考虑肺恶性肿瘤，未见纵隔淋巴结肿大及远处转移征象。2014年11月24日于外院行左上肺切除术+纵隔淋巴结清扫术，术后病理及分期：左上肺腺癌，pT3satN0M0，ⅡB期（按第八版分期），*EGFR* 19Del（+）。术后行培美曲塞+卡铂辅助化疗4周期，化疗后复查CT：示双肺多发小结节影，考虑转移。2015年4月开始口服吉非替尼。

2. 诊治经过及MDT讨论

治疗经过一：

患者于2015年8月来我院门诊，复阅术前及术后CT，对比发现双肺结节术前即已存在（术前CT、PET/CT均未报），结合手术病理报告未见其他结节，遂予停用吉非替尼。后续定期复查CT，发现肺内结节逐渐增大。2017年1月头颅MR提示左侧颞叶结节，大小约0.7cm，考虑转移（图28-1）。

诊断：左上肺腺癌，cT4N0M1b（双肺、单发脑），ⅣA期。

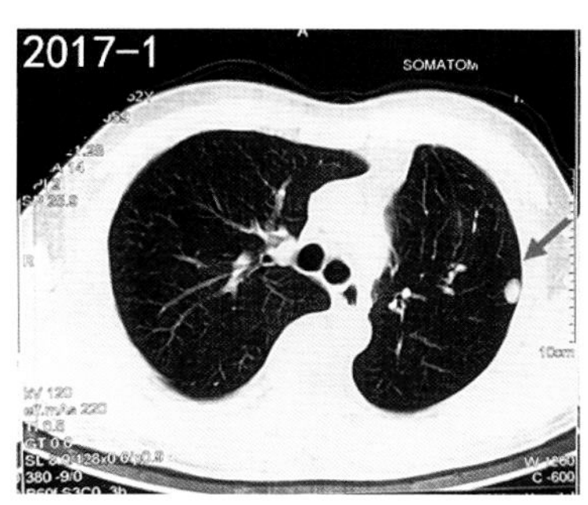

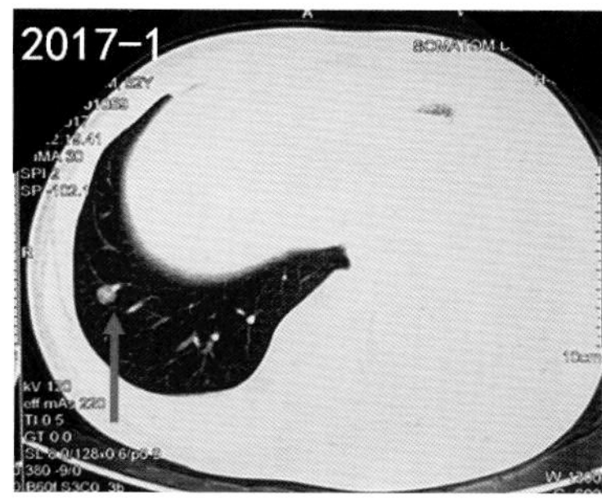

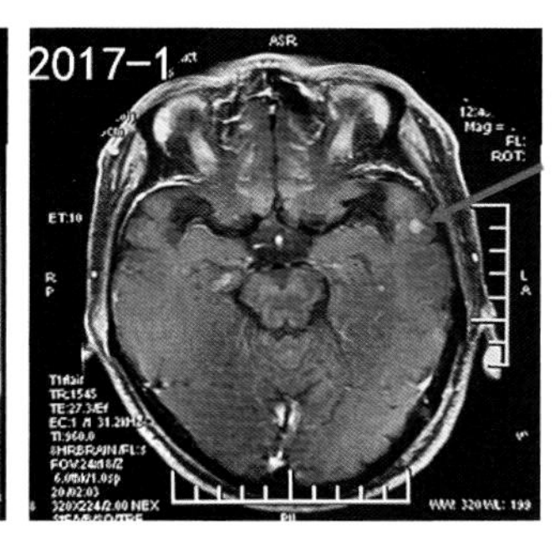

图28-1　患者2017年1月影像学发现新发左颞叶结节

问题一：诊治方案是什么?

·杨衿记医生：该患者术后发现双肺结节，实际术前已经存在，时因术前影像学未报双肺结节，同时双肺结节性质难以确定，因此术前诊断为ⅡB期，按可手术患者进行肺癌根治术+术后辅助化疗。术后发现双肺结节，对比术前CT及PET/CT，病灶较前增大，考虑术前即已存在双肺转移，首诊诊断修正为ⅣA期，术后辅助治疗实际为一线治疗。而2015年4月开始口服吉非替尼为二线治疗。后续于2015年8月停药，目前出现颅内病灶，需明确患者是否存在症状及病灶的数量、最大病灶的大小，需注意是否使用3T MR排除脑膜转移。同时完善腰穿及脑脊液上清NGS、血液NGS。

证据：在脑膜转移的非小细胞肺癌患者中，相比脑脊液沉渣，脑脊液上清在检测驱动基因方面具有优势，对于有驱动基因的患者，脑脊液上清驱动基因检出率为100%，且相比血液及脑脊液沉渣，基因拷贝数扩增主要从脑脊液上清中检出[1]。同时，脑脊液NGS对于接受奥希替尼治疗的脑膜转移患者的治疗效果及耐药谱具有一定作用[2]。

·林俊涛医生：该患者颅内为单发病灶，无症状，最大7 mm，无脑膜转移。2017年1月发现颅内转移病灶时，未完善腰穿及脑脊液、外周NGS检查。

·周清医生：该患者于2015年8月开始停用吉非替尼，需明确其PFS的计算。患者靶病灶已切除，剩余双肺小结节为非靶病灶，按照RECIST1.1[3]，非靶病灶是否进展，由研究者判断，未出现脑病灶之前，其余双肺结节均为缓慢进展，肺部病灶可判断为非靶病灶，非CR、非PD，总疗效可判断为非PD。而出现颅内新病灶，则可准确评估为进展。从停药开始计算，PFS=17个月。

证据：RECIST1.1[3]关于非靶病灶的评价如下：

（1）当非靶病灶为可测量病灶时，定义非靶病灶明确进展需要非靶病灶存在实质性的恶化，即使靶病灶为PR/SD，但总的肿瘤负荷已增长到需要停止当前的治疗时，才可评为非靶病灶PD。

（2）当患者仅有不可测量病灶时，基本原则与上述（1）相似。但是在这种情况下，无法明确量化肿瘤负荷。此类患者定义为进展需其总肿瘤负荷的增长量级与可测量病灶相似。例如，以体积来代表肿瘤负荷，需增加73%（等同于可测量病灶大小增加20%）。具体例子如胸腔积液从微量变为大量，淋巴管炎从局限性变成弥漫性，或像研究方案里面规定的非靶病灶变化达到需要改变治疗方案的程度。

· 李伟雄医生：患者肺部病灶随访过程中逐渐增大，但进展缓慢，目前无须放疗。颅脑病灶小，转移可能性大，未来可出现多发脑转移。若此时行放疗，放疗结束后出现多发转移，则治疗相对棘手，患者目前存在*EGFR* 19Del（+），因此建议靶向治疗，暂不行放疗。

证据：BRAIN研究[4]对比了全脑放疗及埃克替尼在脑转移患者中的疗效，中位颅内PFS分别为4.8个月及10个月。对于此类人群，埃克替尼可能为更好的治疗选择。

· 周清医生：既往钟文昭主任关于术中发现偶然M1a肺癌的文章[5]认为，如其余部位无转移，仅胸膜、肺裂等位置出现转移，则此类患者可能存在基因突变，病灶生长缓慢，出现肺外转移相对较晚。目前已对患者观察约1年半，颅内出现新转移，病灶影像学为较典型的转移瘤，已由无脑转移进展为脑转移，而肺部病灶仍然较为稳定。而对于肺癌患者，一旦出现脑转移，则预后差，建议此时积极治疗。考虑患者目前颅内仅有1个转移病灶，建议行伽马刀治疗。肺部病灶则可观察。

证据：对于术前评估为早期可手术的非小细胞肺癌，而术中发现为胸腔播散的pT4-M1a ⅣA期患者[5]，其人群中女性、年轻患者及贴壁样生长模式（55%）者更多见，基本为腺癌患者，*EGFR*突变率为80%，淋巴结转移少见。与行手术治疗的R1/R2切除患者对比，pT4-M1a ⅣA患者的PFS（18个月 vs 9个月）及OS（45个月 vs 15个月）更长，且为OS的独立预测因素。

· 吴一龙医生：患者于停药后观察17个月，这期间未行治疗。随访行头颅MR提示颅内单发转移，此时的决策十分具有挑战性。既往回顾性研究[6]显示，原发灶控制良好的孤立性脑转移患者行SBRT，预后优于原发灶未控制的患者。该患者原发灶已切除，双肺多发转移病灶。患者病史长，在出现单发脑转移前，病灶增长缓慢，生物学行为偏惰性，可考虑继续观察，根据病灶的变化情况决定是否治疗。

证据：既往一项多中心回顾性研究[6]纳入孤立性脑转移（1~4个转移病灶）的肺癌患者。将患者分成两组，第一组为SBRT治疗脑转移病灶，且此时原发灶已控制良好，第二组也为SBRT治疗脑转移病灶，但同时需手术或放疗或同步放化疗控制原发灶。结果显示，原发灶已控制良好的患者，中位OS为41个月，5年OS率为18.6%，而原发灶需局部治疗的患者，中位OS为18个月，5年OS率为0。

治疗经过二：

按照MDT讨论意见，虽然已发现颅内转移结节，但肿瘤生长非常缓慢，转移病灶不足1 cm，遂予继续观察。2017年10月12日复查CT及头颅MR提示肺内结节无变化，左颞叶病灶约7 mm，9个月的观察随访表明病灶无变化，继续随访不加干预。2017年12月12日CT提示新发右下肺结节，大小约2 cm，肺部其余结节无变化，头颅MR提示左颞叶结节0.8 cm（图28–2）。

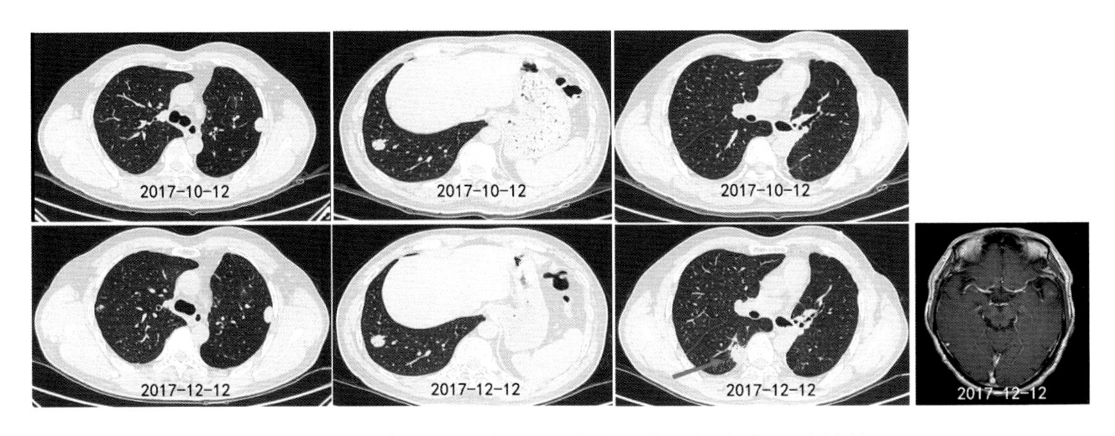

图28–2　患者于2017年12月随访CT发现新发右下肺结节

问题二：是否需要改变治疗方案？

· 涂海燕医生：患者于2017年12月12日复查，发现相较既往胸部CT及头颅MR，仅新发右下肺结节，其余肺部结节无明显变化，自首次发现脑转移至今已11个月，这期间未行治疗，为无治疗间期，颅内病灶由7 mm增大至8 mm。右下肺新发病灶增长速度快，且性质未明，建议行肺穿刺明确病理。

· 杨衿记医生：截至2017年12月，患者颅内病灶仍为单发，为无症状脑转移，较前仅增大1 mm，可认为无明显变化。建议观察，而右下肺行肺穿刺。

· 潘燚医生：患者2017年12月的CT检查结果提示新发右下肺病灶，由原先无明显病灶到目前约2 cm，实际病灶倍增速度非常快，生物学行为与其他病灶存在明显区别，肿瘤出现异质性，目前需干预，建议肺穿刺。即使该病灶存在T790M，仍可考虑切除该病灶，后续继续观察。

· 吴一龙医生：患者从停药开始至2017年12月，无治疗间期达28个月，随访过程中出现了两个标志性变化，第一为出现脑转移病灶，第二为新发右下肺结节。观察过程中我们发现，颅内病灶及双肺病灶增长缓慢，而后续观察中出现右下肺新发病灶，病灶增长速度快。因此不用再犹豫，直接使用一代靶向药物吉非替尼。但需关注，如患者TKI耐药后脑部行SBRT，有增加颅内放射性坏死的可能[7]，影响患者生活质量。

证据：对于接受TKI治疗及非TKI治疗的患者，在后续行SBRT治疗脑转移病灶（1~4个）时，颅内放射性坏死的发生率为18.6%。接受TKI治疗的患者，颅内放射性坏死的发生率高于非TKI治疗的患者（29.2% vs 6.0%，$P<0.001$）[7]。

治疗经过三：

患者于2017年12月22日开始口服吉非替尼，1个月后复查发现双肺结节及左颞叶病灶明显缩小，疗效评价为SD（–23%），后续定期复查，病灶继续缩小，最佳疗效为PR（–74%）。见图28–3。

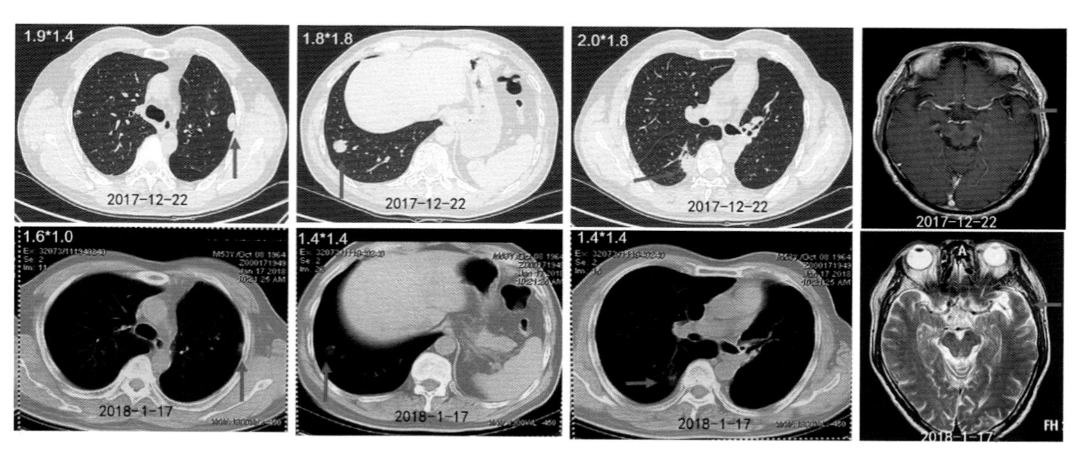

图28–3　吉非替尼治疗后双肺结节缩小

2019年6月17日CT示：左下肺病灶增大，疗效评价为PD，考虑缓慢进展，继续口服吉非替尼。2020年5月27日CT示：左下肺病灶较前增大，约2.3 cm。见图28–4。

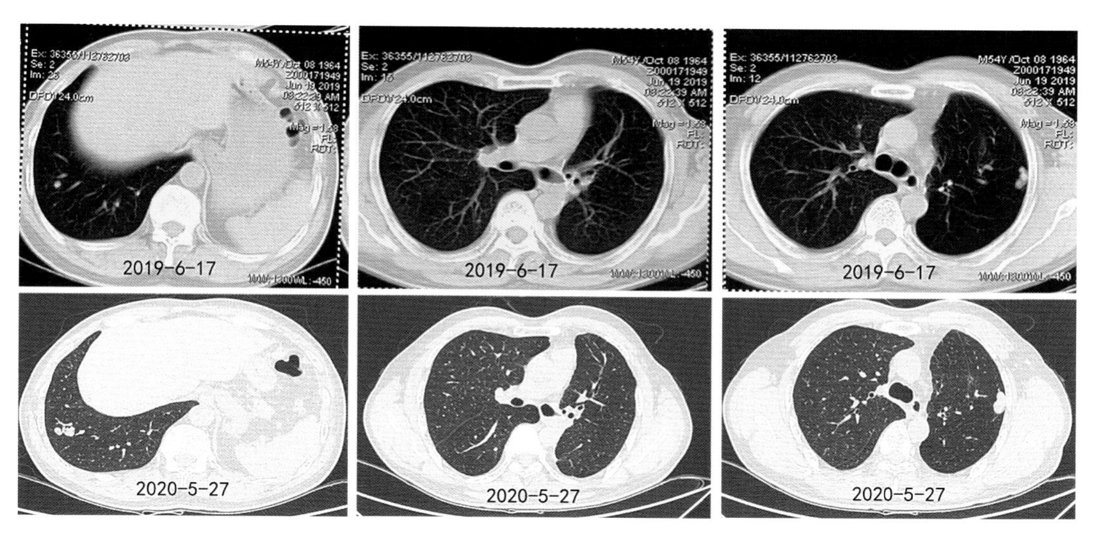

图28-4 吉非替尼治疗中发现左下肺结节逐渐增大

问题三：肺部病变如何处理？

· 周清医生：患者肺部多发病灶均缓慢增大，颅内仍未见明显病灶。需明确患者进展类型。

· 杨衿记医生：患者目前肺部病灶逐渐增大，以左下肺及右下肺病灶增大为主，如干预需处理这2个病灶，患者的情况不属于局部进展模式；患者于2017年12月开始用药至2020年5月，共约30个月，症状无加重，肺部结节逐渐增大，颅内病灶未见显示，按照靶向药物治疗后进展模式的分类，该患者属于缓慢进展，可继续用药[8]。患者病灶后续可能继续增大至进展，可穿刺明确耐药基因，目前已有第三代TKI，可针对T790M突变导致的耐药。

· 潘燚医生：患者双肺病灶缓慢增大，以左下肺病灶增大最为明显，左下肺病灶偏外周，肺穿刺或手术都相对容易，建议肺穿刺或楔形切除。

· 刘思旸医生：该患者按照RECIST 1.1应该算PD，在靶向药物治疗后进展模式中属缓慢进展。对于治疗方式，我倾向于继续口服TKI，同时检测ctDNA，根据ctDNA决定是否更改治疗模式。

· 吴一龙医生：患者在原有基础上，左下肺病灶增大明显，尽管其余病灶也增大，但生长速度与左下肺病灶相比较慢，提示左下肺生物学行为发生改变，进展模式类似于局部进展，需积极干预。而该病灶位于外周，手术难度不大，可手术切除，同时行NGS明确其耐药机制，如检出T790M突变，则提示为肿瘤异质性表现。其他病灶增长缓慢，可停用一代TKI。

治疗经过四：

患者于2020年6月1日行左下肺楔形切除术，病理提示为腺癌，组织行NGS提示：*EGFR* 19外显子缺失（19.2%）、T790M突变（13.5%）、*CDC73*突变（12.7%）、*GNA11*突变（10.5%）、*HDAC2*突变（12.4%）。血液NGS未见基因改变。予停用吉非替尼。

2020年9月7日头颅MR示：原脑转移灶消失部位见转移瘤，大小约1.8 cm × 1.3 cm。2020年9月11日血NGS：*ARID1B*（0.4%）。脑脊液NGS无法检测。2020年9月21日口服吉非替尼。2020年10月27日复查头颅MR示：脑转移病灶较前缩小，约0.8 cm。

2021年1月22日CT示：双肺多发结节，部分较前增大，考虑转移。2021年1月23日头颅MR示：左侧颞叶结节，0.9 cm，颅内多发点状影。

目前诊断：左下肺腺癌，cT4N0M1a（肺、脑），ⅣA期。见图28-5。

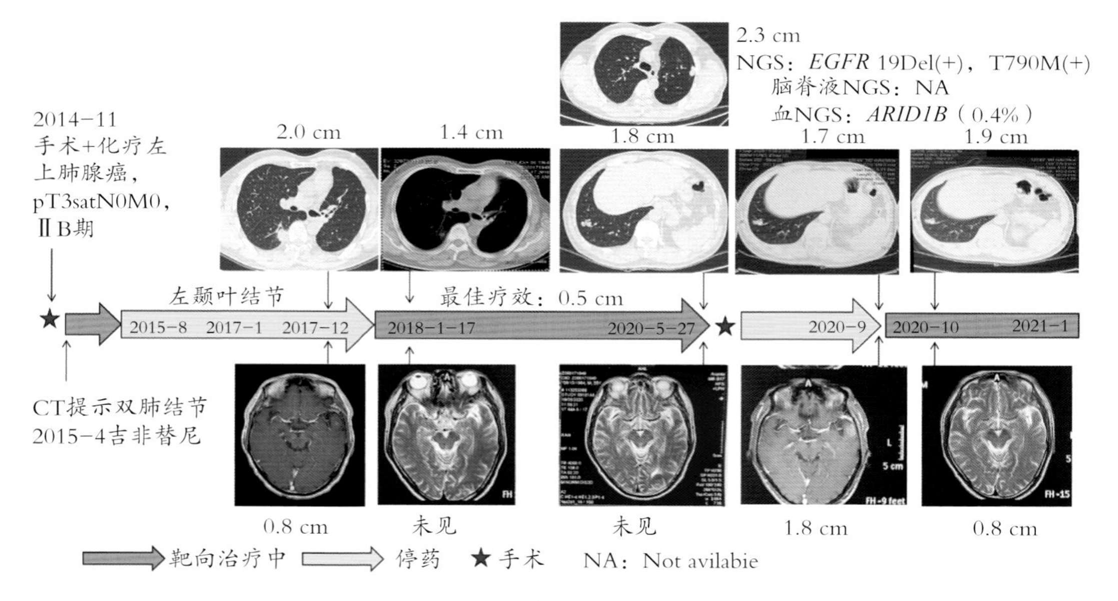

图28-5 患者诊治过程示意图

问题四：后续如何治疗？有哪些启示？

3. 科室意见

患者口服吉非替尼后颅内病灶缩小，提示颅内病灶对一代EGFR-TKI敏感，双肺病灶缓慢增大，建议继续口服吉非替尼，定期复查。

4. MDT讨论

· 董嵩医生：患者于2017年12月开始吉非替尼治疗后，2020年5月之前的头颅MR都提示颅内未见明显结节，2020年9月左侧颞叶结节明显增大，服用吉非替尼治疗后，颅内病灶于2020年10月缩小至0.8 cm。而当我们对比2020年5月及2020年10月的头颅MR时发现，左侧颞叶的病灶与前相似。因此，目前关于颅内病灶存在两个问题：①2020年5月的MR中是否存在颞叶病灶；②2020年10月MR报告中的双侧颅内多发点状影是否为脑转移。我们请放射科医生阅片，发现两次MR的左颞叶显示是一致的，该部位因靠近脑回，因此有时观察不清，两次MR要么都是无病灶，要么都是有病灶；而2021年1月的MR提示颅内多发点状影，根据MR片可判断该次MR为新一代的MR机拍摄而得，图片更为高清，因此既往MR未见的点状影，本次MR显示双侧颅内点状影，所以诊断颅内多发脑转移证据不足。

· 周清医生：患者2020年9月因左侧颞叶病灶恢复用药，使用的是吉非替尼，复查结果显示仍然有效。使用吉非替尼过程中，双肺病灶变化不明显。而颅内病灶缩小明显，提示颅内病灶对吉非替尼敏感，而双肺结节则反应相对较差。可继续使用一代TKI，同时使用ctDNA检测，根据结果决定是否继续使用TKI。颅内病灶小，经TKI治疗后缩小，无症状，可单用TKI，暂不用放疗。

· 潘燚医生：患者存在两次停药，第一次无治疗间期超过2年，第二次较短，仅约4个月。而肺部病灶总体变化缓慢，左下肺结节明显增大，经局部手段切除。颅内病灶经TKI治疗后明显缩小，建议后续继续定期复查，如颅内病灶再次消失可考虑停药。尽可能延长患者的无用药时间。

· 吴一龙医生：本病例治疗较为成功，延长了患者的无用药时间，共2年余。其间多个治疗决策可能与常规的处理方式存在差异。随着靶向治疗的广泛使用，此类病例以后可能会越来越多，需总结该患者病史，看看能否发现该类患者肿瘤生长规律及诊治的方式，再决定该患者下一步的处理方式。

· 周清医生：患者在随访过程中病灶逐渐增大，处理上予以观察，对于缓慢增长的肺腺癌患者，这种处理方式比较好理解，具有循证医学证据。患者于2017年1月第一次发现颅内病灶，此时建议继续观察，与普通处理方式存在明显差异。若出现转移病灶且局限于胸腔内，那么采取观察策略可能比较合适，但是一旦出现胸腔外的转移，则往往需要积极用药。因颅内病灶可能出现快速进展，一般情况下不建议继续观察。而该患者在无用药情况下继续观察了11个月，而颅内病灶仅由7 mm增大至8 mm，且未出现其他病灶，未出现脑膜转移，未出现脑转移相关症状。因此该患者第一次发现的左颞叶转移灶，在观察过程中无明显变化，观察策略显然符合该患者肿瘤的生长特性。

·涂海燕医生：患者2017年12月的CT提示右下肺新发病灶，为何不穿刺，而是直接TKI治疗？

·董嵩医生：患者左下肺结节切除后行NGS提示存在T790M突变，提示右肺结节也可能存在T790M突变。此时术后为何选择使用一代TKI？

·吴一龙医生：为患者制订治疗计划前，需判断治疗的疗效，如效果差，则应怀疑该治疗方式是否能使患者获益。回顾患者的全部资料可发现：①该患者术前即已存在双肺结节，术后复查时无明显变化，病灶性质未确定，因此停用TKI，可在观察过程中判断结节的性质及生长速度，为下一步的治疗做准备。②第一次发现脑部病灶时，由于我们在前期观察过程中已发现肺部结节增长缓慢，生物学行为较为惰性，因此判断颅内结节也可能为惰性生长，且该病灶单发，长径较小，无症状，所以认为可以不着急治疗，而是继续观察，再根据患者肿瘤的生长速度决定是否治疗。③患者后续新发右下肺病灶，其余病灶也逐渐增大，且右下肺病灶增长快速，说明肿瘤的生物学行为发生改变，因此需积极干预。治疗后肺内病灶及脑病灶均缩小，提示尽管右下肺结节增长快，但其肿瘤异质性低，生物学行为相似。④该患者颅内病灶对一代TKI敏感，在两次停药后的恢复用药中均得到证明，而肺部病灶在前期治疗中缩小明显，后续治疗过程中缓慢增大，因此考虑使用一代TKI即可以有效控制颅内病灶。

对于该患者后续仍有很多治疗手段，第三代TKI、化疗、抗血管生成药物为后续延长患者生存期提供了强有力的支持。但治疗前一般首先需明确患者病灶属于哪种类型，以判断肿瘤生长速度及其生物学行为。

该患者目前尚不明确的是，其在2020年9月行血液NGS时，发现新的基因改变：*ARID1B*，丰度0.4%。而不是*EGFR*突变，肿瘤组织检测时未出现该基因，而在血液中检出，需后续继续探索。下一步处理可继续口服吉非替尼，同时每3个月复查1次ctDNA、胸部CT及头颅MR。

证据：靶向治疗的患者会不可避免地出现耐药，可能为部分肿瘤细胞耐药，最终产生不同于原驱动基因的基因改变，使得肿瘤可以继续生长，这类细胞可能来源于亚克隆事件的发生[9]。

·张绪超研究员：*ARID1B*可能跟克隆造血有关，部分人随着年纪增长可出现，不一定与该患者的肺癌相关。但近年有文献显示*ARID1B*可能与肿瘤生物学行为及基因不稳定有关。

证据：SWI/SNF复合物（*SMARCA4*、*SMARCA2*、*ARID1A*和*ARID1B*）低表达的肺癌患者，其无疾病生存期及总生存时间均较低，同时PD-L1及TMB较高[10]。

5. MDT小结

本例患者为首诊晚期非小细胞肺癌，治疗期间经历了两次停药，获得了较长的无用药间期，颅内转移病灶无增多，仅有左侧颞叶病灶，目前使用吉非替尼治疗后缩小，建议继续吉非替尼治疗，并每3个月复查1次CT及ctDNA。根据结果决定下一步治疗。

6. 后记

患者于2021年3月15日抽血行NGS，未检出肿瘤相关基因，2021年3月24日停用吉非替尼。

患者近期无头晕头痛，无恶心、呕吐等不适。PS=0分。

7. 吴一龙评论

本病例治疗较为成功，但并非临床常规处理方式。大部分患者无法采用该诊治方式。主要注意要点及启示如下。

（1）双肺转移的M1a患者为特殊类型NSCLC，部分患者生物学行为偏惰性，生长缓慢。决定诊治方式时需考虑患者的肿瘤生长速度从而判断其生物学行为。

（2）即使考虑患者的肿瘤为缓慢生长，也不可盲目停药，随着MRD的研究逐渐开展及深入，其停药与否可在检测后决定。同时一旦出现颅内转移，决策需十分谨慎。

（3）治疗时需评估如患者出现快速进展，后续是否存在有效治疗方式，以便为后续治疗提供强有力的支持。

参考文献

[1] LI Y S，JIANG B Y，YANG J J，et al. Unique genetic profiles from cerebrospinal fluid cell-free DNA in leptomeningeal metastases of EGFR-mutant non-small-cell lung cancer：a new medium of liquid biopsy [J]. Annals of oncology : official journal of the European Society for Medical Oncology / ESMO，2018，29 (4)：945-952.

[2] ZHENG M M，LI Y S，TU H Y，et al. Genotyping of cerebrospinal fluid associated with osimertinib response and resistance for leptomeningeal metastases in EGFR-mutated NSCLC [J]. Journal of thoracic oncology：official publication of the

International Association for the Study of Lung Cancer 2021，16（2）：250–258.
[3] EISENHAUER E A，THERASSE P，BOGAERTS J，et al. New response evaluation criteria in solid tumours： revised RECIST guideline （version 1.1）[J]. European journal of cancer（Oxford， England： 1990）2009，45（2）：228–247.
[4] YANG J J，ZHOU C，HUANG Y，et al. Icotinib versus whole–brain irradiation in patients with EGFR–mutant non–small–cell lung cancer and multiple brain metastases（BRAIN）： a multicentre， phase 3， open–label，parallel， randomised controlled trial [J]. The Lancet Respiratory medicine，2017，5（9）：707–716.
[5] ZHONG W Z，LI W，YANG X N，et al. Accidental invisible intrathoracic disseminated pT4–M1a：a distinct lung cancer with favorable prognosis [J]. Journal of thoracic disease，2015，7（7）：1205–1212.
[6] NIIBE Y，NISHIMURA T，INOUE T，et al. Oligo–recurrence predicts favorable prognosis of brain–only oligometastases in patients with non–small cell lung cancer treated with stereotactic radiosurgery or stereotactic radiotherapy：a multi–institutional study of 61 subjects [J]. BMC cancer，2016，16（1）：659.
[7] ZHUANG H，TAO L，WANG X，et al. Tyrosine kinase inhibitor resistance increased the risk of cerebral radiation necrosis after stereotactic radiosurgery in brain metastases of non–small–cell lung cancer： a multi–institutional retrospective case–control study [J]. Frontiers in oncology，2020，10：12.
[8] YANG J J，CHEN H J，YAN H H，et al. Clinical modes of EGFR tyrosine kinase inhibitor failure and subsequent management in advanced non–small cell lung cancer [J]. Lung cancer（Amsterdam，Netherlands），2013，79（1）：33–39.
[9] LIM Z F，MA P C. Emerging insights of tumor heterogeneity and drug resistance mechanisms in lung cancer targeted therapy [J]. Journal of hematology & oncology，2019，12（9）：134.
[10] NAITO T，UDAGAWA H，UMEMURA S，et al. Non–small cell lung cancer with loss of expression of the SWI/SNF complex is associated with aggressive clinicopathological features， PD–L1–positive status， and high tumor mutation burden [J]. Lung cancer（Amsterdam，Netherlands），2019，138：35–42.

（林俊涛、董嵩整理，吴一龙审校）

第三章

其他

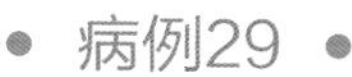

病例29

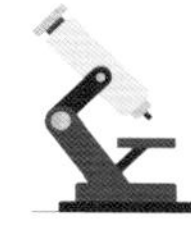

肺癌合并COPD出现气促加重，谁是罪魁祸首？

导　读：肺癌常合并COPD，但针对COPD的诊断和治疗却常被忽视。当患者出现气促、咳嗽、咳痰时，应该如何鉴别是肿瘤进展引起还是药物的毒副作用或COPD所致？又该如何规范治疗？

关键词：肺癌；COPD；气促

病例讨论时间：2017年11月6日　　汇报医生：黄婕医生

1. 病历摘要

患者，男性，65岁，重度吸烟者，无肿瘤家族史，PS=2分。2016年2月因“咳嗽、咳痰10余年，劳力性气促，加重10天”于当地医院就诊。2016年2月5日查PET/CT提示：①右上肺尖后段及右肺中叶外侧段散在多枚结节伴糖代谢活跃，考虑肺癌可能性大；②双肺肺气肿伴多发肺大疱，左肺上叶尖后段少许纤维灶。左冠脉钙化。2016年3月11日入我院行经皮肺穿刺活检，病理示腺癌，*EGFR*、*ALK*基因野生型，余基因未做检测。临床诊断为右上肺腺癌cT4N0M0 ⅢA期。肺功能检查提示：FEV_1 0.96 L。

患者因肺功能较差，无法耐受手术治疗，且右上肺后段病灶明确为腺癌，其余病灶性质未明，建议予以局部放疗，余病灶继续观察。2016年4月患者开始行右上肺原发灶放疗，SBRT DT 48 Gy/4 F。2016年7月20日复查胸部CT，提示右上肺病灶PR（缩小48%），新发右上肺病灶及左肺病灶。2016年10月24日CT示右中肺结节较前稍增大，左肺病灶增大明显（+91%）。2016年12月19日给予左肺病灶SBRT放疗，剂量为PTV 60 Gy/12 F。2017年2月发现左侧胸壁肿物，中度胸痛。2017年3月10日，行左侧胸壁肿物穿刺活检，病理示低分化腺癌。*EGFR*、*ALK*基因野生型，*KRAS* EXON2 G12C突变，PD-L1表达 80%+。诊断为右上肺腺癌cT4N0M1c（左肺、骨）ⅣB期。患者成功入组临床研究Cluster 的MEK162。2017年4月17日开始口服MEK162 45 mg bid（注：MEK162，又名比美替尼，口服选择性MEK1/2抑制剂）。2017年8月1日复查CT，总体疗效平均为SD，左侧胸腔积液明显增多。2017年8月9日行胸腔闭式引流术，胸腔积液送细胞病理学检查未见癌细胞。2017年9月10日患者气促症状较前明显加重，不能平卧，伴双下肢水肿、胸痛、发热，无恶心、呕吐、头痛，至我院急诊抢救室，经抗感染、利尿、强心及吸氧等处理后，症状稍缓解。2017年9月11日再次行左侧胸腔穿刺引流术，胸腔积液送细胞病理学检查见可疑癌细胞，需等待免疫组化结果最终确认。因无法排除MEK162药物引起气促可能，2017年9月19日暂停给予患者研究药物，见图29-1至图29-3。

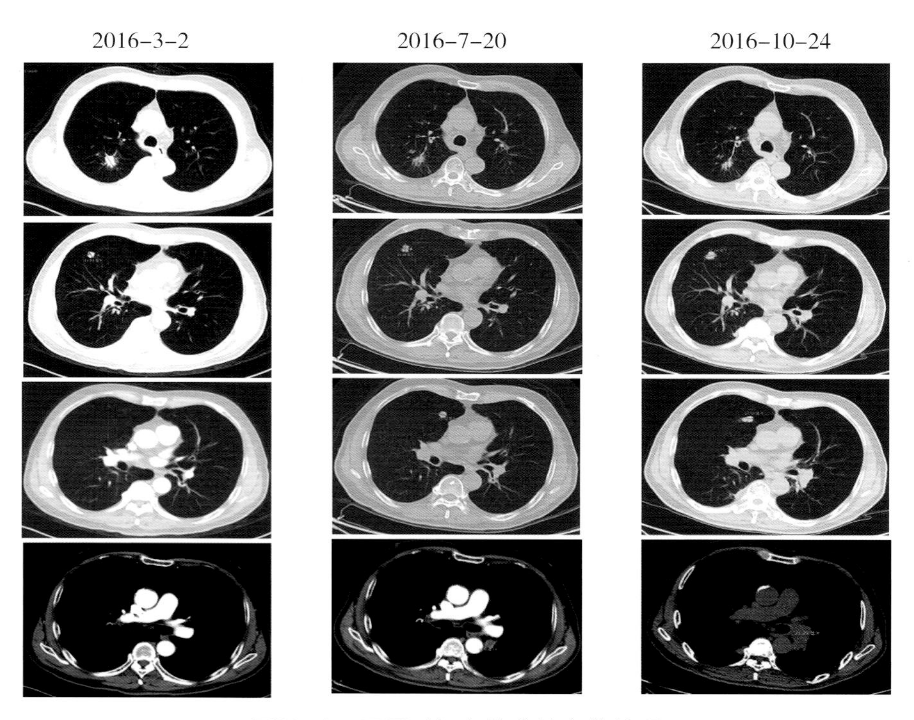

图29-1 不同时间点的病灶变化情况

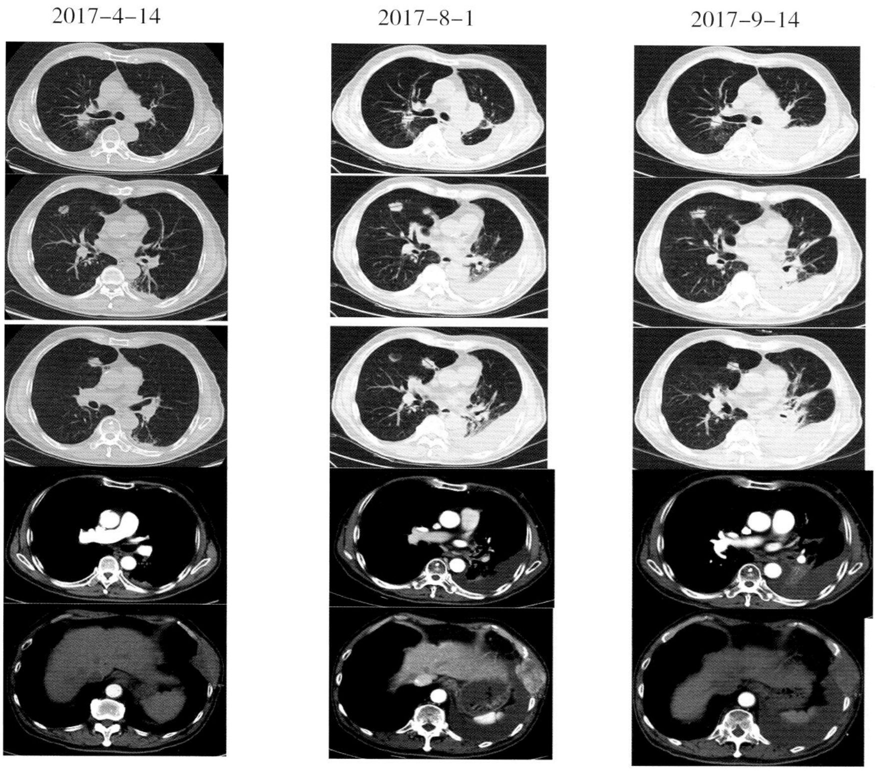

2017-4-14　　2017-8-1　　2017-9-14

图29-2 患者入组cluster MEK162临床研究前后病灶变化情况

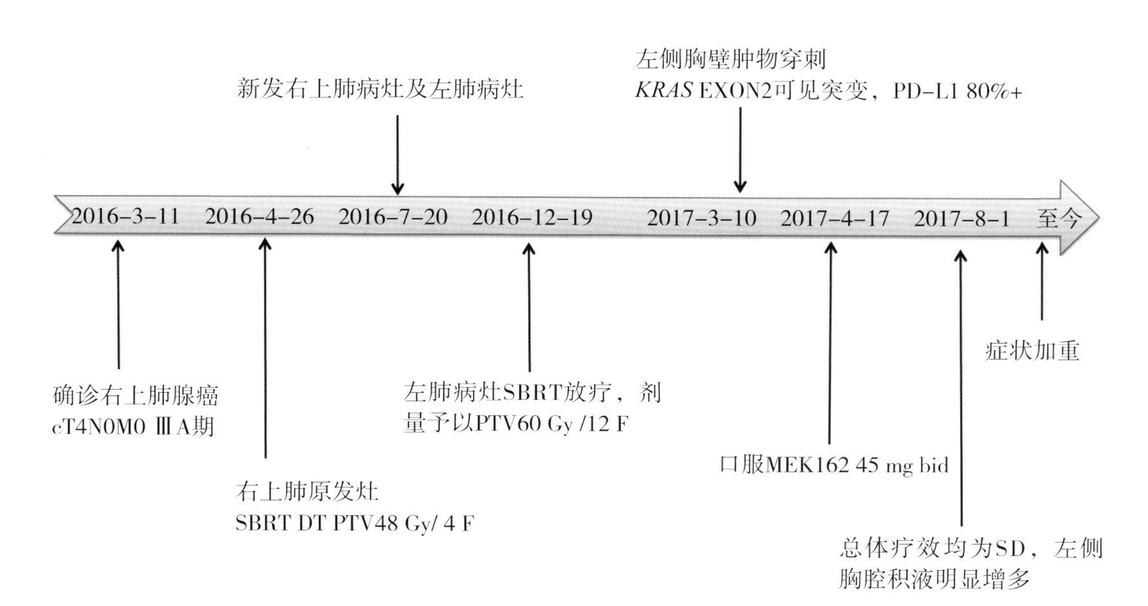

图29-3 患者病程总结

2. 讨论要点

（1）患者气促加重的原因是什么？
（2）研究药物MEK162的疗效如何？
（3）下一步治疗方案是什么？

3. 科室意见

患者肺腺癌合并慢性阻塞性肺疾病，肺功能差，治疗方法有限。目前患者气促加重，但疗效评价为SD，胸腔积液见可疑癌细胞，最终病理结果未明。考虑气促为慢性阻塞性肺疾病急性加重引起的可能性大，建议暂停目前的抗肿瘤治疗，加强慢性阻塞性肺疾病的治疗，同时等待病理最终结果。

4. MDT讨论

· 陈应瑞医生：关于放疗的过程应该全面汇报，包括整个放疗的时间跨度及放射剂量、方式、频次等。

· 谭佩欣医生：该患者右上肺SBRT治疗的总剂量为48 Gy，每次12 Gy，一般隔天进行一次，48 Gy分4次完成，放疗时间跨度为1~2周。

· 涂海燕医生：请问这个患者每次放疗前的肺功能怎么样？因为患者合并COPD，且双侧都接受放疗。目前患者胸腔积液并不多，但气喘症状很严重，因此对基础肺功能的了解非常重要。

· 黄婕医生：我们只在初始治疗前进行了肺功能检查，FEV_1 0.96 L，通气功能重度减退，符合阻塞性通气功能障碍表现。每次放疗前没有额外再做肺功能检查。但从症状来看，每次放疗后，患者气喘症状较放疗前并没有明显加重。

证据：既往多项研究报道，放疗前肺功能水平与放疗后放射性肺损伤的发生风险存在相关性[1-2]，并且美国放射肿瘤学协作组（RTOG）发起的针对Ⅲ期肺癌接受肺部放疗的临床研究均将肺功能水平作为入组条件之一。

· 涂海燕医生：对于这样一个基础肺功能不好的患者，在进行放疗之前，应该做一个心肺功能的评价。目前患者的靶病灶是稳定的，所以疾病的恶化非常有可能是AECOPD所致，应该按照AECOPD去处理。

· 王震医生：患者自2017年4月开始接受MEK162治疗，这期间进行了两次影像学评价，均提示肺部靶病灶为SD，但反复出现胸腔积液，胸腔积液仅发现可疑癌细胞，尚不能评价为非靶病灶进展。目前患者气促症状加重考虑为AECOPD所致，但仍不排除疾病进展，并且需警惕药物不良反应。结合影像学表现及症状，考虑患者继续接受MEK162治疗无临床获益，目前已暂停试验药物。患者气促症状严重，给予积极对症处理。待气促缓解后，因癌组织PD-L1表达阳性（80%+），且*KRAS*突变，下一步可以考虑免疫治疗。

· 吴一龙医生：根据患者及家属反映，从开始服用MEK162开始，疼痛有缓解，不再需要口服止痛药，生活质量明显改善。因此，判断患者用药后还是有临床获益的。虽然临床获益的判断与患者的主观因素有很大关系，但止痛药的使用情况是一个非常有力的证据。虽然患者自诉和医生评价的临床获益有差异，但止痛药的客观用量应该引起我们的重视。

· 王震医生：从2017年4月至今，在患者接受MEK162治疗过程中，气促症状逐渐加重，我们主要从这一点来判断患者没有临床获益。有一点值得一提，患者于2017年11月5日上午停用MEK162，下午就出现了胸痛。这很难解释，不能排除其疼痛缓解有心理因素在起作用。

· 吴一龙医生：患者目前存在几个问题。第一，MEK162的疗效评价，患者是否有临床获益需要考量。医生了解的第一手资料是非常重要的。我们在这里进行MDT讨论，无法当面询问患者具体病情，只能依靠主管医生的汇报。正规的会诊，会诊医生都要到患者床边去仔细询问患者的症状，仔细查体，为什么呢？因为有时候会诊医生采集的信息跟主管医生采集的信息是不一样的。第二，患者先后有两个病灶，两个病灶的基因状态是否一致？第三，患者目前的情况是疾病进展呢，还是COPD加重导致的？这个问题会影响到下一步的治疗决策。第四，放疗的记录问题，每次放疗的剂量、剂量总量、总的时间跨度，只有详细记录了，下次我们在回顾病史时才能了解到患者的放疗是否有中断。第五，胸腔积液是疾病进展引起的还是放疗引起的？胸腔积液细胞学报告为可疑癌细胞，这个时候需要十分小心。胸腔积液细胞学的判断对评价患者是否进展非常重要，但是胸腔积液细胞病理诊断会有假阳性的情况。

· 周清医生：现阶段，须鉴别清楚患者目前的临床症状是疾病进展引起的还是COPD急性加重所致。若是COPD的急性加重，则更改抗肿瘤方案无意义；且目前患者PS评分差，暂不能进一步行抗肿瘤治疗。

· 汪斌超医生：首先我们需要确认这次患者的症状加重是因为COPD没有得到控制还是疾病进展导致的。目前，可以先按照控制COPD的策略处理。并且现阶段患者PS评分较差，不适合抗肿瘤治疗。

证据：回顾性分析显示，目前针对肺癌患者合并COPD的诊断和规范治疗率是比较低的，并且多项研究发现肺癌合并COPD较不伴COPD预后更差[3-4]。*GOLD executive summary*中指出，在肺癌合并COPD的患者中，COPD的治疗与肺癌的治疗同样重要，并且COPD的治疗效果可能会影响肺癌的控制[5]。肺癌合并COPD的患者，COPD急性加重者病死率高，应予以积极预防和治疗[6]。

· 吴一龙医生：我同意先严格按照COPD处理，待患者症状改善之后，再考虑抗肿瘤治疗。当一个患者PS处于2～3分时，抗肿瘤治疗往往效果不佳，包括应用PD-1/PD-L1抑制剂时。PD-1抑制剂导致的间质性肺炎最常见于PS评分不佳的患者、终末期患者。PD-L1抑制剂发挥作用需要动员体内的细胞毒性T淋巴细胞。患者PS评分很差，T淋巴细胞往往处于耗竭状态，是很难被动员起来的。现在我们都提倡抗肿瘤治疗宜早不宜迟，特别不要把某个药当成救命稻草，等到实在没救时才来用，那时候效果往往非常有限。我们既往也会将PD-1抑制剂用于一般状况很差的患者，但很难取得好的疗效。现阶段最重要的是按照COPD来处理，争取在1~2周内改善患者的一般状况，必要时请呼吸科评估目前的抗COPD处理是否足够。

5. MDT小结

本例患者为肺腺癌合并COPD，肺功能差，*EGFR*、*ALK*基因野生型，*KRAS* EXON2 G12C突变，PD-L1表达80%+。目前病灶评价为SD，但反复出现胸腔积液、气促症状，胸腔癌液性质尚不明确。考虑AECOPD引起气促可能性大，暂停抗肿瘤治疗，先行COPD治疗，同时等待胸腔积液病理结果，待症状缓解，再决定下一步抗肿瘤治疗方案。

6. 后记

患者按照AECOPD接受治疗，气促症状明显改善，同时胸腔积液细胞病理学最终报告示：见间皮细胞、组织细胞及淋巴细胞，未见明确癌细胞。考虑患者气促、胸腔积液症状为COPD加重引起，与肺癌及研究药物无关，因此于2017年9月25日恢复研究用药。患者仍反复出现气促、咳嗽、发热等症状，考虑为AECOPD所致，予以抗感染、祛痰等处理，且暂停抗肿瘤治疗，待症状缓解再恢复研究用药，疗效评价持续为SD。患者COPD逐渐加重，最终于2018年3月8日离世。

7. 吴一龙评论

此病例是肺癌合并COPD的患者，肺功能差，治疗过程中反复气促。以下几点值得注意。

（1）治疗前做系统的心肺功能评价十分必要，其有利于充分评估患者的基础心肺功能，从而制订合适的治疗方案。在此基础上，当患者在治疗过程中出现气促、咳嗽等症状时，可以更好地判断可能的原因。

（2）对抗肿瘤治疗疗效进行评价时，需要综合评估患者的临床症状、影像学检查、病理结果等资料。

（3）肺癌合并COPD时，COPD急性加重者病死率高，COPD的治疗和肺癌的治疗同样重要。

参考文献

[1] WANG D Q，ZHU J Y，SUN J B，et al. Functional and biologic metrics for predicting radiation pneumonitis in locally advanced non-small cell lung cancer patients treated with chemoradiotherapy [J]. Clin Transl Oncol，2012，14（12）：943-952.

[2] CINZIA F，SERENA B，RICCARDO F A，et al. Pulmonary function and quality of life after VMAT-based stereotactic ablative radiotherapy for early stage inoperable NSCLC：a prospective study [J]. Lung Cancer，2015，89（3）：350-356.

[3] PUTILA J，GUO N L. Combining COPD with clinical，pathological and demographic information refines prognosis and treatment response prediction of non-small cell lung cancer [J]. PLoS One，2014，9（6）：e100994.

[4] 秦茵茵，周承志，张筱娴，等. 原发性支气管肺癌合并慢性阻塞性肺疾病患者的临床研究 [J]. 中国呼吸与危重监护杂志，2013，12（1）：65-68.

[5] VESTBO J，HURD S S，AGUSTÍ A G，et al. Global strategy for the diagnosis，management， and prevention of chronic obstructive pulmonary disease：GOLD executive summary [J]. Am J Respir Crit Care Med，2013，187（4）：347-365.

[6] TAKIGUCHI Y. Chronic obstructive pulmonary disease as a risk factor for lung cancer [J]. World J Clin Oncol，2014，5（4）：660-666.

（黄婕整理，吴一龙、王震审校）

病例30

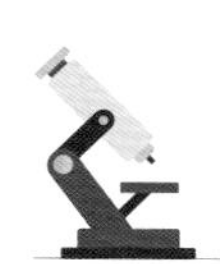

罕见突变*ROS1*阳性肺癌综合治疗后的多发脑转移

导　读：罕见突变*ROS1*阳性肺癌多发脑转移的治疗，区别于常见的*EGFR*靶点，可选的临床药物不多，现有的克唑替尼入脑效果无法令人满意，患者靶向治疗后颅内进展，应如何治疗呢？

关键词：*ROS1*突变；肺腺癌；多发脑转移；全脑放疗；SBRT

病例讨论时间：2018年1月24日　　汇报医生：李祥梦医生

1. 病历摘要

患者，女性，50岁，无吸烟史，无肿瘤家族史，既往有深静脉血栓病史，长期口服华法林，目前PS=1分。患者于2014年3月24日体检时发现肺肿块，行PET/CT示右中肺癌伴肺门纵隔多发淋巴结转移，未见远处转移。为取病理活检，2014年4月1日行完全VATS右中肺叶楔形切除术+纵隔淋巴结活检术。术后病理结果为腺癌，“隆突下淋巴结”及“右下气管旁淋巴结”均可见癌转移。胸腔冲洗液发现癌细胞。术后病理分期：pT2aN3M0，ⅢB期，胸腔冲洗液癌细胞阳性。2014年4月2日术后基因检测：*EGFR*未见突变，ALK（D5F3）（-），*ROS1*基因可见融合；*ROS1*基因多重PCR阳性+；MET（95%阳性）。

2014年4月18日开始同步化放疗：EP方案（顺铂50 mg/m^2，第1、第8、第29、第36天+EP 50 mg/m^2，第1～5天，第29～33天）同步纵隔放疗（2014年5月30日放疗结束）。2015年3月6日门诊胸部CT考虑放射性肺炎，右肺中量积液。对比胸部CT考虑放化疗后肺部病灶进展，疗效评价为PD，无瘤生存期DFS=11个月。再分期：rT0N0M1a（右胸膜），ⅣA期。

行一线克唑替尼（印度版）靶向治疗2年8个月，最佳疗效为PR，患者耐受性好。2017年11月12日胸部CT示：右肺中叶术后改变，对比2017年3月22日CT，双肺放射性肺炎大致同前。2018年1月17日因“乱语1天”入院，2018年1月19日MR（图30-1）示：左侧额、顶、颞叶多发病灶，大小不等，边界清，形态规则，最大病灶位于左侧额叶，约36 mm × 28 mm。

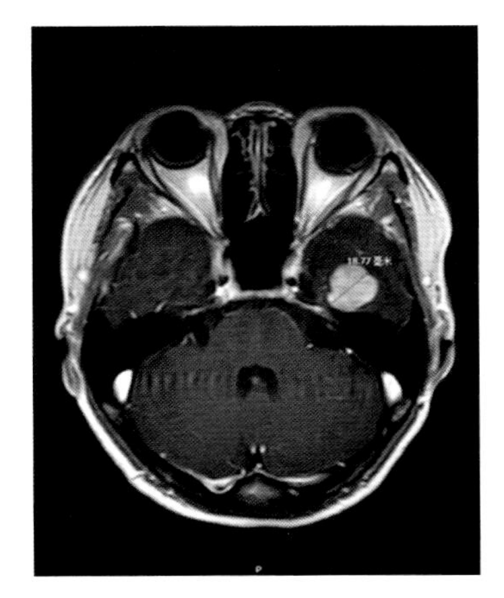
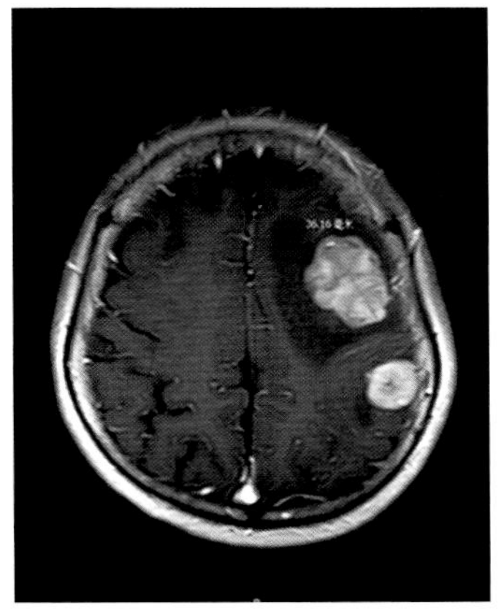
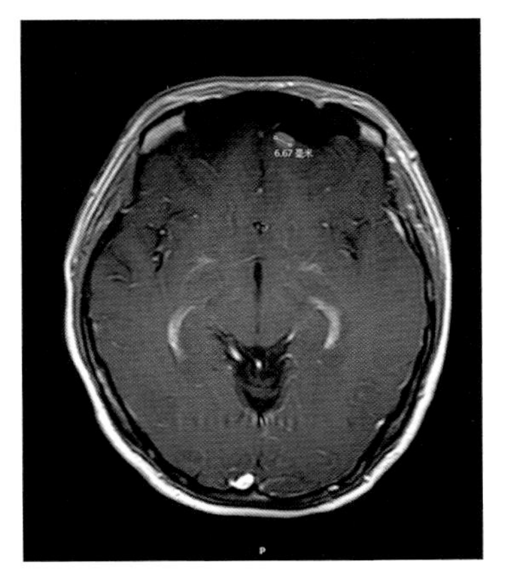

图30-1　2018年1月19日头颅MR

病变在T1WI呈不均匀稍低信号，在T2WI呈不均匀稍高信号，增强扫描均有明显强化。病变周围有大片水肿区。结合病史，符合多发转移瘤。头颅MRA未见异常。

2018年1月24日脑外科会诊意见：患者符合肺癌脑多发转移，最大径3.5 cm，周围脑水肿，占位效应明显，且是在服用靶向药物治疗期间出现的新病灶，并导致了继发性癫痫发作，综合考虑，有手术切除肿瘤指征，瘤组织可进一步行基因检查，指导下一步治疗。再分期：右中肺腺癌rT0N0M1c（多发脑），ⅣB期。患者的治疗史见图30-2。

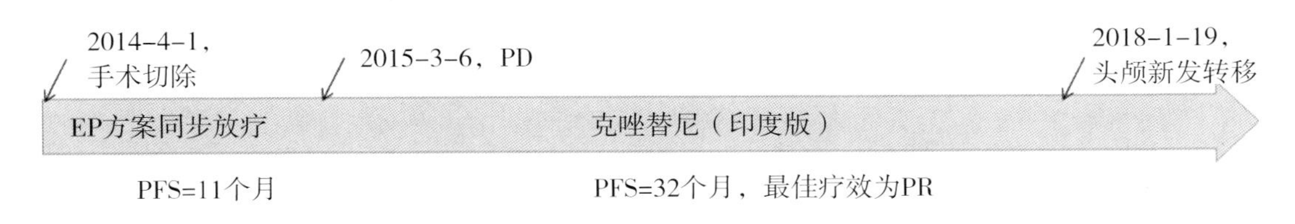

图30-2　患者治疗时间轴

2. 讨论要点

（1）对于多个脑病灶，如何选择局部干预方式？

（2）术后如何设计放疗方案？

（3）克唑替尼耐药后的治疗策略。

3. 科室意见

（1）控制局部症状，优先考虑手术切除左侧额叶两个病灶。

（2）术后行SBRT。

（3）术后对肿瘤组织行NGS检测；做完SBRT的同时应行全身评估，以决定是否继续使用克唑替尼或更换靶向药。

4. MDT讨论

问题一：为尽快控制患者症状，手术治疗具体应如何选择？

· 陈华军医生：神经外科会诊认为，患者目前存在功能障碍，伴短暂意识障碍。颅内共4个病灶，周围伴有水肿，其中1个偏小。肺部病灶最新评估是在2017年11月，控制稳定；目前还需完善颅外病灶的评估。神经外科医生建议手术切除位于额叶的主病灶。假如术中切除多个病灶，则手术时间比较长，创伤也比较大。因此，手术切除主要病灶技术上可行。

· 谢松喜医生：患者靶向治疗之后进展，主要是病灶个数多（4个）。患者症状明显，主病灶伴有水肿、中线移位。同时，肺部病灶控制尚可。所以考虑积极局部治疗，包括手术、伽马刀。如果手术，可切除左侧额叶两个病灶，以短时间内解决颅内水肿问题。

· 李伟雄医生：左侧额叶病灶有占位效应，周围明显水肿，中线偏移，需手术切除；同时切除病灶周围组织，以缩小放疗的照射野。

· 吴一龙医生：控制局部症状，手术快于全脑放疗。所以，建议优先考虑手术，尽量切除左侧额叶两个大的病灶。

问题二：针对此类多发脑转移患者，术后应选用何种放疗方案？各有什么优缺点？

· 谢松喜医生：术后应再行瘤床及另两个病灶放疗，以降低复发转移的风险。

目前可选择方案有：①手术切除额叶病灶，后续全脑放疗加局部增加剂量；②手术切除额叶病灶，后续针对另两病灶行伽马刀治疗。方案①术后全脑放疗，可以同步整合加量，对小病灶加大剂量，如果生物等效剂量达到60 Gy，相当于伽马刀的效果。方案②同样可行，但复发率、颅内转移概率增加，后续若进展，可行挽救性全脑放疗。但目前全脑放疗的争议较多。一般来说，颅外病灶、单发病灶，或者RPA评分一级的患者控制较好，全脑放疗是可以转化为生存获益的；但对于这种四个病灶的患者，加全脑放疗不一定有获益。

· 李伟雄医生：放疗能够控制的病灶大部分是2 cm以下的，2 cm以上的病灶效果一般。因此手术后建议行全脑放疗。因为手术切除的边界难以分辨，术后复发率较高，需要全脑放疗巩固；另外的小病灶，可以在主病灶切除并行全脑放疗后，考虑局部放疗，以达到根治目的。

若不行全脑放疗，可考虑行伽马刀治疗，伽马刀治疗目标边界清晰，至少0.5 cm的距离是高剂量照射，可以杀死周围边界的癌细胞。另一方法为用伽马刀先处理小的病灶。如果左额叶病灶周围区域术后复发，则无法行伽马刀治疗，此时加做全脑放疗，疾病控制率不高，治疗更加棘手。

· 吴一龙医生：首先，我们对全脑放疗有了新的认识。这几年临床试验的结果出来之后，全脑放疗控制局部症状有效，但在延长总生存时间方面，只是少数患者能获益，总体的临床试验在OS获益上基本都是失败的。2017年ASCO报道结果显示，全脑放疗对比最佳支持治疗也是阴性结果。所以，今天对全脑放疗的选择，需考虑的问题已不再是提高生存率的问题，而是在靶向治疗、免疫治疗等有效延长患者生存期的同时，全脑放疗所带来的神经系统的认知功能等的改变是否会影响患者的生活质量。

其次，针对3个及其以下的病灶，SBRT、伽马刀的应用证据已经明确，患者的生存期可以达到18~20个月。

目前患者颅内大于3 cm的病灶有严重水肿，同时存在中线偏移，而全脑放疗期间可能存在水肿期而加重症状。综合考虑，各取优点。术后剩余的2个病灶，应以SBRT治疗为主。我主张把全脑放疗放在更后面使用，而不是现在。

最后，我还是要给大家纠正一个观念。这个观念是全脑转移有症状的时候先用放疗，没有症状的时候先用TKI。不知这样的观念最初来源于什么研究？ CTONG0803吗？CTONG0803入组选择的是无症状的患者，且该研究距离现在已经4年了，根深蒂固的想法需要根据最新研究来完善，所以一定要立足于我们今天的认识。对于脑转移，先看症状，有驱动基因突变，肯定优先用靶向药物，靶点非常明确，有效率达到

70%～80%。没有驱动基因的脑转移，化疗的有效率在20%以下，全脑放疗的有效率可以达到40%～50%，因此肯定优先应用全脑放疗。最关键的证据是Brain研究，该研究入组了有症状及没症状的脑转移患者，前者占40%以上，总体和亚组分析结果都较好。所以综合起来，我们认为精准靶向药物治疗也可以较好改善脑症状。

证据：CTONG0803是一项Ⅱ期、开放性研究，旨在评估厄洛替尼二线治疗对于晚期非小细胞肺癌（non-small-cell lung carcinoma，NSCLC）合并脑转移患者的疗效及安全性。总体有效率为58.3%，*EGFR*突变型中位PFS更优（15.2个月 vs 4.4个月），该研究结果于2013年发表在*Annals of Oncology*上。

Brain研究（CTONG1201）是一项多中心、Ⅲ期的临床试验，旨在对比埃克替尼与全脑放疗联合化疗在*EGFR*突变型晚期NSCLC合并脑转移患者中的疗效及安全性，其入组标准为：年龄18~75周岁，存在大于3个脑转移病灶的*EGFR*突变的NSCLC患者，PS评分为0~1分，预期寿命大于12周。Brain研究首次证实了埃克替尼可获得更好的客观缓解率（ORR）及疾病控制率（DCR），同时可显著提高中位颅内无进展生存（intracranial progression-free survival，iPFS）和PFS。

问题三：克唑替尼是否仍有疗效？若耐药，后续的治疗如何选择？

· 杨衿记医生：患者肺部合并少量胸腔积液，未见明显的淋巴结肿大。目前肺内的情况控制尚可，上腹部未见转移病灶。目前我们谈得更多的局部治疗，是维持克唑替尼的靶向治疗控制再加上一个局部干预。目前局部进展仅建立在颅内MR的基础上，是否有必要全身评估肺内、上腹部、骨头关节等，明确是真正的局部进展还是全身进展？

· 李伟雄医生：克唑替尼用药期间出现脑转移，考虑颅内病灶已经耐药，术后继续口服靶向药物控制颅内的微小病灶可能性小，是否有其他药物可用？

· 吴一龙医生：*ROS1*虽是一个罕见突变，针对*ROS1*突变的靶向药物疗效是最好的。美国的一项临床试验表明，克唑替尼治疗*ROS1*阳性患者可达19个月的中位生存时间，疗效持久。几个非常严格的临床试验报告的总生存期超过5年的病例非常多。2018年报道的色瑞替尼的二期研究显示，色瑞替尼的中位PFS达19个月，劳拉替尼对*ROS1*阳性的患者亦具有后线保底的作用，第四代药物可能覆盖*ROS1*这一靶点，但还需多方数据支持。复瑞替尼的一期临床试验、动物实验显示复瑞替尼对于*ROS1*效果也很好，可否将*ROS1*突变纳入适应证还在研究中。综上所述，靶向治疗中，即使克唑替尼失败，后面可能还会有机会用第二、第三个靶向药物。考虑到患者已存在继发性癫痫等症状，在尽快做完SBRT的同时，应对患者进行全身评估。若评估结果为全面进展，则需尽快更换第二个靶向药；若未发生全面进展，则继续应用克唑替尼，同时加上手术及SBRT。

证据：Alice Shaw教授在《新英格兰医学杂志》上报道了美国的PROFILE 1001研究，该研究纳入了53例*ROS1*重排的局部晚期或转移性非小细胞肺癌患者，大部分患者至少接受过一线治疗。最新研究数据表明，克唑替尼治疗可使患者的无病生存期、总生存期延长，疗效持久。患者中位PFS为19.3个月，ORR达71.1%，中位缓解持续时间（DoR）为24.7个月，中位OS达51.4个月，4年OS率可达51%。

2018年吴一龙教授报道了OO-1201研究，该研究纳入了127例*ROS1*阳性晚期NSCLC东亚患者，结果显示克唑替尼的治疗中位PFS为15.9个月，患者耐受性良好。

韩国的一项Ⅱ期临床试验评估了色瑞替尼对于*ROS1*阳性晚期NSCLC患者的疗效及安全性，共入组了32例患者，mPFS为19.3个月，客观缓解率（objective response rate，ORR）达到了62%。

5. MDT小结

（1）对患者行腰椎穿刺术，留取脑脊液活检送检细胞学与二代测序基因检测。

（2）手术切除患者额叶、顶叶的两个病灶，余下两个病灶行立体放疗（伽马刀），手术标本送检NGS。

（3）对患者行PET/CT评估，若颅外无进展，继续应用克唑替尼；若颅外进展，根据NGS结果换用另外一种靶向药。

6. 后记

患者继续进行克唑替尼靶向治疗，直至2020年11月10日，克唑替尼仍然保持有效，目前患者一线应用克唑替尼治疗的OS已接近6年[1]。

7. 吴一龙评论

（1）靶向治疗的一个特点是需鉴别耐药的原因，并根据耐药模式选择治疗模式。

只有局部尤其是脑转移的患者，应该在局部控制脑转移的基础上继续原靶向药物的治疗，使患者获益最大。本例患者在克唑替尼治疗的第3年出现脑转移，治疗时在控制脑转移的同时继续使用克唑替尼，患者获益3年且仍生存，这就证明靶向药物治疗不宜轻易换药。

（2）局部治疗目前包括放疗和手术，治疗模式包括全脑和局部病变的立体放射治疗。需结合具体情况进行分析。基本原则是手术或立体放射优先，全脑放疗尽量后推。本例患者的局部治疗是手术和立体放射的结合，这也是一个鲜明的特点。

参考文献

[1] SHAW A T, OU S H, BANG Y J, et al. Crizotinib in ROS1-rearranged non-small-cell lung cancer [J]. N Engl J Med, 2014, 371 (21): 1963-1971.

[2] WU Y L, YANG J C, KIM D W, et al. Phase II study of crizotinib in East Asian patients with ROS1-positive advanced non-small-cell lung cancer [J]. J Clin Oncol, 2018, 36 (14): 1405-1411.

[3] SUN M L, KIM H R, LEE J S, et al. Open-label, multicenter, phase Ⅱ study of ceritinib in patients with non-small-cell lung cancer harboring ROS1 rearrangement [J]. J Clin Oncol, 2017, 35 (23): 2613.

[4] WU Y L, ZHOU C, CHENG Y, et al. Erlotinib as second-line treatment in patients with advanced non-small-cell lung cancer and asymptomatic brain metastases: a phase Ⅱ study (CTONG-0803) [J]. Ann Oncol, 2013, 24 (4): 993-999.

[5] YANG J J, ZHOU C C, HUANG Y S, et al. Icotinib versus whole-brain irradiation in patients with EGFR-mutant non-small-cell lung cancer and multiple brain metastases (BRAIN): a multicentre, phase 3, open-label, parallel, randomised controlled trial [J]. Lancet Respir Med, 2017, 5 (9): 707-716.

（李祥梦整理，吴一龙、陈华军审校）

晚期肺癌病例篇章小结

晚期肺癌也遵循恶性肿瘤多学科综合诊治原则：

（1）完整的晚期肺癌诊断包括解剖部位（肺叶甚至肺段）、病理类型、TNM分期、基因分型或分子分型、功能状态评分、体重下降指数、是否合并癌痛、是否贫血等。

（2）晚期肺癌一般以全身治疗手段为主，在这个基础上，一部分经MDT团队严格挑选过的患者，接受微创或相对创伤小的局部治疗，可以改善疗效、延长生存期，甚至达到早期/局部晚期的根治性效果，让晚期患者活得更好、活得更长。

（3）鼓励有条件的晚期肺癌患者积极参加各种药物临床试验，让科技进步造福更多的患者和患者家庭，同时促进临床肿瘤学（循证医学、转化医学、精准医学和个体化医学）的发展，实现患者、临床研发和临床医学“三赢”。

（4）与早期/局部晚期肺癌一样，姑息治疗应尽早干预晚期肺癌并贯穿于诊治的全过程。姑息治疗可以改善晚期肺癌患者的症状、提高其生活质量，甚至可以延长其生存期。

（5）临床肿瘤学的发展和进步逐渐地将晚期肺癌（无论驱动基因阳性与否）变为慢性病，因此，晚期肺癌诊治的动态全程管理尤为重要，耐药后的组织再活检、液体再活检有助于从基因型和组织表型上了解药物的耐药机制，从而有可能制订个体化的治疗方案，使患者获得更佳的疗效和更长的生存期。

（吴一龙、杨衿记、康劲）